DIE RADIUMBEHANDLUNG IN DER AUGENHEILKUNDE

VON

DR. LEO KUMER UND **DR. L. SALLMANN**

O. Ö. UNIV.-PROF., INNSBRUCK, GEW. ASS.
D. UNIV.-KLINIK F. DERMAT. U. SYPHIL.
IN WIEN (VORSTAND PROF. DR. L. ARZT)

ASSISTENT DER
II. UNIVERSITÄTS-AUGENKLINIK IN WIEN
(VORSTAND PROF. DR. K. LINDNER)

MIT 65 TEXTABBILDUNGEN

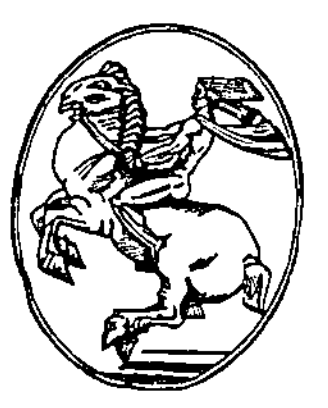

WIEN
VERLAG VON JULIUS SPRINGER
1929

ISBN 978-3-7091-3049-0   ISBN 978-3-7091-3065-0 (eBook)
DOI 10.1007/978-3-7091-3065-0

Vorwort

Will sich der Augenarzt über Radiumtherapie unterrichten, die
Indikation für diese Behandlungsart, ihre Erfolge und ihre Technik
kennen lernen, so muß er den mühsamen Weg des Literaturstudiums be-
treten und auch dieser führt nicht immer zum Ziel; denn einerseits sind
die Angaben oftmals sich widersprechend, anderseits fehlen vielfach Er-
läuterungen der grundlegenden Begriffe. Hunderte von Mitteilungen be-
fassen sich mit der Radiumtherapie von Augenerkrankungen; trotzdem
mangelt es an einer zusammenfassenden Übersicht für praktisches
Arbeiten.

Dies waren die Gründe, die Erfahrungen jahrelanger gemeinsamer
Arbeit der II. Universitätsaugenklinik und der Klinik für Dermatologie
und Syphilidologie — der die Wiener Radiumstation angegliedert ist —
zu verwerten; daneben wurden auch die wichtigsten Angaben des Schrifttums berücksichtigt.

Es wäre verlockend, die Radiumbehandlung der Augenkrankheiten
der Röntgentherapie gegenüberzustellen. Wegen Mangels größerer eigener
Erfahrung in letzterer mußte davon Abstand genommen werden.

Das Erscheinen einer Zusammenfassung über die Radiumbehandlung
der Augenkrankheiten soll nicht besagen, daß diese Therapie zu einem
Abschlusse gelangt ist, es wird im Gegenteil der Zweck verfolgt, zu ordnen
und dadurch eine gewisse Gleichmäßigkeit in diesem Zweige der Ophthalmologie anzubahnen. Auf dieser Grundlage wird vielleicht in Zukunft
zum Wohle der Kranken mehr erreicht werden können, als es bisher der
Fall war.

Hofrat Prof. RIEHL, dem Vorstand der Klinik für Dermatologie
und Gründer der Radiumstation, seinem Nachfolger Prof. ARZT und den
Vorständen der II. Augenklinik, weiland Hofrat Prof. DIMMER und Prof.
LINDNER sind wir für die uns stets gewährte Förderung und Unterstützung
zu ganz besonderem Danke verpflichtet.

Wien, im April 1929.

Die Verfasser

Inhaltsverzeichnis

Seite

Allgemeiner Teil

I. **Physikalische Einleitung** 1
    A. Die radioaktiven Elemente 1
    B. Die Strahlung des Radiums 2

II. **Bestrahlungstechnik** 4
    A. Instrumentarium 4
        1. Radiumträger... 4
        Tuben (Dominici-Röhrchen) 6 — Platten 7 — Radiumnadeln 7 — Radiumzellen 8 — Augenträger 8 — Desinfektion der Träger 9
        2. Filter... 9
    B. Bestrahlungsmethoden 11
        1. Kontaktbestrahlung 11
        Wisch- oder Rollmethode............................ 13
        2. Distanz- oder Fernbestrahlung 13
        3. Kreuzfeuermethode 15
        4. Intratumorale Bestrahlung......................... 16
        5. Latenzzeit, zeitliche Dosenverteilung. 18
        6. Radiuminjektionen 18
        7. Radioaktive Salben und Pasten 19
        8. Radiumsäckchen-Radiumkompressen 19
        9. Radiumemanationstherapie 19
       10. Emanationskapillaren 21
       11. Der radioaktive Niederschlag..................... 22
       12. Mesothoriumpräparate 22
    C. Dosierung.. 23
    D. Schutzmaßnahmen am Auge 26
    E. Radium und Röntgen................................. 29

III. **Wirkungen der Radiumstrahlen** 30
    A. Allgemein biologische Wirkungen 30
    B. Biologische Wirkungen auf das Auge 34
    C. Analgetische Wirkung bei Augenleiden 36
    D. Schädigungen des Auges und seiner Umgebung 37
        1. Beim Tier 37
        2. Beim Menschen................................... 41
        Lid 41 — Bindehaut 42 — Hornhaut 43 — Uvea 45 — Linse 45 — Netzhaut 46 — Sehnerv 47 — Augendruck 47
        3. Größe der Schädigungsdosis 48

Seite

Klinischer Teil

I. Allgemeines über Radiumbehandlung maligner Tumoren 49

II. Erkrankungen der Lider 59
  1. Ekzeme 59
  2. Psoriasis 60
  3. Lupus vulgaris 60
  4. Hypertrophische Narben 63
  5. Blepharitis 63
  6. Trichiasis 64
  7. Hämangiome — Lymphangiome 64
     Naevus flammeus 66 — Kutane kavernöse Angiome 68 —
     Subkutane kavernöse Angiome 70 — Lymphangiome 72
  8. Pigmentnaevi 72
  9. Fibrome, Papillome 72
  10. Verrucae 72
  11. Mollusca contagiosa 73
  12. Xanthelasma 73
  13. Karzinome 74
  14. Sarkome 85
  15. Seltenere Erkrankungen 88

III. Erkrankungen der Bindehaut 88
  1. Chronische Konjunktivitis 88
  2. Trachom 89
  3. Follikularkatarrh, Follikulose 99
  4. Frühjahrskatarrh 99
  5. Tuberkulose 104
  6. Pemphigus 106
  7. Pterygium 106
  8. Angiome 107
  9. Naevus 108
  10. Epibulbäre Karzinome 108
  11. Epibulbäre nävogene Tumoren und Sarkome 113

IV. Erkrankungen der Tränenorgane 115
  1. Tränenträufeln 115
  2. Morbus Mikulicz 116
  3. Tränensackentzündungen 119
     Chronische Dakryozystitis 119 — Tränensackfisteln 119 —
     Akute Dakryozystitis 119 — Tuberkulose 119
  4. Tränensacktumoren 124

V. Erkrankungen der Hornhaut 125
  1. Oberflächliche Entzündungen 125
     Ulcus serpens 125 — Atypische Geschwüre 126 — Marantische
     Geschwüre 127 — Fisteln 127 — Keratitis eccematosa 128 —
     Keratitis e acne rosacea 128 — Herpes corneae 128 — Keratitis
     vesiculosa 129 — Infizierte Wunden 129
  2. Tiefe Entzündungen 130
     Keratitis parenchymatosa 130 — Tuberkulose 132 — Keratitis,
     von der hinteren Hornhautfläche ausgehend 133 — Keratitis
     profunda, Keratitis disciformis und sklerosierende Keratitis 133
  3. Dystrophische Erkrankungen 133
  4. Narben 134

Seite

VI. Erkrankungen der Lederhaut 138
    Skleritis 138
VII. Erkrankungen der Regenbogenhaut und des Strahlenkörpers.... 140
    1. Tuberkulöse Iridozyklitiden 140
    2. Nichttuberkulöse Iridozyklitiden.................. 145
       Akute Iridozyklitiden 145 — Chronische Iridozyklitiden 145 —
       Leprom 146 — Postoperative und traumatische Iridozyklitiden
       146 — Sympathische Ophthalmie 146
    3. Epitheliale Iriszysten............................ 147
    4. Karzinome und Sarkome 149
VIII. Erkrankungen der Aderhaut 151
    1. Chorioiditis..................................... 151
    2. Karzinome und Sarkome 152
IX. Erkrankungen der Netzhaut............................ 154
    1. Gefäßerkrankungen................................ 154
       Juvenile Glaskörperblutung 154 — Netzhautblutungen 155 —
       Angiomatosis retinae 155
    2. Gliom 157
    X. Erkrankungen der Linse 163
    XI. Glaukom.. 164
    1. Primäres Glaukom 164
    2. Sekundäres Glaukom 165
XII. Erkrankungen der Sehnerven 167
XIII. Kurzsichtigkeit.................................... 167
XIV. Erkrankungen des Glaskörpers........................ 167
    Glaskörpertrübungen 167
XV. Erkrankungen der Augenhöhle 167
    1. Gutartige Geschwülste............................ 167
    2. Karzinome 168
    3. Sarkome 170

Literaturverzeichnis 175
Namenverzeichnis 194
Sachverzeichnis 197

Allgemeiner Teil

I. Physikalische Einleitung

A. Die radioaktiven Elemente

Körper, welche ohne Energiezufuhr von außen Strahlen aussenden, nennt man radioaktiv. Heute kennt man gegen 40 radioaktive Elemente.

Es gibt ganze Zerfallsreihen radioaktiver Elemente: Die Muttersubstanz des Radiums ist Uran mit dem Atomgewicht 238, und zwar findet sich zu 3000 kg Uran immer 1 g Radium, d. h. zwischen diesen beiden Elementen muß in den Uranerzen ein Gleichgewichtszustand bestehen: der Zerfall des Radiums und die Wiederbildung aus dem Uran halten stets gleichen Schritt. Durch Zerfall des Urans bildet sich nach einigen Zwischenstufen schließlich das Radium, das wieder durch Abgabe

Tabelle 1. Die Zerfallsreihen der Radiumfamilie
(nach FERNAU)

Element	Atomgewicht	Halbwertszeit	Strahlen	Reichweite in Luft bei 15° C
Uranium I	238,3	$4,3 \times 10^9$ Jahre	Alpha	2,50 cm
Uranium X_1	234,2	24 Tage	Beta, Gamma	—
Uranium X_2 (Brevium)	234,2	1 Minute	Beta, Gamma	—
Uranium II	234,2	$2,10^6$ Jahre	Alpha	2,90 cm
Uranium Y Jonium	230,2	9×10^4 Jahre	Alpha, Gamma	3,07 cm
Aktiniumreihe Radium	226	1,580 Jahre	Alpha[1]	3,50 cm
Emanation	222	3 Tage 22 Stunden	Alpha	4,16 cm
Radium A	218	3 Minuten	Alpha	4,75 cm
Radium B	214	26,8 Minuten	Beta, Gamma	—
Radium C	214	19,5 Minuten	Alpha, Beta, Gamma	3,80 cm
Ra C'' Ra C'	Ra C' = 214	10^{-6} Sekunden	Alpha	6,94 cm
	Ra C'' = 210	1,32 Minuten	Beta, Gamma	—
Radium D	210	16 Jahre	Beta, Gamma	—
Radium E	210	4,85 Tage	Beta, Gamma	—
Radium F (Polonium)	210	136 Tage	Alpha, Gamma	3,83 cm
Radium G (Blei)	206	stabil	inaktiv	—

[1] Die eigene β- und γ-Strahlung von Radium ist so gering, daß sie therapeutisch unwirksam ist.

von α-Strahlen, d. i. Heliumkernen vom Atomgewicht 4, sich in einen gasförmigen Körper, in die sogenannte Radiumemanation vom Atomgewicht 222 umwandelt. Durch Ausschleuderung weiterer Bausteine des Atomkernes wandelt sich die Radiumemanation in Radium A, B, C, D, E, F um und schließlich entsteht Radium G vom Atomgewicht 206, ein nicht aktiver Körper, der mit Blei chemisch identisch ist.

Die radioaktiven Elemente unterscheiden sich voneinander nicht nur durch verschiedenes Atomgewicht, Spektrum und verschiedene Art der ausgesandten Strahlen, sondern auch durch wechselnde Lebensdauer. Die Zeit, in welcher ein radioaktives Element auf die Hälfte seiner ursprünglichen Strahlungsintensität herabsinkt, nennt man Halbwertszeit. Die Größe dieser Halbwertszeiten schwankt ganz außerordentlich. Während z. B. das Uran I in Milliarden Jahren sich erst in Uran X_1 umwandelt, gibt es radioaktive Elemente, wie Radium C′, bei denen die Halbwertszeit Millionstel Sekunden beträgt. Radium selbst zerfällt in 1580 Jahren auf die Hälfte, seine Strahlung ist daher, soweit es für die Therapie ankommt, als konstant zu bezeichnen.

B. Die Strahlung des Radiums

Beim Zerfall der radioaktiven Elemente wird Energie frei, die sich in Form von Strahlung äußert. Diese Strahlung ist sehr verschiedenartig. Man kennt drei Arten von Strahlen, die man mit den Buchstaben α, β und γ bezeichnet; sie unterscheiden sich von einander durch verschiedene Durchdringungskraft und durch ihre verschiedene Ablenkbarkeit im magnetischen Felde.

Die α-Strahlen sind nichts anderes als Heliumkerne von der Masse 4 mit positiver elektrischer Ladung. In jeder Sekunde werden von einem Milligramm Radium 34 Millionen Alphateilchen ausgeschleudert. Die α-Strahlen besitzen $1/10$ Lichtgeschwindigkeit (etwa 15 000 bis 20 000 km pro Sekunde). Ihre Reichweite ist sehr gering, sie beträgt im Maximum 4 bis 8 cm; im magnetischen Felde werden sie abgelenkt. Ihre Durchdringungsfähigkeit (Härte) ist eine minimale; ein Blatt Papier oder eine ganz dünne Glasplatte bringen sie schon vollkommen zur Absorption. Untersucht man α-Strahlen mittels eines Leuchtschirmes, der mit Sidotblende belegt ist, im Dunkeln, so findet man eigenartige, dem Funkensprühen vergleichbare Lichterscheinungen, die man Szintillation nennt; der hiezu verwendete Apparat heißt Spintariskop.

Die β-Strahlen sind gleichfalls korpuskuläre Strahlen, den Kathodenstrahlen der Röntgenröhre wesensgleich; sie bestehen aus negativen Elektronen. Elektronen sind elektrisch geladene Masseteilchen, welche das kleinste vorkommende Elektrizitätsquantum als Ladung mit sich führen. Da Elektron-Ionen (Elektronen) nur $1/1800$ eines Wasserstoffatomes als Masse besitzen, so ist damit ihre größere Durchdringungsfähigkeit gegenüber den α-Strahlen erklärt. Die Bewegungsgeschwindigkeit reicht an jene des Lichtes heran (80000 bis 290000 km pro Sekunde). Im magnetischen Felde werden sie auch abgelenkt, aber in entgegengesetzter Richtung als die α-Strahlen. Die Reichweite der β-Strahlen in der Luft ist erheblicher wie jene der α-Strahlen, sie lassen sich noch in der Entfernung von $1^1/_2$ m vom Radiumsalz nachweisen. Ebenso wie α-Strahlen ionisieren die β-Strahlen die Luft und bringen einen Bariumplatincyanürschirm zur Fluoreszenz. Die β-Strahlen sind nicht homogen: man kennt weiche und harte β-Strahlen. Auch die härtesten β-Strahlen dringen kaum mehr als 5 bis 6 mm tief ins Gewebe ein.

Die γ-Strahlen sind im Gegensatze zu den α- und β-Strahlen keine Bruchstücke des Atomkernes, sondern eine reine Energieform, ohne Masse und ohne Ladung. Im magnetischen Felde werden sie nicht abgelenkt; sie bilden bei den meisten radioaktiven Körpern eine ziemlich homogene Strahlung, die durch ein außerordentliches Durchdringungsvermögen ausgezeichnet ist. Ab und zu liest man von harten und weichen γ-Strahlen; unter ersteren versteht man solche, die 2 mm Platin noch durchdringen. γ-Strahlen bewegen sich mit einer Geschwindigkeit von 300000 km pro Sekunde. Die Penetrationskraft der Strahlen schwankt bei den verschiedenen radioaktiven Elementen; die größte scheint den γ-Strahlen des Radiums zuzukommen. Die γ-Strahlen sind die kurzwelligsten Strahlen, die man bis vor kurzer Zeit kannte; selbst durch 10 cm Blei werden sie nicht vollkommen absorbiert. Die außerordentliche Härte der γ-Strahlen ist auch die Ursache, daß es nicht gelingt, mit Radium den Röntgenphotographien ähnliche Aufnahmen zu machen: das Skelett bietet den Strahlen ebensowenig Widerstand wie die Weichteile. Die mittlere Reichweite der γ-Strahlen beträgt 250 m. Wie die α- und β-Strahlen ionisieren sie die Luft. Die Natur der γ-Strahlen war lange Zeit strittig, erst LAUE gelang es festzustellen, daß die γ-Strahlen des Radiums ebenso wie die Röntgenstrahlen beugbar sind, wenn man entsprechend feine Beugungsgitter in Anwendung bringt; LAUE kam auf die geniale Idee, als Beugungsgitter Kristalle zu verwenden, damit wurde nachgewiesen, daß Radium- und Röntgenstrahlen nichts anderes als Lichtstrahlen sind.

Ein Radiumsalz in frisch gewonnenem Zustande sendet nur α-Strahlen aus. Wenn dieses Salz nun in einem Behälter gasdicht aufbewahrt wird, so sammelt sich das Maximum an Radiumemanation an, ein Gas, welches selbst weiter in Radium A, B, C usw., in den sogenannten radioaktiven Niederschlag, zerfällt. Von diesem radioaktiven Niederschlag, von Radium B und C, stammt die β- und γ-Strahlung eines Radiumsalzes und auch der Emanation. Nach einem Monat ist das Radiumsalz im radioaktiven Gleichgewicht, d. h. es hat die oberste Grenze seiner Strahlungsintensität erreicht; von diesem Zeitpunkte an bleibt die Strahlung praktisch konstant.

Nach neueren Untersuchungen kommen von der gesamten Strahlung des Radiums im Gleichgewichte 92% auf α-, 3% auf β- und 5% auf γ-Strahlen. Man mißt die Strahlung der radioaktiven Körper durch Elektroskope nach ihrer Eigenschaft, die Luft für Elektrizität leitbar zu machen. Diese Messung ist so genau, daß man noch ein Millionstel Gramm nachweisen kann. In Paris und auch in Wien sind Glasröhrchen mit chemisch reinem, absolut bariumfreien Radiumchlorid als internationale Standardpräparate aufbewahrt.

Sekundärstrahlung: Treffen γ-Strahlen auf Elemente von höherem Atomgewicht (Schwermetalle), so rufen sie in diesen eine sekundäre Strahlung hervor. Je größer das Durchdringungsvermögen der primären Strahlung ist, desto größer ist auch jenes der sekundären Strahlung.

Man bezieht die therapeutische Wirkung der Radiumstrahlen auf sekundär im Gewebe entstehende weichere Strahlen.

Wegen der weichen Sekundärstrahlung dürfen bei Bestrahlungen am Auge keine metallhältigen Salben (Kupfer-, Collargol-, Präzipitatsalben) verwendet werden.

II. Bestrahlungstechnik

A. Instrumentarium

1. Radiumträger

Wenn man von einem Radiumträger spricht, so ist damit nicht gemeint, daß der Träger Radiumelement beherbergt; das Element Radium selbst ist außerordentlich schwer herstellbar und außerdem an der Luft nicht beständig. Man verwendet zu Bestrahlungszwecken die Salze des Radiums, entweder das wasserlösliche Chlorid oder Bromid oder das wasserunlösliche Sulfat oder Karbonat. Die Strahlung eines Radiumsalzes ist einzig und allein von dem Gehalte an Radiumelement, nicht von der chemischen Bindung, abhängig.

Die Verwendung wasserunlöslicher Salze zur Trägerherstellung bringt den Vorteil, daß durch Eindringen von Flüssigkeiten bei Verletzung des Trägers Radium nicht verloren geht.

Im vorstehenden wurde schon ausgeführt, daß sich ein Radiumsalz erst nach einmonatlichem Verschluß in radioaktivem Gleichgewichte befindet. Ein frisch hergestellter Träger sendet daher noch keine β- und γ-Strahlen aus; erst nach einem Monat ist die oberste Grenze der Strahlungsintensität erreicht und sie bleibt von diesem Zeitpunkte an konstant.

Im Anfange der Radiumtherapie wurde das Radiumsalz in ein Glasröhrchen gebracht und dieses zu Bestrahlungszwecken benützt. Zu jener Zeit war überhaupt das Bestreben vorherrschend, die Gesamtstrahlung des Radiums auszunützen; da die überwiegende Mehrzahl der Strahlen weiche sind, so brachte man das Radium damals nur in dünne, wenig Strahlung absorbierende Behälter.

Eine schon etwas kompliziertere Bauart der Träger stellen die sogenannten Lackträger dar. Das Radiumsalz wurde mit Hilfe eines eintrocknenden Lackes auf eine mehrere Millimeter dicke Metallscheibe gebracht. Diese Träger, die auch sehr viel weiche Strahlen aussenden, haben Nachteile:

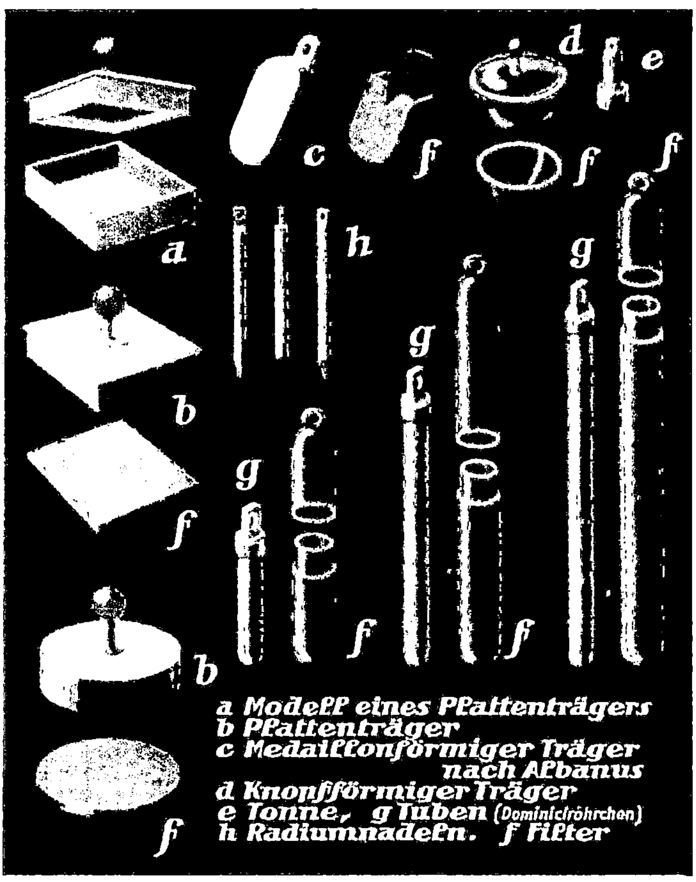

Abb. 1. Verschiedene Radiumträger (Aus RIEHL-KUMER, Radium- und Mesothoriumtherapie der Hautkrankheiten)

eine Desinfektion und Reinigung ist nicht durchführbar; andererseits kommt es oft zum Abspringen des Lackes und damit zu Verlust von Radium. Um dieses zu vermeiden, nahm man später an Stelle des Lackes verharztes Terpentinöl und schloß die so armierte Metallplatte noch mit einem Glimmerfenster ab (Glimmerträger).

Auch Seidenstoffe oder Hanfgewebe, die mit Radiumsalzen imprägniert waren, wurden in den Anfängen der Radiumtherapie benützt.

Alle die bisher beschriebenen Trägerformen haben sich als nicht praktisch

erwiesen und sie werden wohl nur mehr außerordentlich selten benützt.
Die heute verwendeten Träger lehnen sich in ihrer Form und Gestalt wohl
den zu Anfängen der Radiumtherapie konstruierten an; sie sind aber den
gemachten Erfahrungen angepaßt.

Tuben (Dominici-Röhrchen). Das Radiumsalz kommt in ein dünnes
Glasröhrchen, das mit dem Salz ganz vollgefüllt werden soll, damit durch
eine Neigung des Trägers nicht eine stärkere Verschiebung der strahlenden
Substanz eintritt. Das Radiumsalz muß, bevor es in das Glasröhrchen
eingeschmolzen wird, bei 150° getrocknet werden, um die letzten Reste von
Feuchtigkeit zu vertreiben: da durch Radiumstrahlen Wasser zerlegt
wird, könnte es, falls das Radiumsalz noch feucht war, durch Gasdruck
zu einer Zersprengung des Trägers kommen. In dieses Glasröhrchen

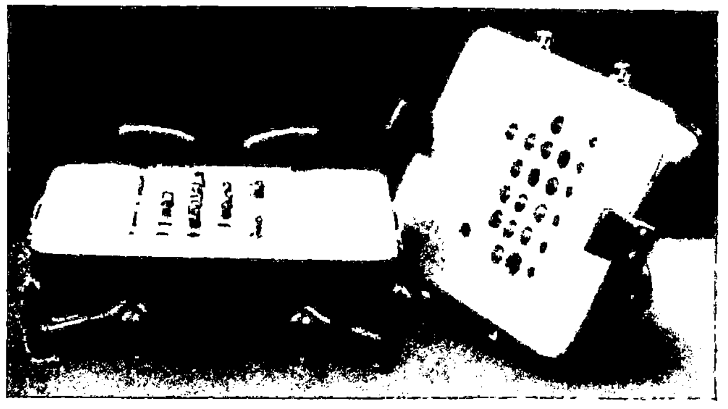

Abb. 2. Bleikassette zur Aufbewahrung von Radiumtuben (Aus RIEHL-KUMER, Radium-
und Mesothoriumtherapie der Hautkrankheiten)

ist ein Platindraht eingeschmolzen, um die spontane positive Ladung
des Radiums abzuleiten.

Das mit Radiumsalz gefüllte Glasröhrchen kommt dann in eine
Metallhülse, die mittels eines Gewindes mit einem Kopf verschlossen
und dann verlötet wird. Am Kopfe dieser Tube ist eine Öse, zur Befestigung des Trägers mit einem Faden, angebracht. Als Material zu den
Metallhülsen eignet sich ganz besonders Platiniridium, weil es einerseits
durch Chemikalien nicht angegriffen wird, andererseits genug fest ist,
um bei dem gewöhnlichen Hantieren ein Abbrechen der Tuben zu verhüten. Die Wandstärke dieser Platintuben schwankt; als Mittel wird
meist 0,3 mm genommen. Tubenartige Träger, Radiumröhrchen, von
der beschriebenen Art sind heute die verbreitetsten Träger, und mit
Recht: sie können in allen Fächern der Medizin Anwendung finden und
nicht nur zu oberflächlichen Bestrahlungen, sondern auch zur Einführung in Körperhöhlen oder Tumoren verwendet werden. Sie haben sich
deshalb auch besonders bewährt, weil ihre Umarbeitung leicht — und
gewöhnlich nur mit minimalem Radiumverlust verbunden — ist. Aus

letzteren Gründen und um den Träger emanationsdicht zu machen, empfiehlt es sich, das Radiumsalz nicht direkt in die Metalltube, sondern vorerst in ein Glasröhrchen einzuschließen.

Platten. Die zweithäufigste, auch heute noch vielfach verwendete Form von Trägern hat Plattengestalt. Auf eine 2 bis 3 mm dicke Metallplatte wird ein Radiumsalz mittels eines Lackes oder verharzten Terpentins in gleichmäßiger Schichte verteilt und darüber kommt ein Schuh aus Platin oder einem anderen Metall von einer Wandstärke von 0,2 bis 0,5 mm; der Schuh wird angelötet und der Träger so luftdicht verschlossen. Diese Plattenträger sind mit einem knopfförmigen Griff versehen; sie werden in runder, quadratischer oder rechteckiger Form konstruiert. Runde Formen verwendet man heute nur mehr selten, da bei Bestrahlung größerer Flächen sich tote, unbestrahlte Winkel ergeben. Plattenträger sind gewöhnlich schwächer als Tuben. In Amerika wird ein Plattenträger, der mit Radiumsalz von der Strahlung von 5 mg Radiumelement pro Quadratzentimeter Fläche beschickt ist, als vollstark, mit 10 mg Element als doppelstark und mit 2,5 mg Element als halbstark bezeichnet. In einigen Ländern sind noch Platten in Verwendung, bei denen das Radiumsalz in Email oder Porzellan eingebrannt ist.

Zur Herstellung von Platten verwendet man schwachprozentige Salze, weil bei Umarbeitung des Trägers der unvermeidliche Verlust an Radium dann geringer ist.

Radiumnadeln. Eine neue Form von Radiumträgern, welche in der Tumortherapie geradezu umwälzend wirkte, wurde 1921 von Amerika aus angegeben: es sind dies die sogenannten Radiumnadeln, $1^1/_2$ bis 5 cm lange, möglichst dünne Hohlnadeln, die an einem Ende mit einer drei- oder vierkantigen Spitze versehen sind, während das andere Ende zwecks Anbringung eines Fadens ein Öhr trägt. Die Wandstärke dieser Nadeln beträgt 0,3 bis 0,5 mm. Sie sind entweder aus Platiniridium, Gold oder nichtrostendem Stahl fabriziert. Ihre Herstellung ist recht schwierig, und es ist, obwohl sie ziemlich stark gebaut sind, doch größte Vorsicht bei ihrem Gebrauch anzuwenden, da es ab und zu vorkommt, daß eine Nadel abbricht. Auch nützen sich die Nadeln mit der Zeit ab, ihre Spitze wird stumpf, und es erweist sich bei längerem Gebrauch immer wieder notwendig, sie umzuarbeiten; um einen Radiumverlust dabei möglichst gering zu gestalten, wird vielfach das Radiumsalz nicht direkt in die Hohlnadel eingefüllt, sondern vorerst in einer Metalltube gefaßt und erst diese in die Nadel eingebracht; natürlich wird dadurch das Volumen der Nadel etwas vergrößert. Am besten scheinen sich Nadeln aus 10%igem Platiniridium, deren Spitze aus 20- bis 25%igem Platiniridium gebaut ist, zu bewähren.

Um ein Herausgleiten der Nadeln aus dem Tumor zu verhüten, hat LÜSCHER sie mit Widerhaken versehen.

Die Radiumnadeln enthalten gewöhnlich nur geringe Mengen von Radium, meist 1 bis 2 mg; seltener konstruiert man solche mit 5 bis 10 mg Inhalt. Da nur sehr wenig Raum zur Verfügung steht, verwendet man zu ihrer Herstellung ein möglichst hoch konzentriertes Radiumsalz.

Radiumzellen. Von belgischer Seite werden sogenannte Radiumzellen verfertigt: es sind dies außerordentlich kleine, mit einer geringen Menge Radiumsalzes (meist 3 mg) gefüllte Metallhohlstäbchen, die zu Bündeln vereinigt als Dominiciröhrchen oder nebeneinander gelagert als Plattenträger verwendet werden können.

Augenträger. Es fragt sich nun, welche Trägerform ist für die Ophthalmologie die zweckmäßigste?

Von manchen Seiten sind eigene Träger für die Bestrahlung von Augenerkrankungen konstruiert worden. So tränkte FLEMMING ein Leinwandläppchen mit einer Radiumlösung, brachte sie zum Eintrocknen und versah diesen Apparat mit einer 0,01 mm dicken Aluminiumlage und einem Paraffinüberzug. Dieser Stoffträger wurde in einen Rahmen gespannt und erhielt eine den Lidern angepaßte Form; bei der Anfertigung eines derartigen Trägers war allerdings mehr als die Hälfte des Radiums verloren gegangen. Die Anregung zur Konstruktion dieses sich den Lidern gut anpassenden Apparates gab die Vorstellung, eine möglichst gleichmäßige Verteilung des Radiums zu erzielen, wie der Wunsch, auch die Alphastrahlen auszunützen; diese werden aber zum Teil schon durch die Aluminiumschichte absorbiert.

Das Gebiet der Radiumtherapie ophthalmologischer Erkrankungen ist ein eng begrenztes und wohl nur wenige Augenkliniken werden in der Lage sein, große Mittel für diesen Zweig der Therapie auszugeben. Als Grundprinzip der Konstruktion eigener Augenradiumträger sollte aber gelten: möglichst starke Träger zu verfertigen. Gerade bei der Behandlung von Augenkrankheiten kommt es sehr auf die Länge der Bestrahlungszeit an: es ist nicht immer leicht, das Auge einige Minuten einen bestimmten Punkt fixieren zu lassen, es ist auch für den Arzt anstrengend, den Träger lange in der gleichen Lage zu halten; je stärker der Radiumträger, desto kürzer ist die Bestrahlungszeit. Man kommt aber auch in der Ophthalmologie mit den in andern Fächern der Medizin gebrauchten Trägern aus; Plattenträger bewähren sich am wenigsten, man benützt sie nur ab und zu bei Bestrahlungen an den Lidern. Die geeignetste Trägerform für Augenbestrahlungen stellen Tuben dar, die möglichst stark sein sollen. Will sich eine Augenklinik neue Träger anschaffen, so ist es am zweckmäßigsten, das ganze Radium in eine kurze Tube von 2 cm Länge zu geben; gerade in der Augenheilkunde leisten zahlreiche schwache Träger weniger als ein starker. Steht mehr Radium zur Verfügung, so verfertigt man zwei gleich große und gleich starke Träger, durch ihre Aneinanderschaltung erhält man eine 4 cm lange

Tube, die allen Anforderungen in der Therapie ophthalmologischer Erkrankungen genügt. Die Tubenhülle wird am besten aus Platiniridium in einer Wandstärke von 0,3 mm verfertigt. Der ideale Träger für Augenbestrahlungen ist ein kurzes Dominiciröhrchen mit 50 mg Radium, durch Aneinanderschaltung zweier Röhrchen erhält man ein 100-mg-Präparat, das allen Zwecken entspricht. Mit diesen Trägern lassen sich unschwer auch Massenbestrahlungen, d. h. Behandlung einer großen Patientenanzahl durchführen. Reichen die Mittel zur Anschaffung so starker Träger nicht aus, so können auch schwächere Präparate von 10 bis 20 mg Radiumelementgehalt gute Dienste leisten, die Bestrahlungszeit verlängert sich natürlich bedeutend.

In mehreren Arbeiten, die sich mit der Radiumtherapie von Augenkrankheiten beschäftigen, ist zu lesen, daß die Bestrahlung nur dann anwendbar ist, wenn sehr starke Träger zur Verfügung stehen. Das ist nicht ganz richtig. Die Dosierung ist auf die Stärke des Trägers mal Zeit aufgebaut. Steht nur ein schwacher Träger zur Verfügung, so kann durch Verlängerung der Bestrahlungszeit dasselbe erreicht werden, wie mit einem starken Präparat; natürlich muß man manche Unbequemlichkeiten, wie längeres Anlegen des Trägers an das Auge in Kauf nehmen.

Radiumnadeln werden in der Ophthalmologie wenig benützt, man benötigt sie nur ab und zu zur Behandlung von Tumoren der Lider und von Orbital-Tumoren. Es sind aber nur ganz seltene Fälle, bei denen wirklich nur die Radiumnadelbehandlung einen Erfolg bringt.

Für gewisse eng umschriebene Erkrankungen bewährt sich ein knopfförmiger, sehr kleiner Träger, ohne den man aber auch auskommen kann.

Desinfektion der Träger. Ein Einlegen der Träger in chemisch-wirkende starke Desinfektionsmittel empfiehlt sich nicht, ebenso wird man vom Auskochen der Träger Abstand nehmen. Die Desinfektion erfolgt am zweckmäßigsten durch Einlegen in 1 bis 2% Formalinalkohol. Radiumnadeln hebt man am besten dauernd schon gebrauchsfertig in Eprouvetten auf, die mit Formalinalkohol gefüllt sind. Natürlich wird es sich empfehlen, bei Behandlung infektiöser Erkrankungen oder bei jauchenden Tumoren die Radiumträger in Guttapercha einzuhüllen, um ihre Verunreinigung zu verhüten.

2. Filter

Alle Substanzen, welche zwischen der radioaktiven Quelle und der zu bestrahlenden Partie liegen, wirken als Strahlenfilter. Die Methode des Filterns der Strahlen verfolgt den Zweck, die weicheren Strahlen zu beseitigen. Legt man vor ein Radiumsalz Metalle in verschiedener Stärke, so gelingt es dadurch die weicheren Strahlen auszuschalten, und auf diese Art und Weise entweder nur γ-Strahlen oder γ- und harte

β-Strahlen oder γ- und harte und weiche β-Strahlen zur Therapie heranzuziehen. Als Filter können alle möglichen Stoffe benützt werden, am besten verwendet man Metalle, je schwerer ein solches ist, desto mehr Strahlen absorbiert es. Aus diesen Metallen werden den Trägern entsprechende Platten oder Büchsen verfertigt, in welche die Radiumträger zwecks Filterung eingebracht werden. Man verwendet als Filter Gold, Platin, Blei, Messing, Aluminium; besonders beliebt ist Messing, einerseits, weil es leicht zu bearbeiten und billig ist, anderseits, weil es aus einer Legierung von zwei verschiedenen Metallen besteht, deren jedes eine eigene sekundäre Strahlung aussendet; es ist erwiesen, daß die vom Messing ausgehenden sekundären Strahlen wenig reizend wirken. Sollen die Filter möglichst dünn sein, so benützt man Gold oder Platin.

Harte Beta- und Gammastrahlen werden auch ultrapenetrierende Strahlen genannt. Die beigefügten Tabellen geben eine Übersicht über die Absorptionskraft der verschiedenen Metalle in wechselnder Dicke.

Tabelle 2. Absorption der Gammastrahlen (nach FERNAU)

Schichtdicke in mm	Aluminium	Messing	Silber	Blei	Platin
	in Prozenten				
0,1	0,1	0,5	0,4	0,5	1
0,2	0,2	0,6	0,9	1	2
0,3	0,3	1	1,1	1,5	3
0,5	0,5	1,6	2	2,5	5
1,0	1,0	3,3	4	5	10
1,5	1,7	4,8	6,4	7,5	14
2	2,2	6,4	8	10	18
3	3,3	10	12	14	25

Tabelle 3. Absorption der härtesten Betastrahlen (nach FERNAU)

Schichtdicke in mm	Aluminium	Messing	Silber	Blei	Platin
	in Prozenten				
0,1	12	31	37	40	60
0,2	23	52	60	64	85
0,3	32	67	75	78	94
0,5	48	84	90	92	100
1,0	73	97	99	100	—
1,5	86	100	100	—	—
2	92	—	—	—	—
3	98	—	—	—	—

Mit der Filterung über 1 bis 2 mm Blei hinauszugehen, ist wenig zweckmäßig, die dadurch bewirkte Vermehrung der Durchdringungsfähigkeit ist so gering, daß sie gegenüber der auf diese Weise hervorgerufenen Intensitätsverminderung der Strahlen nicht in Betracht kommt.

Zur Abfilterung der Sekundärstrahlen müssen Träger und Filter immer noch in ein nichtmetallisches Sekundärfilter, in Guttapercha, Zellstoff, Gaze, Papier oder dgl. eingehüllt werden. Um diese recht zeitraubende und die Finger des Personals schädigende Arbeit zu verringern, sind an der Wiener Radiumstation die Filter emailliert.

Beim Arbeiten mit Radiumnadeln verzichtet man auf ein Sekundärfilter, es entwickelt sich infolgedessen bei starker Bestrahlung eine selbst bis zur Nekrose gehende Reaktion in der nächsten Umgebung der Nadel; da aber die Radiumnadeln fast ausschließlich in der Tumortherapie Verwendung finden, ist dies kein allzugroßer Nachteil.

B. Bestrahlungsmethoden

1. Kontaktbestrahlung

Wenn man den Träger mit Filter und Sekundärfilter direkt einer erkrankten Partie an der Hautoberfläche oder in einer Körperhöhle anlegt, so spricht man von einer Kontaktbestrahlung. Es können zu dieser Kontaktbestrahlung alle Trägerarten verwendet werden. Benützt man Plattenträger in gleicher Größe wie die zu bestrahlende Partie, ist die Technik der Bestrahlung eine verhältnismäßig einfache. Recht häufig sind aber große Hautflächen zu behandeln, die viel umfangreicher als einzelne Plattenträger sind; in einem solchen Falle legt man die Plattenträger nebeneinander und merkt sich durch Farbstifte die Grenzen an. Bei Bestrahlung einer größeren Hautfläche empfiehlt es sich, um eine Abzeichnung der Trägergrenzen bei eventuell auftretenden Reaktionen zu vermeiden, die Träger in verschiedener Richtung, d. h. einmal wagrecht, das andere Mal senkrecht, das dritte Mal schief der erkrankten Partie aufzulegen. Zu berücksichtigen ist auch, daß an den Rändern der Plattenträger kein Radium sich befindet, die Bestrahlungsfelder sind daher kleiner als die Platten zu wählen. In der Ophthalmologie werden zu dieser Kontaktbestrahlung weitaus häufiger Tuben als Platten verwendet. Führt man die Kontaktbestrahlung einer größeren Hautfläche mit Dominiciröhrchen durch, so ist zu berücksichtigen, daß natürlich an jenen Stellen, an denen die Träger anliegen, die Bestrahlung eine energischere ist als an den Nachbarpartien. Um eine möglichst gleichmäßige Bestrahlung einer größeren Hautpartie durch Tuben zu erzielen, legt man die einzelnen Röhrchen nebeneinander in einem seitlichen Abstand von $1^1/_2$ cm der Haut an. Es wird sich auch hier empfehlen, die

Träger das eine Mal wagrecht, das andere Mal senkrecht, ein anderes Mal wiederum schief anzubringen; durch dieses Vorgehen erzielt man eine ziemlich homogene Bestrahlung der erkrankten Stelle.

Die Befestigung der Träger an der zu bestrahlenden Partie erfolgt durch Heftpflaster oder Binden (wegen der Sekundärstrahlung soll dazu kein Metall verwendet werden); oder es hält sich der Kranke die in Halteapparate eingebrachten Träger an die zu behandelnden Stellen. Im Pariser Radiuminstitut wird in ausgedehntestem Maße von einer plastischen Masse, Colombia genannt, die aus 62⁰ Paraffin, Bienenwachs und Sägespänen zusammengesetzt ist, Gebrauch gemacht; der Schmelzpunkt dieser Masse liegt um 45⁰ C. Man legt sie in heißes Wasser bis sie modellierbar wird und formt dann der erkrankten Partie angepaßte Prothesen, welche durch Übergießen mit kaltem Wasser hart werden und in sie baut

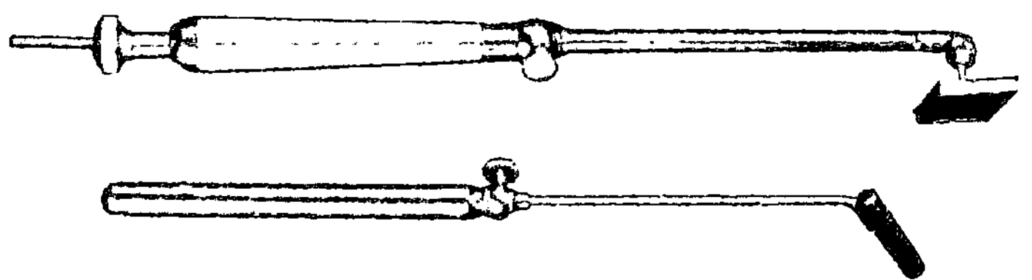

Abb. 3. Halteapparate für Plattenträger und Tuben (Aus Riehl-Kumer, Radium- und Mesothoriumtherapie der Hautkrankheiten)

man dann die Radiumträger ein. Der Vorteil dieser Prothesen ist, daß der Träger wirklich dort liegt, wo man ihn haben will; die Herstellung solcher Modelle ist zeitraubend, in gewissen Fällen aber sicher empfehlenswert. Die Anbringung der Träger an den Lidern macht keine Schwierigkeiten, sei es nun, daß man sie mit Heftpflaster oder Binden befestigt, sei es, daß zu ihrer richtigen Lagerung eine modellierte Prothese verwendet wird. Die Bindehaut wird so bestrahlt, daß man das Lid umstülpt und den Träger an die erkrankte Partie heranbringt; das zweite Lid wird über die Kornea gezogen, um so einen Schutz wenigstens gegen die weichen Strahlen zu bilden. Natürlich erfordert das Halten des Trägers an das umgestülpte Lid eine gewisse Anstrengung, besonders, wenn eine große Zahl von Patienten zu bestrahlen ist. Es ist zweckmäßig, den stärksten Träger zu wählen und mit weicheren Strahlen zu arbeiten, um auf diese Weise die Behandlungszeit möglichst kurz zu gestalten. Hornicker und Romanin haben zur Röntgenbestrahlung der Conjunctiva palpebrarum einen eigenen Apparat zum Umstülpung der Lider konstruiert, ohne den man aber in der Radiumtherapie ganz gut auskommt. Eine andere Methode besteht darin, daß man den Träger in Wachs einbettet und diese Prothese in den Bindehautsack einführt; natürlich ist dies nur bei sehr kleinen Trägern durchführbar.

Wisch- oder Rollmethode. Man kann nun, statt die Träger an der zu bestrahlenden Partie liegen zu lassen, sie über die erkrankte Stelle gleitend bewegen, man spricht von einer „Wisch- oder Rollmethode" (WETTERER). Dadurch gelingt es, eine gleichmäßigere Strahlenverteilung an der erkrankten Partie zu erzielen und die bei auftretenden Reaktionen sich manchmal recht unangenehm bemerkbar machende Abzeichnung der Trägergrenzen gänzlich zu vermeiden.

2. Distanz- oder Fernbestrahlung

Statt den Träger der zu bestrahlenden Partie direkt anzulegen, kann man ihn in einer gewissen Entfernung anbringen, man spricht von einer Distanz- oder Fernbestrahlung. Durch diese Distanzierung erleiden die Radiumstrahlen eine ganz außerordentliche Einbuße an Intensität, denn sie unterliegen, wie alle Lichtstrahlen, dem Gesetze, daß ihre Intensität sich umgekehrt verhält dem Quadrat der Entfernung. Die Distanzbestrahlung hat den Vorteil, daß bei ihrer Anwendung das Verhältnis zwischen Oberflächen- und Tiefendosis ein besseres wird; auch wird das Bestrahlungsfeld vergrößert. In welcher Distanz die Träger von der zu bestrahlenden Partie anzubringen sind, hängt von der beabsichtigten Tiefenwirkung ab.

Die beigefügten, von FERNAU ausgerechneten Tabellen geben eine ausgezeichnete Vorstellung von der Abschwächung der Strahlenwirkung bei steigender Entfernung. Mit ihrer Hilfe kann man aber auch berechnen, wie weit die Träger distanziert werden müssen, damit auch die tieferen Anteile des Tumors noch genügend bestrahlt werden.

HESS konstruierte einen Rechenschieber, welcher die Abnahme der Strahlungsintensität in Luft und Gewebe für verschiedene Typen von Radiumträgern einfach ablesen läßt.

Abnahme der Gammastrahlenintensität in Luft:

Radium Hautabstand 3 mm = 100

Punktförmige Strahlenquelle

Distanz	Intensität
3 mm	100
5 ,,	36
8 ,,	14
1 cm	9
1,5 ,,	4
2 ,,	2,25
3 ,,	1
4 ,,	0,56
5 ,,	0,36
10 ,,	0,09

Röhrchen = 14 mm lang

Distanz	Intensität
3 mm	100
5 ,,	50
8 ,,	24
1 cm	16
1,5 ,,	8
2 ,,	4,5
2,5 ,,	3
3 ,,	2
3,5 ,,	1,5
4 ,,	1,1
4,5 ,,	0,9
5 ,,	0,75

Runde Scheibe = 4 cm Durchmesser

Distanz	Intensität
3 mm	100
5 ,,	80
8 ,,	60
1 cm	50
1,5 ,,	32
2 ,,	22
2,5 ,,	15
3 ,,	10
3,5 ,,	8
4 ,,	6
4,5 ,,	5
5 ,,	3,5

Runde Scheibe = 8 cm Durchmesser

Distanz	Intensität
3 mm	100
5 ,,	87
8 ,,	75
1 cm	66
1,5 ,,	50
2 ,,	40
2,5 ,,	32
3 ,,	26
3,5 ,,	22
4 ,,	19
4,5 ,,	16
5 ,,	13
6 ,,	9
7 ,,	7
8 ,,	5
9 ,,	4,5
10 ,,	3,3

Quadratische Platte = 4 cm²

Distanz	Intensität
3 mm	100
5 ,,	72
8 ,,	50
1 cm	38
1,5 ,,	22
2 ,,	12
2,5 ,,	7
3 ,,	5
3,5 ,,	4
4 ,,	3
4,5 ,,	2,5
5 ,,	2

Ein praktisches Beispiel:

Es ist ein retrobulbärer Tumor zu bestrahlen, zur Verfügung steht eine 14 mm lange Radiumtube. Bei direktem Anlegen des Trägers an die Lider oder an die Schläfe gelangen nur wenige Prozente der Oberflächendosis in die Tiefe. Es fragt sich nun, wie weit muß der Träger distanziert werden, damit der in 2 cm Tiefe liegende retrobulbäre Tumor noch eine genügende Dosis erhält, welches ist die größte Strahlenmenge, die in dieser Distanz verabreicht werden kann, ohne daß die Haut Schaden leidet? Nimmt man an, daß der Träger auf 2 cm von der Haut distanziert wird; dann ist das Verhältnis zwischen Oberflächen- und Tiefendosis wie 4,5 : 1,1, d. h. der retrobulbäre Tumor erhält nur $^1/_4$ der Strahlenintensität, welche die Haut trifft. Dieses Verhältnis ist noch zu ungünstig; also muß der Träger weiter distanziert werden. Bringt man die Radiumtube in einer Entfernung von 3 cm von der Haut an, so verhält sich Oberflächen- zu Tiefendosis wie 2 : 0,75; oder besser gesagt annähernd 40% der Oberflächendosis treffen den Tumor. Durch in der gleichen Art und Weise durchgeführte Kreuzfeuerbestrahlung von der Schläfe aus gelingt es, 80% der Oberflächendosis in den Tumor zu bringen. Aus der Tabelle ist ersichtlich, wie ungeheuer die Abnahme der Strahlungsintensität mit wachsender Entfernung ist. Setzt man die für die Haut verträgliche Dosis bei Kontakt-bestrahlung gleich 1, so muß bei 5 cm Entfernung bis zu hundertmal so lange bestrahlt werden, um dieselbe Wirkung zu erzielen.

Leider werden in der Praxis gerade diese Verhältnisse oft nicht berücksichtigt, und daher kommt es zu einem Mißerfolg; es heißt dann natürlich, die Radiumtherapie hat nichts geleistet: in Wirklichkeit konnte sie nichts leisten, weil die physikalischen Voraussetzungen nicht in Rechnung gezogen wurden.

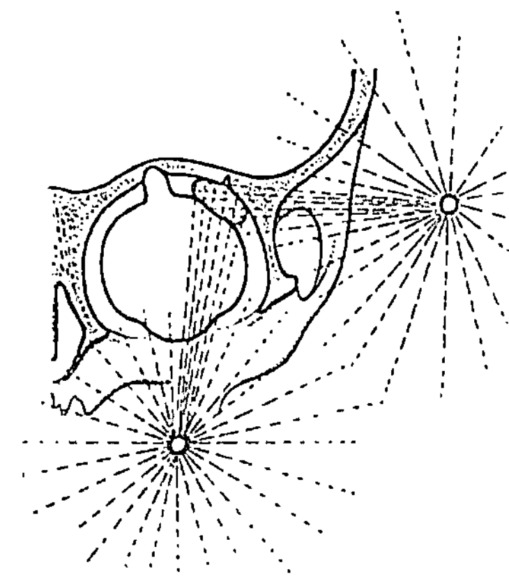

Abb. 4. Schematische Darstellung der Radiumbestrahlung eines retrobulbären Tumors

Zur Distanzierung werden Watte- oder Gazepolster, Kork- oder Holzgestelle benützt; am Auge verwendet man zu diesem Zwecke Kork-platten, die einerseits an der Stirne, anderseits am Jochbogen angelegt werden, um einen Druck auf den Bulbus zu vermeiden. In manchen Fällen ist es empfehlenswert, aus plastischen Massen eine Prothese zu bauen, auf welche die Träger gelegt werden. In der Röntgeno-logie läßt sich die gesunde Haut durch Auflegen von Bleigummi gegen das Eindringen der Strahlen schützen. Bei Radiumbestrahlun-gen haben solche Blenden wegen der ungeheueren Durchdringungs-kraft der Gammastrahlen wenig Zweck. Über den Schutz des Bulbus wird in einem späteren Kapitel noch die Rede sein.

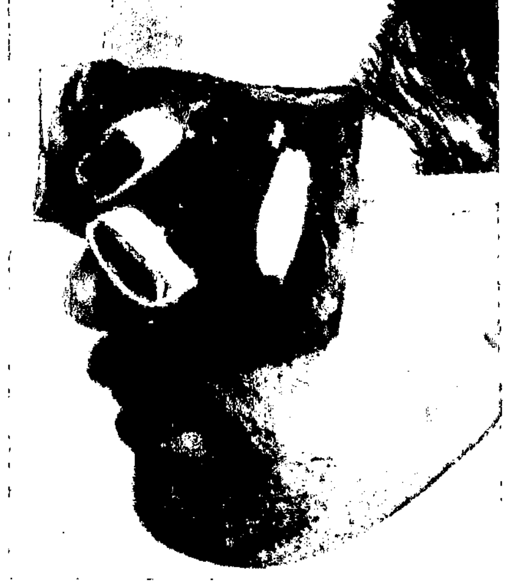

Abb. 5. Prothese aus Wachs mit eingebauten Bleifiltern zur Bestrahlung eines retrobul-bären Tumors im inneren Lidwinkel auf 3 cm Distanz

3. Kreuzfeuermethode

An geeigneten Stellen benützt man mit Vorteil die sogenannte Kreuzfeuermethode, die darin besteht, daß man die Träger an mehreren Hautfeldern so anbringt, daß sich die Strahlen in der Tiefe kreuzen und dort eine Summation eintritt. Es gelingt durch diese Kreuzfeuermethode eine beträchtliche Tiefenwirkung zu erzielen, ohne daß die dem Träger näherliegende Hautoberfläche geschädigt würde.

Natürlich hat die Kreuzfeuermethode für die Röntgentherapie eine viel größere Bedeutung als für die Radiumbehandlung. Bei der Röntgentherapie gelingt es durch Einschaltung entsprechender Filter, die Röntgenstrahlen gewissermaßen zu richten oder zu zielen. Die viel durchdringenderen γ-Radiumstrahlen werden durch Filter in praktisch verwendbarer Dicke nur zum Teil absorbiert. Wendet man die Kreuzfeuermethode bei Röntgen an, so arbeitet man mit Strahlenkegeln, die sich in der Tiefe treffen und deren Breite man beliebig wählen kann. Von einem Radiumträger gehen die Strahlen kugelförmig aus. Der Unterschied zwischen der Kreuzfeuermethode bei Röntgen und Radium wird am besten durch nachstehende Zeichnungen veranschaulicht.

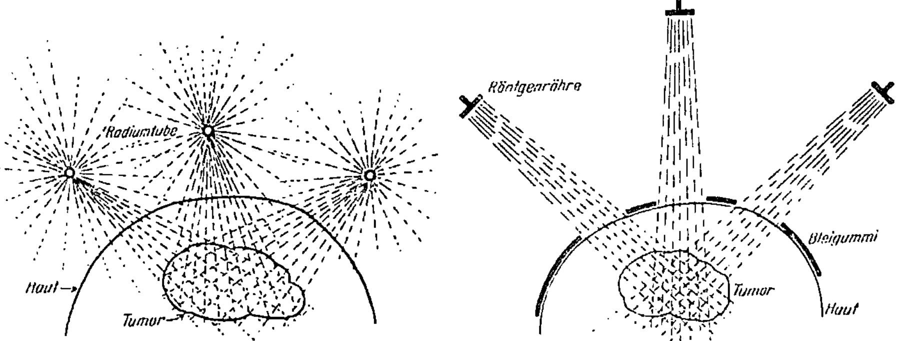

Abb. 6. Schematische Darstellung der Radiumbestrahlung eines Tumors

Abb. 7. Schematische Darstellung der Röntgenbestrahlung eines Tumors

Einige Autoren verwenden, um einen Schutz der gesunden Partien gegenüber den Radiumstrahlen zu erzielen, 3 bis 5 cm dicke, mehrere Zentimeter hohe Bleizylinder, durch die es tatsächlich bis zu einem gewissen Grade gelingt, die Radiumstrahlen nur in einer Richtung wirken zu lassen. Diese Methode bringt eine beträchtliche Distanzierung der Träger mit sich, wodurch die Strahlungsintensität ungemein abnimmt. Nur wenige Stationen verfügen über die dazu notwendigen Radiummengen. Die Bleizylinder haben ein so großes Gewicht, daß sie durch besondere Aufhängevorrichtungen in ihrer Lage gehalten werden müssen.

4. Intratumorale Bestrahlung

(Tunnellierungsverfahren, Radiumnadelbehandlung)

Man kann die Radiumträger auch in die erkrankte Partie einbringen — und dies ist einer der wesentlichsten Vorteile der Radiumtherapie gegenüber der Röntgentechnik — man spricht von einer internen Applikation, einer intratumoralen Bestrahlung, Spickmethode oder einem Tunnelierungsverfahren. Die üblichen Trägertypen (Tuben) sind so voluminös, daß ihre Einführung z. B. in einen Tumor doch gewisse Schwierigkeiten hat; ganz grundlegend änderten sich die Verhältnisse, als Radiumnadeln konstruiert wurden. Man faßt die Nadeln mit eigenen Peans; es sind dies Instrumente, die an ihrer Spitze eine dem Nadelkopfe angepaßte Aushöhlung tragen, die in Kupfer oder in einem anderen weichen Metall gearbeitet sein soll, um eine Verletzung der Hohlnadeln zu verhindern. Mit Radiumnadeln arbeitet man fast ausschließlich in der Tumortherapie. Es kommt dabei sehr auf eine gleichmäßige Be-

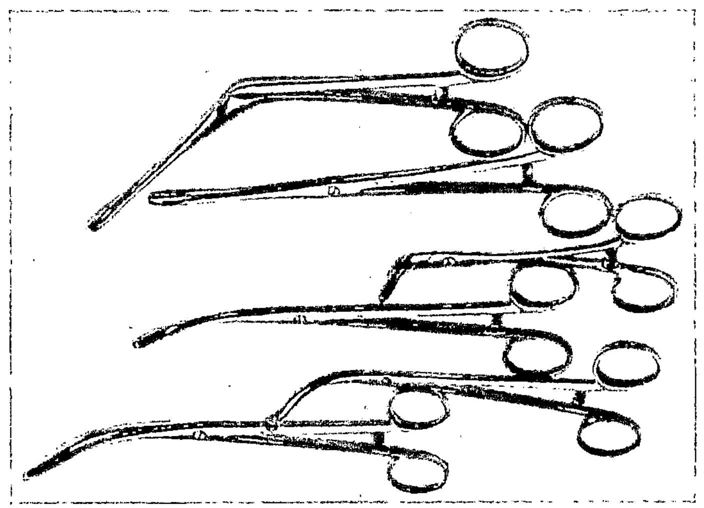

Abb. 8. Faßzangen für Nadeln

strahlung an, die Nadeln müssen daher in möglichst gleichen Zwischen-räumen nebeneinander gelagert werden. Meist rechnet man für einen Tumorwürfel von 1 bis 1½ cm Seitenlänge eine Nadel; beträgt ihre Wandstärke 0,3 mm. Platin und enthalten sie 5 mg Radiumelement, so können sie 10 bis 16 Stunden liegen bleiben, ohne daß eine allzustarke Reaktion darauf folgen würde. Ganz besondere Aufmerksamkeit ist auch auf die Bestrahlung der Tumorgrenze zu richten. Erweist sich eine zweite Nadeleinführung als notwendig, so empfiehlt es sich, um die Be-strahlung möglichst homogen zu gestalten, die Nadeln in anderer Richtung als das erstemal einzubringen. Damit die Nadeln nicht herausgleiten, werden sie, wenn nötig, mit einer Naht befestigt.

Meist kombiniert man die Nadelbehandlung mit einer Bestrahlung von der Oberfläche (Kontakt- oder Fernbestrahlung). Dies darf aber nicht gleichzeitig erfolgen, da infolge der von den Metallwänden der

Nadeln ausgehenden Sekundärstrahlen zu starke Reaktionen in der nächsten Umgebung der Nadeln auftreten würden.

Während die Oberflächenbestrahlung bei richtiger Handhabung der Technik fast gefahrlos ist, stellt die Nadelmethode einen Eingriff dar, der schon besondere, wenn auch geringe Gefahren in sich birgt: die primäre Mortalität der Nadelbehandlung beträgt doch Bruchteile von Perzenten. Vor allem ist eine Infektion zu fürchten. Die Nadeln sind womöglich vom gesunden Gewebe aus unter aseptischen Kautelen einzuführen; immer ist dies aber nicht angängig; in diesen Fällen hat eine möglichste Reinigung der Tumoroberfläche vorauszugehen. Erfolgt die Einbringung von Nadeln aus verunreinigtem Gebiete, so wird man nach ihrer Entfernung durch Drainage der Bildung von Abszessen und Phlegmonen entgegen zu arbeiten trachten. Eine zweite Gefahr der Radiumnadelbehandlung besteht in der Möglichkeit des Auftretens von Blutungen. Natürlich wird man sich mit Nadeln von den Gefäßen und Nerven möglichst entfernt halten. Auch die Nähe des Periostes wird man vermeiden, da Periostitiden sehr heftige Schmerzen verursachen können.

5. Latenzzeit, zeitliche Dosenverteilung

Die sichtbaren Erscheinungen nach einer Radiumbestrahlung zeigen sich — wie nach Röntgen — erst nach einer Latenzzeit. LACASSAGNE wies nach, daß histologische Veränderungen sofort nach der Bestrahlung auftreten. Nach Untersuchungen MIESCHERS verläuft die Latenzzeit in Wellenlinien. Die Hauptreaktion tritt nach Radiumbestrahlungen erst nach ein bis sechs Wochen auf, nach großen Dosen und weichen Strahlen ist sie verkürzt. Unter Berücksichtigung dieser Verhältnisse schiebt man zwischen die einzelnen Bestrahlungen Pausen ein. Bei Dosierungen unter der Erythemgrenze genügt es, den Bestrahlungszwischenraum mit zwei Wochen zu bemessen.

Man kann die ganze verordnete Dosis auf einmal verabreichen oder in fraktionierter, verzettelter Form.

Die zeitliche Dosenverteilung spielt in der Tumortherapie eine viel größere Rolle als bei der Bestrahlung gutartiger Erkrankungen; von ihr wird später noch die Rede sein.

6. Radiuminjektionen

Man kann auch Radiumsalze injizieren; man nimmt das lösliche Chlorid oder Bromid oder das unlösliche Radiumsulfat. Während das erstere rasch ausgeschieden wird, bleibt das letztere lange am Orte der Injektionsstelle liegen. Die Injektion eines Radiumsalzes in großen Mengen ist gefährlich, denn selbst durch kleine Dosen kann der Tod des Versuchstieres herbeigeführt werden. Die letale Dosis für einen normalen Menschen wird mit Bruchteilen eines Milligramms angegeben; auch enthalten Radiumsalze oft Barium, das als starkes Gift bekannt ist. Die Injektion löslicher Salze findet in kleinsten Dosen hie und da in der internen Therapie Verwendung. Unlösliche Salze werden in den Tumor eingespritzt oder in die das Tumorgebiet versorgende Arterie eingebracht. Intravenös einverleibtes Radiumbromid wird nach HOSAKAWA vorzüglich in der Knochensubstanz und im Mark verankert und bleibt hier monatelang liegen.

7. Radioaktive Salben und Pasten

Mit Radiumsalzen werden hie und da Salben beschickt und diese dann in der Therapie verwendet. Das Verwendungsgebiet ist ein eng beschränktes, weil beim Überwiegen der α-Strahlen vor allem diese eine Wirkung ausüben. Nun werden aber die α-Strahlen von den obersten Epidermislagen bereits absorbiert, so daß Radiumsalben nur bei ganz oberflächlichen Erkrankungen in Frage kommen. Auch in der Ophthalmologie wurden Versuche mit Radiumsalben vorgenommen. LACAPÈRE berichtet in allerjüngster Zeit über gute Erfolge, die er durch jeden dritten bis vierten Tag vorgenommene Applikation bei Blepharitis, Ulcus serpens und anderen Hornhautulzerationen und -keratitiden erzielte.

8. Radiumsäckchen — Radiumkompressen

Statt der Radium enthaltenden Metallträger werden in der Therapie ab und zu sehr große, dafür aber schwache Radiumpräparate gebraucht. Es sind sogenannte Radiumkompressen oder Radiumsäckchen im Handel; erstere bestehen aus einem Stoff, der mit kleinsten Mengen Radium imprägniert ist, letztere aus den bei der Bearbeitung des Radium verbleibenden Rückständen, die noch geringe Mengen Radium in sich einschließen. Diese Radiumrückstände können in Leinwand- oder Ledersäckchen genäht und zur Therapie herangezogen werden. Radiumkompressen und Radiumsäckchen enthalten gewöhnlich nur sehr geringe Mengen Radium; bei Radiumsäckchen finden sich maximal $^1/_4$ bis $^1/_2$ mg Radium pro Kilogramm Rückstände. Solche Präparate finden insbesonders in der internen Therapie Anwendung und sie bewähren sich bei schmerzhaften Affektionen; sie werden wochen- und monatelang der erkrankten Partie aufgelegt. Ihre Strahlung ist so gering, daß eine Schädigung der Patienten ausgeschlossen ist, immerhin macht sich oftmals ein bedeutender analgetischer Effekt bemerkbar. In der Augenheilkunde finden solche Präparate bisher keine Verwendung; sie können bei neuralgischen Beschwerden oder bei anderen schmerzhaften Zuständen versucht werden.

9. Radiumemanationstherapie

Radium selbst zerfällt in zwei Edelgase: in Helium und in Radiumemanation, die auch Radon genannt wird. Die Radiumemanation stellt ein spezifisch schweres, farb- und geruchloses Gas dar, das in der Natur sehr verbreitet ist. Die meisten Quellen und Grundwässer sind emanationshältig; der Heilwert vieler Bäder beruht auf dem Emanationsgehalt des dortigen Wassers. Es sei nur hingewiesen auf Gastein in Österreich, Joachimsthal in Böhmen, Ragaz in der Schweiz, Brambach und Landegg in Deutschland.

Die Gewinnung der Emanation aus Radium macht keine Schwierigkeiten. Läßt man eine Radiumlösung stehen, so entwickelt sich in ihr durch Zerfall eine bestimmte Menge Emanation, die durch Auspumpen leicht gewonnen werden kann. Die Radiumemanation wird von Flüssigkeiten oder Gasen absorbiert, und zwar in verschieden großer Menge; man spricht von einem Verteilungskoeffizienten. Öl löst hundertmal soviel Emanation wie Wasser, Luft die vierfache Menge. Die aus einer Radiumlösung abgepumpte Emanation kann in Wasser, Öl oder Fett zur Absorption gebracht werden, das heißt, dieser Stoff wird emaniert. Solche Emanationspräparate, meist emanationshältiges Wasser, werden vor allem in der internen Therapie sehr viel verwendet und sie sind wohl in jeder Großstadt im Handel.

Die Radiumemanation sendet dieselben β- und γ-Strahlen aus wie Radium. Während aber die Halbwertszeit des Radiums 1580 Jahre ist, beträgt sie für die Emanation nur 3 Tage 22 Stunden, d. h., in etwas weniger wie vier Tagen ist die Emanation auf die Hälfte ihrer ursprünglichen Strahlungsintensität zerfallen. Die Anwendungsdauer der Emanation ist daher eine begrenzte, die Lösung muß immer frisch bereitet werden und es soll der Tag der Herstellung am Präparat verzeichnet sein.

Tabelle 4. Zerfall der Radiumemanation

Tag	Prozent	Tag	Prozent
0	100	9	20
1	84	10	17
2	70	11	14
3	58	12	12
4	49	13	10
5	41	15	7
6	34	20	3
7	28	30	0,5
8	24		

Der Emanationsgehalt kann wie Radiumsalzpräparate durch den von der Strahlung in der Luft erzeugten Jonisationsstrom mittels feiner Elektroskope gemessen werden, als Maßeinheit wird vielfach die Mache-Einheit gebraucht. Es ist dies ein Tausendstel der elektrostatischen Einheit. In den westlichen Ländern rechnet man nach CURIES; das ist jenes Emanationsquantum, das sich in vier Wochen aus einem Gramm Radiumelement ansammelt. Den tausendsten Teil davon heißt man ein Millicurie, den millionsten Teil ein Mikrocurie. Ein Mikrocurie ist 2700 Mache-Einheiten gleich. Auf dem Radiologenkongreß in Freiberg in Sachsen 1922 wurde als Einheit das „Eman" gewählt, das ist 10^{-10} Curie. Eine Mache-Einheit ist 3,64 „Eman".

Zum besseren Verständnis dieser Maßeinheiten sei erwähnt, daß ein Liter Joachimsthaler Badewasser 600, Gasteiner Wasser bis zu 150 Mache-Einheiten enthält.

Die künstlich gewonnene Emanation wird zu Bädern, zu Umschlägen, zu Trinkkuren und zu Inhalationen verwendet, ja selbst Salben können mit Emanation beschickt werden. In der Ophthalmologie ist die Emanationstherapie kaum über das Versuchsstadium hinausgekommen, sie wird außerordentlich selten angewendet.

10. Emanationskapillaren

Dagegen wird aber in recht ausgedehntem Maße in den letzten Jahren die Radiumemanation zur Verfertigung von Trägern benützt. Wie schon erwähnt, sendet die Radiumemanation dieselben Strahlen aus, wie ein Radiumsalz; auch die Gammastrahlen des Radiums selbst rühren ja von einem weiteren Zerfallsprodukte der Emanation, von Radium B und C her. Man kann nun die Radiumemanation aus einer Lösung gewinnen und sie in einer Glaskapillare kondensieren. 1 g Radium im Gleichgewichte produziert in der Stunde 7·554 Millicurie-Emanation. Die Radiumemanation nimmt ein außergewöhnlich geringes Volumen ein; die 1 g Radiumelement entsprechende gleichstrahlende Emanationsmenge hat bei 0⁰ Celsius und 760 mm Hg-Druck ein Volumen von 0,63 cmm. Während der Radiumträger eine konstante Strahlung aussendet, nimmt die Strahlung der Emanation zuerst infolge des aktiven Niederschlages durch 3½ Stunden zu und von da ab regelmäßig ab; in 4 Tagen ist sie auf die Hälfte zerfallen, in 8 Tagen auf ein ¼, in 30 Tagen strahlt eine Emanationskapillare überhaupt kaum mehr. Die Abnahme beträgt pro Tag 16,5% der jeweils vorhandenen Menge. Es ist also beim Arbeiten mit Emanationskapillaren immer Tag und Stunde der Herstellung zu beachten und man kann dann leicht aus einer Tabelle die augenblickliche Strahlung ablesen.

Diese vor allem in den westlichen Ländern vielgebrauchte Bestrahlung mit Emanationskapillaren hat große Vorteile. Das wertvolle Radium bleibt im Kassenschrank verschlossen und man kann die Emanationskapillaren ohne besonderes Risiko mit der Post versenden. Ein weiterer Vorteil ist, daß die Emanationskapillaren außerordentlich klein (2 bis 3 mm lang, Durchmesser 0,2 mm) sind, ja sie wurden in der Tumortherapie vielfach mittels Instrumenten, die ähnlich einer Spritze gebaut sind, in die erkrankten Gewebe eingebracht. Man hat es in der Hand, für besondere Zwecke geformte Träger in beliebiger Stärke herzustellen. Von der anfänglich erfolgten Verwendung ungefilterter, daher auch alle weichen Strahlen aussendenden Emanationskapillaren, kommt man wegen der starken Reizwirkung, die sich in der nächsten Umgebung äußert, immer mehr ab; heute werden sie fast ausschließlich filtriert verwendet, d. h., man legt sie in die entsprechenden Metallhülsen und erhält auf diese Art und Weise Radiumnadeln, Tuben und selbst Plattenträger. Der Nachteil dieser Emanationskapillaren ist, daß die Strahlung nicht konstant

ist, sondern immer erst aus Tabellen errechnet werden muß. Ein weiterer
Nachteil ist, daß die Herstellung recht kompliziert ist und daß sie sich
nur in einem großen Betriebe lohnt, wenn zumindest ein halbes Gramm
Radiumelement zu diesem Zwecke zur Verfügung steht.

LAWSON und RUSS haben einen entsprechend dem Auge gewölbten
Radiumträger konstruiert, aus einem flachen, dünnen Silberbehälter
bestehend, welcher der Form des evertierten Lides entspricht und mit
Radiumemanation gefüllt wird. Der Vorteil eines solchen Trägers besteht
darin, daß er auch noch die weichen β-Strahlen aussendet und entspre-
chend seiner Form ermöglicht er eine tatsächlich homogene Bestrahlung.
Die Autoren haben bei Frühjahrskatarrhen, Trachomen, Naevis und
Karzinomen mit diesem Träger gute Erfolge erzielt.

11. Der radioaktive Niederschlag

Ein frisch bereitetes Radiumsalz und auch die Radiumemanation
gibt zunächst nur weiche Strahlen ab, die nicht einmal imstande sind,
dünne Glasröhrchen zu durchsetzen. Die Gammastrahlung des Radiums
und der Emanation rührt von Radium B und C her. Die Zerfallsprodukte
der Radiumemanation nennt man „radioaktiver Niederschlag" (oder
„induzierte Aktivität"), sie lassen sich isoliert gewinnen und für die
Therapie verwenden. Wenn man in Radiumemanation einen negativ
aufgeladenen Metalldraht einführt, so sammelt sich der radioaktive
Niederschlag an der negativen Elektrode an und kann von ihr durch
salzsaures Wasser abgelöst werden. Tatsächlich sind von amerikani-
schen Seiten Versuche unternommen worden, diesen radioaktiven Niederschlag auch zur Behandlung von Augenerkrankungen, so insbesondere
des Frühjahrskatarrhes heranzuziehen.

12. Mesothorium-Präparate

Neben Radium werden in der Therapie am häufigsten Thorium und
seine Zerfallsprodukte, insbesondere Mesothorium, verwendet. Die Strahlung des Mesothoriums ist jener des Radiums außerordentlich ähnlich.
Alle Mesothoriumpräparate enthalten auch geringe Mengen von Radium,
durch letzteres werden vielfach die Aktivitätsverhältnisse beeinflußt.
Mesothorium ist billiger als Radium, doch ist seine Halbwertszeit eine
viel kürzere; die Aktivität steigt unmittelbar nach der Herstellung an,
erreicht nach 18 Jahren das Maximum und klingt dann mit der Halbwertszeit von 6,7 Jahren wieder ab; schließlich bleibt nur mehr das
beigemengte Radium als strahlender Körper übrig. Die Strahlung des
Mesothorium wird auf Radium bezogen, d. h., unter 1 g Mesothorium versteht man jene Menge, welche dieselbe Gammastrahlung aussendet,
wie 1 g Radiumelement. Da die Strahlung des Mesothoriumpräparates
relativ rasch abnimmt, muß sie recht oft, zumindest jedes Jahr gemessen

werden. Bei Ankauf von Radiumpräparaten ist darauf zu achten, daß sich nicht an ihrer Stelle das weniger wertvolle Mesothorium im Träger befindet. Da dieses sich nur durch die zu- und abnehmende Strahlung vom Radium unterscheidet, ist — wenn nicht das Präparat aus einwandfreier Quelle stammt — eine Messung in mehrmonatlichen Zwischenräumen notwendig, um eine solche Täuschung auszuschließen.

Auch die anderen Zerfallsprodukte des Thoriums werden für die Therapie gelegentlich herangezogen. So benützt KUPFERBERG an Stelle der Radiumemanationskapillaren Thorium X, das, statt in Glaskapillaren, in einem resorbierbaren Stoff eingelegt wird. HALBERSTÄDTER preßt den Thorium-X-Niederschlag in starre oder elastische Stäbchen und verwendet diese zur intratumoralen Behandlung. Thorium X, ein reiner Alphastrahler, wird unter dem Namen Degea (früher Doramad) in Salbenform oder in Lösungen in den Handel gebracht.

Tabelle 5. Die Zerfallsreihen der Thoriumfamilie (nach FERNAU)

Element	Atom Gewicht	Halbwertszeit	Strahlen	Reichweite in Luft bei 15° C
Thorium	232,12	2,2 10^{10} Jahre	Alpha	2,72 cm
Mesothorium I ...	228	6,7 Jahre	Beta	—
Mesothorium II ..	228	6,2 Stunden	Beta, Gamma	—
Radiothorium	228	1,9 Jahre	Alpha, Beta, Gamma	3,87 cm
Thorium X	224	3,67 Tage	Alpha	4,30 cm
Thoriumemanation	220	54 Sekunden	Alpha	5,00 cm
Thorium A	216	0,14 Sekunden	Alpha	5,70 cm
Thorium B	212	10,6 Stunden	Beta, Gamma	—
Thorium C	212	60,8 Minuten	Alpha, Beta	4,80 cm
Thorium C′	212	10^{-10} Sekunden	Alpha	8,60 cm
Thorium C″......	208	3,20 Minuten	Beta, Gamma	—
Thorium D (Blei?)	208	stabil	—	—

C. Dosierung

Die Eigenart der radioaktiven Strahlung bringt es mit sich, daß alle jene genauen und zuverlässigen Messungsapparate, die in der Röntgenologie verwendet werden, in der Radiumtherapie versagen. Es ist wohl möglich, durch elektroskopische Instrumente mit außerordentlicher Genauigkeit die vom Radium ausgehende Strahlung zu messen — darauf beruht die Eichung der radioaktiven Präparate — es hat sich aber keine Meßmethode bewährt, die angeben sollte, eine wie große Menge Radiumlicht von der bestrahlten Partie aufgenommen wird.

Wir sind daher auf recht primitive Maße angewiesen. Man rechnet meist mit Milligrammelementstunden (mgh), d. h., wenn z. B. ein Träger von einem Radiumgehalt entsprechend einer Strahlungsintensität von

20 mg Radiumelement durch zwei Stunden der erkrankten Partie angelegt wird, so spricht man von einer Dosis von 40 Milligrammelementstunden. Öfters findet man noch Angaben in Radiumbromid oder Sulfat; sie sind unzweckmäßig. Es kommt nicht darauf an, ob im Träger Radiumsulfat oder Chlorid enthalten ist, sondern wie stark seine Strahlung ist, und diese entspricht dem im Salze enthaltenen Radiumelement. Angaben in Sulfat, Bromid oder Chlorid müssen erst auf Radiumelement umgerechnet werden:

Tabelle 6

Name	Formel	Gehalt an Radiumelement
Radiumbromid ...	$Ra\,Br_2\,2\,H_2O$	$53,6\,^0/_0$
Radiumkarbonat .	$Ra\,C\,O_3$	$79,0\,^0/_0$
Radiumsulfat	$Ra\,S\,O_4$	$70,2\,^0/_0$

Von der Angabe: Milligrammelementstunden ist der erste Teil, d. h. die Radiumstrahlung für jeden Träger konstant, während die Bestrahlungszeit variiert werden kann.

Die Angabe in Milligrammelementstunden sagt nur, wieviel Radiumlicht dem Kranken verabreicht, nicht aber wieviel im erkrankten Gewebe aufgenommen wurde; man kann dieselbe Dosis mittels eines sehr großen Trägers z. B. aus radiumhaltigem Stoff auf die ganze Wange verteilen oder mittels eines kleinen Trägers nur auf die einen Quadratzentimeter große Fläche verabreichen. Man bezieht aus diesen Gründen die Dosis bei Plattenträgern auf Quadratzentimeter Fläche. Ein Beispiel: Ein Plattenträger von 4 qcm Fläche mit einem Radiumgehalt entsprechend 20 mg Element wird durch zwei Stunden der erkrankten Partie angelegt: die Gesamtdosis betrug 40 Milligrammelementstunden, der Quadratzentimeter Fläche erhielt aber bloß 10 mgh, wir sagen daher: der Patient wurde mit 10 mgh bestrahlt. Auch bei Tuben sollte die Dosis auf eine Flächeneinheit bezogen werden, da es nicht gleichgültig ist, ob eine Tube kurz oder lang ist; doch ist dies bisher noch nicht üblich; die Länge der Tuben schwankt nicht so stark wie die Form der Plattenträger, die meisten Röhrchen haben eine Länge von $1\frac{1}{2}$ bis zu 4 cm. Die Strahlenwirkung von Tuben, die der Haut angelegt werden, äußert sich am stärksten in einem Durchmesser von $1\frac{1}{2}$ cm; wenn daher eine die Trägergröße überschreitende Partie mit einer Dosis von 100 mgh bestrahlt werden soll, wird man die zu bestrahlende Fläche in Felder von der Länge des Trägers und von $1\frac{1}{2}$ cm Breite teilen und man bestrahlt jede Stelle mit 100 mgh. Die Gesamtdosis ist in einem solchen Falle viel größer, man sagt aber, daß die erkrankte Partie mit 100 mgh durchbestrahlt wurde.

Es empfiehlt sich daher, wenn es auf genaue Angaben ankommt, neben der Anzahl der mgh auch die Form, Länge und Breite des Trägers zu vermerken.

Zu diesen Angaben in mgh muß auch die Art der verwendeten Strahlen hinzugefügt werden, denn eine Dosis von 60 mgh (Tube) wird, wenn sie Gammastrahlen betrifft, an der Haut keine Reaktion verursachen, während diese Dosis, wenn der Träger ungefiltert verwendet wurde, vielleicht ein Radiumulkus setzen kann. Es ist dann noch die genaue Angabe der Wandstärke und des Metalls, aus dem der Träger besteht, wie die des Filters und des Sekundärfilters notwendig. Zumindest muß verzeichnet werden, ob mit weichen oder harten β- oder γ-Strahlen gearbeitet wurde.

Ein weiterer wesentlicher Faktor, welcher die Dosierung betrifft, ist die Entfernung des Trägers von der zu bestrahlenden Partie. Es ist ein großer Unterschied, ob der Träger der erkrankten Stelle direkt aufgelegt oder ob er in einigen Zentimetern Entfernung angebracht wird: die Intensität nimmt mit der Entfernung im quadratischen Verhältnis ab. Wie groß der Einfluß der Distanzierung ist, kann aus folgendem ersehen werden: Während bei Kontaktbestrahlung an der Hautoberfläche mit Tuben und Gammastrahlen die Erythemdosis 120 bis 150 mgh beträgt, kann nach SIMPSON bei Fernbestrahlung in Holzblocks von $4 \times 4 \times 4$ cm bei Erwachsenen bis zu 6300 mgh, von $6 \times 6 \times 6$ cm bis zu 16 000 mgh und von $10 \times 10 \times 10$ cm bis zu 45 000 mgh verabreicht werden.

Eine Bestrahlungsformel lautet also folgendermaßen: 20 Milligrammelementstunden Gammastrahlen (Tube 3 cm lang, 4 mm breit, Wandstärke 0,3 mm Platin, 1 mm Messingfilter, 1 mm Gummisekundärfilter) Kontaktbestrahlung, fünf Felder (3 cm lang, 1½ cm breit) Gesamtdosis 100 mgh (kommt es auf große Genauigkeit an, wäre noch hinzuzufügen: 40 mg Element Träger durch ½ Stunde aufgelegt) oder: 20 mgh harte β-Strahlen (vollstarker Plattenträger, Wandstärke 0,2 mm Silber, sechsfache Lage Guttapercha als Sekundärfilter) Kontaktbestrahlung.

Diese Art der Dosierung sieht recht kompliziert aus. In der Praxis ist sie aber ein genügend genaues Maß, um sich mit dem die Bestrahlung ausführenden Personal gut zu verständigen. Arbeitet man mit intratumoraler Bestrahlung, so wird meist eine bestimmte Dosis pro Kubikzentimeter Tumor verordnet.

Eine zweite Dosierungsmethode basiert auf der Erythem- oder Hauteinheitsdosis (HED). Es ist jene Strahlenmenge, nach deren Applikation erfahrungsgemäß an normaler Haut die leichtesten Zeichen eines Radiumerythems auftreten. Natürlich muß auch die Strahlenart und die Entfernung des Trägers von der zu bestrahlenden Partie angegeben sein. Es ist zweckmäßig, sich für jeden Träger und jede Filterkombination bei Kontaktbestrahlung und in 1, 2, 3 usw. cm Entfernung die Erythemdosis experimentell auszuwerten. Bei therapeutischer Bestrahlung werden dann so und so viel Prozent der Erythemdosis verordnet.

Diese Dosierungsmethode ist zur raschen Verständigung sehr geeignet, beim Arbeiten in einer größeren Station bewährt sich die Dosierung nach Milligrammelementstunden besser. Auch wenn nach letzterer Methode gearbeitet wird, muß man natürlich die Erythemdosis kennen und immer im Auge behalten, denn sie stellt eine Grenze dar, welche nur im vollen Bewußtsein der möglichen Schädigung überschritten werden darf.

Die Erythemdosis für ein Radiumröhrchen von 100 mg Element Stärke, einer Länge von 4 cm und Wandstärke 0,3 mm Platin beträgt bei Sekundärfilterung mit Guttapercha 20 bis 25 mgh, schaltet man noch ein Filter von 1 mm Messing vor, so erhöht sich die Erythemdosis auf 120 bis 140 mgh.

Für größere Radiumstationen empfiehlt es sich, einerseits die Träger möglichst einheitlich zu konstruieren, anderseits nur wenige Filterkombinationen zu benützen. Bestehen die Träger aus demselben Metall von der gleichen Wandstärke, so genügen zwei Filterstärken, um alle erwünschten Strahlenauswahlen zu treffen. Man verwendet zur Therapie entweder weiche oder harte β- oder γ-Strahlen. Eine Einstellung auf wenige Filterkombinationen erleichtert das Arbeiten in einer Station ganz wesentlich und es sinkt damit die Gefahr, daß durch Unachtsamkeit des Personals, wie Filterverwechslung, dem Kranken eine Schädigung zugefügt wird.

Arbeitet man mit Emanation als Strahlenquelle, so wird die Dosis in Millicuriestunden ausgedrückt; da ein Millicurie der Strahlung von 1 mg Radiumelement entspricht, sind Millicurie- und Milligrammelementstunden gleiche Größen.

Von Debierne und Regaud in Paris (1914) stammt ein neues Dosierungsmaß, d. i. das Millicurie detruit (mcd). Unter einem Millicurie detruit versteht man die gesamte Strahlenenergie, welche ein Millicurie Emanation während ihres Zerfalles abgibt; mcd entspricht 133 Millicuriestunden. Diese Maßeinheit setzt voraus, daß man das Emanationsröhrchen bis zum vollkommenen Zerfall der Emanation angelegt läßt. 1000 Milligrammelementstunden (mgh) sind gleich 1000 Millicuriestunden (mch) und beide entsprechen 7,5 Millicurie detruit (mcd).

In den Anfängen der Radiumtherapie wurde als Einheit die Strahlung des Urans gewählt und die Strahlung des Radiums darauf bezogen. Kristallisiertes Radiumbromid strahlt 4 000 000 (seinerzeitige Annahme 2 000 000) stärker als Uranoxyd; man sprach also von einer Aktivität von 2 000 000. Diese Meßmethode ist vollkommen außer Übung.

D. Schutzmaßnahmen am Auge

Bestrahlungen des Auges legen natürlich die Verpflichtung auf, alle Maßnahmen zu treffen, die durchführbar sind, um eine Schädigung des

Bulbus zu verhüten. Die Lider verhalten sich wie eine sehr empfindliche Haut an übrigen Körperstellen. Nach Dosen, die z. B. an der Rückenhaut glatt vertragen werden, ohne daß das geringste Zeichen einer Reaktion auftreten würde, kann es an den Lidern zu einem Erythem kommen, nach stärkeren Bestrahlungen zu schweren irreparablen Schädigungen. Man kann die Erythemdosis der Lider mit 60 bis 70% der Hauteinheitsdosis veranschlagen. Eine besondere Aufmerksamkeit wird man bei Bestrahlungen den Augenbrauen und Wimpern zuwenden müssen. Die Dosen, nach welchen ein Ausfall der Wimpern oder Augenbrauenhaare erfolgt, sind allerdings groß, denn diese Haare stehen ihrer Radiumsensibilität nach in der Mitte zwischen den Haupt- und Lanugohaaren. Auch der Lidrand ist besonders empfindlich, die Konjunktiva der Lider wiederum erweist sich als noch sensibler als die Lidhaut.

Das Hauptaugenmerk bei Bestrahlungen am Auge wird aber auf Schutz des Bulbus gegen zu starke Strahlenwirkung zu richten sein. In der Röntgenologie ist dies einfach durchzuführen: Man kann ganze Teile der Lider, die nicht von den Strahlen getroffen werden sollen, mit Bleigummi abdecken; man verwendet zur Strahlenabsorption an den Lidern, um einen Ausfall der Wimpern zu verhüten, mit Erfolg Wismutpasten;

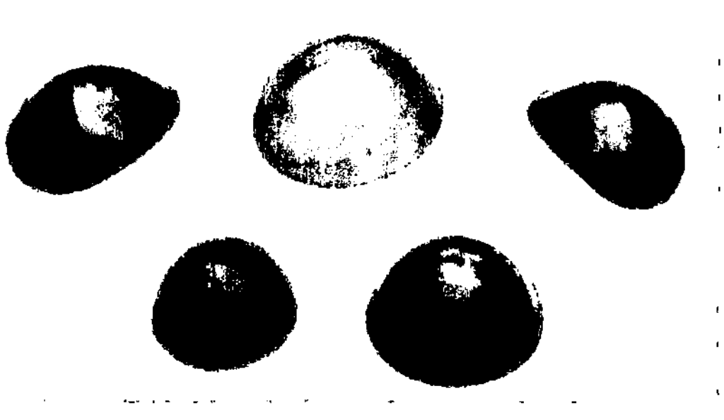

Abb. 9. Bleiglasprothesen

zum Schutz des Bulbus kann man Bleiglasprothesen einführen; Röntgenstrahlen werden ja durch wenige Millimeter Blei schon völlig absorbiert. Um nur einen Bruchteil der γ-Radiumstrahlen zu absorbieren, müßte man schon Filter und Prothesen von mehreren Zentimetern Blei auflegen.

1 cm Blei absorbiert 32%, 2 cm absorbieren 63%, 3 cm 78% und 10 cm 99,3% der härtesten γ-Strahlen des Radiums.

Ein wirksamer Schutz des Bulbus gegen die γ-Strahlen ist daher durch Prothesen und Blenden kaum zu erreichen. Die sich in der Therapie so günstig auswirkende Härte der γ-Strahlen ist hier ein Nachteil.[1]

Es gelingt aber trotzdem durch geeignete Lagerung der Träger, durch Distanzierung und durch entsprechende Strahlenauswahl eine Schädigung des Bulbus zu verhüten. Der beste Augenschutz ist eine Distanzierung des Trägers vom Bulbus. Man wird z. B. bei Erkrankungen der Lider den Träger in möglichste Nähe zur bestrahlenden Partie und in

---

[1] ROHRSCHNEIDER gab neuerdings als Augenschutzprothese ein mit Quecksilber gefülltes Hohlglas (innere Lichtung 2,5 mm) an.

möglichst weite Entfernung vom Bulbus bringen; die Intensität der Bestrahlung nimmt ja mit dem Quadrat der Entfernung ab. Auch in der Radiumtherapie verwendet man Bleiglasprothesen, die seinerzeit von WÖLFFLIN angegeben sind und bei F. A. Müller in Wiesbaden ausgeführt werden. Ihre Absorption an γ-Radiumstrahlen ist außerordentlich gering,

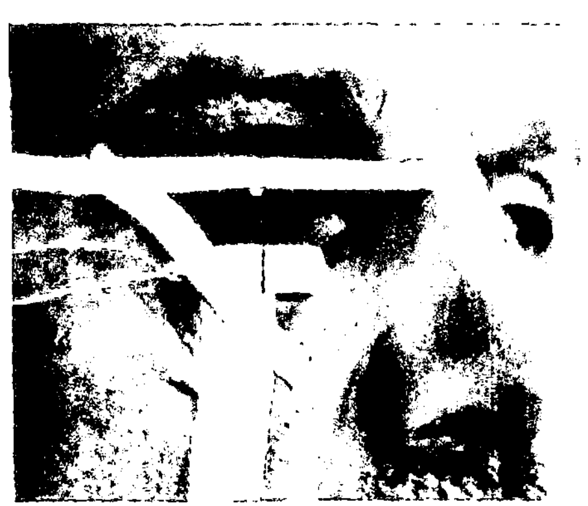

Abb. 10. Bestrahlung eines Lidrandkarzinoms. Bleiglasprothese im unteren Fornix eingelegt

sie lassen noch 97% der γ-Strahlung hindurch, während sie über 90% der Röntgenstrahlen absorbieren. Wenn man sie trotzdem benützt, so geschieht dies vor allem, um das Lid vom Bulbus abzuheben und dadurch zwischen Träger und Auge eine möglichst große Entfernung zu bringen. Um eine Schädigung der Kornea durch die weicheren Sekundärstrahlen des Bleies zu verhüten, empfiehlt es sich, so stark gewölbte Bleiglasprothesen zu verwenden, daß zwischen Kornea und Bleiglas noch einige

Millimeter Luftraum liegt. Es ist nicht immer nötig, die Bleiglasprothesen lege artis in beide Übergangsfalten einzubringen; es ist für den Patienten viel angenehmer, z. B. bei Erkrankung des Unterlides, die Prothese nur in den unteren Fornix einzulegen, während sie über dem Oberlid angebracht wird; sie läßt sich durch einen Heftpflasterstreifen leicht in dieser

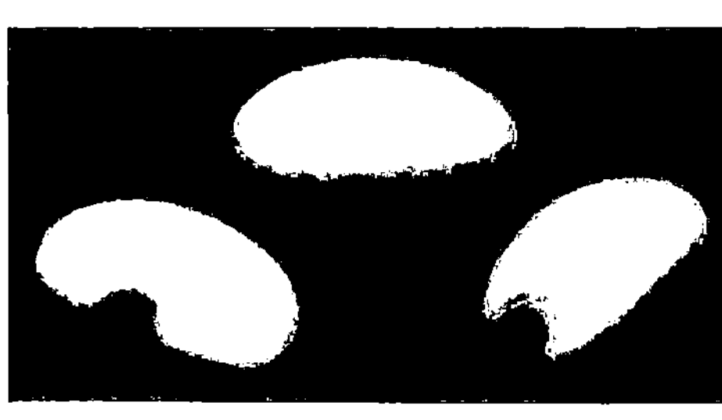

Abb. 11. Augenschutzprothesen aus emailliertem Metall

Lage fixieren. Ab und zu verwendet man auch den Lidern entsprechend gearbeitete Blenden aus 2 bis 3 mm Kupfer, die zur Abfilterung der Sekundärstrahlen an der Oberfläche emailliert sind. Solche Prothesen können mit verschiedenen Ausschnitten versehen werden, die sich den häufigsten Lokalisationen der einzelnen Erkrankungen

anpassen. Auch der Schutz durch diese Prothesen ist nur ein relativer: sie absorbieren zirka 15% der γ-Strahlen. Bei Erkrankungen der Lider, die eine größere Strahlendosis zu ihrer Behandlung benötigen, arbeitet man des Bulbusschutzes wegen gerne mit β-Strahlen. Wenn man noch Bleiglasprothesen einführt, so trifft wohl nur eine geringe Menge dieser β-Strahlen den Bulbus. Natürlich gelangen γ-Strahlen in den

Augapfel, aber da die Erythemdosis dieser gegenüber den β-Strahlen ein Vielfaches beträgt, d. h. die Bestrahlungszeit mit γ-Strahlen meist fünffach so groß sein muß, um bei oberflächlichen Erkrankungen dieselbe Wirkung zu erzielen wie mit β-Strahlen, so ist eine Schädigung des Bulbus durch diese Bestrahlungsart, wenn sie nicht zu oft wiederholt wird, kaum zu befürchten. Auch bei Bestrahlungen an der Konjunktiva wird man aus eben diesen Gründen womöglich den weichen Strahlen den Vorzug geben. Es ist der weitere Vorteil damit verbunden, daß die Bestrahlungszeit eine viel kürzere ist, was natürlich sowohl für den Patienten als für den Arzt, der diese mühevolle Behandlung durchführen muß, recht wichtig ist. Auch bei Erkrankungen der Kornea wird man, um eben die tieferen Teile des Auges möglichst kurze Zeit nur der γ-Strahlenwirkung auszusetzen, lieber mit weichen Strahlen arbeiten. Umgekehrt wird man natürlich bei Erkrankungen der tieferen Abschnitte des Bulbus die γ-Strahlen zur Therapie heranziehen.

Ein besonderer Bestrahlungsapparat für Augenerkrankungen ist von FRANKLIN und CORDES angegeben. Im Grunde genommen besteht er aus einer mit einem Loch versehenen Bleischeibe, auf der ein 1 cm hohes Vulkanitgestell liegt, auf welches der Radiumträger angebracht wird. Der Zweck dieses Apparates ist, einerseits eine Distanzierung herbeizuführen, andererseits durch die Zwischenschaltung einer Bleiplatte einen Schutz der gesunden Bulbusanteile herbeizuführen. Alle diese Apparate bewähren sich in der Praxis nicht, sie entsprechen auch für gewöhnlich nicht den physikalischen Eigenheiten des Radiums.

Über die praktische Durchführung des Schutzes des Bulbus wird noch in den entsprechenden Kapiteln die Rede sein.

E. Radium und Röntgen

Radium- und Röntgenstrahlen sind sehr nahe verwandt und auch vielfach in ihren Wirkungen ähnlich. Es wurde schon früher erwähnt, daß Radiumstrahlen viel härter sind als Röntgenstrahlen; diese werden durch 3 bis 5 mm, Radiumstrahlen erst durch mehr als 10 cm Blei absorbiert.

Welche Strahlenarten man zur Behandlung von Augenerkrankungen heranzieht, läßt sich nur durch praktische Erfahrung entscheiden. In anderen Fächern der Medizin wählt man dort, wo es auf eine homogene Bestrahlung großer Flächen ankommt, Röntgen, und benützt Radium bei jenen Veränderungen, bei denen an einer zirkumskripten Stelle eine sehr energische Wirkung erzielt werden soll. Natürlich spielen auch die Vorteile der Applikationsart eine große Rolle. Die kleinen Radiumträger sind überall anzubringen, sie können in Körperhöhlen und in das erkrankte Gewebe selbst eingeführt werden. Eine Radiumbestrahlung der Kinder läßt sich viel leichter durchführen als die Röntgentherapie.

Gerade am Auge ist die Bestrahlung mit Radium verhältnismäßig sehr einfach.

Bei einzelnen Erkrankungsformen erweisen sich auch die Radiumstrahlen den Röntgenstrahlen überlegen; um nur ein Beispiel zu nennen: Angiome und maligne Tumoren. Bei anderen Erkrankungen wiederum wird die Wirkung dieser beiden Strahlenarten vielleicht dieselbe sein und es werden nur die Vorteile der Applikationsart die Wahl des Vorgehens bestimmen. Man kann natürlich auch beide Strahlenarten miteinander kombinieren, man muß aber berücksichtigen, daß Radium- und Röntgenstrahlen sich kumulieren; es ist daher — um unangenehme Zwischenfälle zu vermeiden — auf Gesamtdosis und Latenzzeit zu achten.

Ein Vorteil der Röntgenstrahlen ist, daß man mit ihnen zielen, oder, wie ein anderer Fachausdruck lautet, daß man sie richten kann. Durch Vorlagerung von Bleigummi kann man die Strahlen so abfiltern, daß tatsächlich nur die gewünschte Stelle bestrahlt wird. Mit Radium ist dies wegen der hohen Penetrationskraft der γ-Strahlen nicht durchführbar. Um ein Beispiel zu wählen: die Bestrahlung der Hypophysengegend von außen läßt sich mit Röntgen leicht durchführen, indem die Strahlen so gerichtet werden, daß sie sich in der Tiefe kreuzen. Wollte man zum selben Zwecke Radium benützen, so wäre dies nur bei sehr starker Distanzierung und Einschaltung von mehrere Zentimeter dicken Bleiplatten möglich; dazu reicht der Vorrat an Radium nicht aus. Arbeitet man aber ohne Distanzierung und Schutz der nicht zu bestrahlenden Partie, so würde das ganze Gehirn bestrahlt werden, die am weitesten entfernte Hypophyse die geringste Dosis bekommen. Mit Röntgen ist auch eine homogene Bestrahlung größerer Flächen durchführbar; wollte man dasselbe mit Radium erreichen, so würde eine große Menge Radium benötigt und müßte mit Distanzierung und Schutz der Umgebung gearbeitet werden. Tatsächlich geht das Bestreben einzelner amerikanischer und belgischer Radiumstationen, die über sehr große Radiummengen verfügen, dahin, mit Radium einen Röntgenapparat zu imitieren, d. h. von großer Distanz unter Bleischutz der gesunden Umgebung zu bestrahlen.

III. Wirkungen der Radiumstrahlen
A. Allgemein biologische Wirkungen

Während man früher die Radiumtherapie vor allem auf den Erfahrungen der Praxis aufbaute, sucht man in den letzten Jahren immer mehr die Angriffspunkte der Strahlen in ihren biologischen Wirkungen näher zu erforschen. Leider sind bisnun unsere auf positiven Tatsachen beruhenden Kenntnisse darüber sehr gering und man muß vielfach zu Hypothesen greifen.

Nur jene Strahlen üben eine therapeutische Wirkung aus, die vom
Gewebe absorbiert werden. Den therapeutischen Effekt der durchdrin-
genden Gammastrahlen erklärt man sich so, daß sie im Gewebe eine sekundäre, weichere Strahlung erzeugen. Trotzdem die Röntgen- und Radiumtherapie heute bereits Jahrzehnte in Übung ist, trotzdem mit den verschiedensten Strahlenarten gearbeitet wurde, läßt sich ein Unterschied
in den durch Strahlen verschiedener Wellenlänge ausgelösten Reaktionen
im Experiment nicht nachweisen; daß aber in therapeutischer Beziehung
ein Unterschied besteht, der allerdings nicht sehr groß sein muß, ergibt
die praktische Erfahrung, denn bei einzelnen Erkrankungen erweist sich
Radium wirksamer als Röntgenlicht, ja oftmals sind die harten Radiumstrahlen den weichen überlegen.

Durch große Strahlendosen kann jedes Gewebe vernichtet werden,
während ganz kleine Dosen sich oft überhaupt nicht bemerkbar machen.
Es scheint erwiesen, daß die Strahlen den Zellkern angreifen und es ist
auch wahrscheinlich, daß die Zellen während ihrer Teilung besonders
strahlenempfindlich sind. An welcher chemischen Substanz die Strahlen
aber wirksam werden, wissen wir noch nicht; die Chemie der Strahlenwirkung steckt noch in den Kinderschuhen. Manche verlegen den Angriffspunkt in das Lezithin der Zellen, andere in die kolloidalen Eiweißkörper,
wieder andere glauben, daß die Strahlenwirkung auf einer Aktivierung
der Fermente beruht, wieder andere wollen die Strahlenwirkung durch
physikalische Vorgänge — eine auf einen kleinen Punkt beschränkte
Wärmewirkung, die eine Eiweißgerinnung zur Folge hat — erklären.

Das eine steht jedenfalls fest, daß sich verschiedene Gewebe auch
verschieden strahlenempfindlich erweisen. Sehr strahlensensibel sind
lymphatisches Gewebe, Hoden, Ovarium und die übrigen drüsigen Organe;
weniger empfindlich sind Knochen, Knorpel, Muskel und Bindegewebe;
die Schleimhaut ist empfindlicher als die Haut. Unter pathologischen
Zuständen kann natürlich diese Strahlenempfindlichkeit der einzelnen
Zellarten noch bedeutendere Unterschiede aufweisen und man kann so
bis zu einem gewissen Grad eine elektive Wirkung erzielen. Man teilt
die Gewebe in hochempfindliche, überempfindliche, mittelempfindliche und
unterempfindliche ein (HOLZKNECHT). Zur Verminderung der Sensibilität
wurde künstliche Blutleere durch mechanische Kompression oder durch
Adrenalininjektion erzeugt, zur Vermehrung der Sensibilität des Geschwulstbettes wandte man Hyperämisierung, Erwärmung an. Man hat
natürlich auch versucht, auf physikalischem Wege, durch Einführung
von Jod usw., Sekundärstrahlern, und durch chemotherapeutische Einwirkung eine Sensibilisierung des Gewebes den Strahlen gegenüber zu
erzielen: die Versuche sind leider mehr oder minder mißlungen.

Von höchster biologischer Bedeutung ist der Befund, daß die Auto-
matik der Herzpulsation durch die β-Aktivität des im Blute kreisenden

Kaliums ausgelöst wird. ZWAARDEMAKER in Utrecht ersetzte das Kaliumchlorid in der Ringerlösung durch strahlenäquivalente Mengen radioaktiver Stoffe wie Uran, Radium, Thoriumsalz, Emanation, und konnte selbst erschöpfte Froschherzen, welche von dieser kalifreien Ringerlösung umspült wurden, zur Pulsation bringen. Dabei ist zu bemerken, daß die Radioaktivität des Kaliums äußerst gering ist, so daß mehrtägige Exposition von einigen Gramm Kaliumsalz nötig ist, um die Sensibilisierung der photographischen Platte zu erreichen. Die Versuche wurden von FRÖHLICH in Wien mit Emanation wiederholt und der Befund bestätigt.

Eine Idiosynkrasie gegen Strahlen in dem Sinne, daß durch kleinste Mengen schon starke Reaktionen ausgelöst werden, scheint nicht zu bestehen. Die Meinungen in dieser Frage sind nicht einheitlich. Namhafte Autoren, wie u. a. z. B. BLUMENTHAL, halten an vorkommenden Idiosynkrasien fest, viele andere leugnen sie. Es besteht kein Zweifel, daß die Strahlenempfindlichkeit der einzelnen Individuen in einer nicht allzu großen Breite schwankt und daß auch verschiedene Körperstellen verschieden radiumsensibel sind. Kinder sind strahlensensibler als Erwachsene und gerade bei recht alten Leuten mit einer senilen atrophischen Haut sieht man öfters, daß sie sehr große Strahlenmengen ertragen, ohne eine Reaktion zu zeigen. Blonde Individuen erweisen sich etwas strahlenempfindlicher als Brünette, Krankheitszustände (vor allem Diabetes) können Empfindlichkeitsdifferenzen des gleichen Gewebes ergeben. Eine zarte, gut durchblutete Haut erweist sich strahlenempfindlicher als z. B. die Rückenhaut. Diese Schwankungen in der Strahlenempfindlichkeit sind aber keine sehr bedeutenden.

Zur Beobachtung der Strahlenwirkung wird meist die Haut als Testobjekt genommen. Auf eine schwache Bestrahlung zeigen sich überhaupt keine Veränderungen: bei mittleren und starken Bestrahlungen kommt es recht oft zur Entwicklung einer Vor- oder Frühreaktion, die in einer Rötung und Schwellung der bestrahlten Partien besteht, meist kurze Zeit nach der Bestrahlung auftritt, und nach wenigen Stunden oder Tagen verschwindet oder in die eigentliche Reaktion übergeht. Diese Frühreaktionen sind im allgemeinen belanglos; worauf sie beruhen, ist noch nicht erwiesen. Die eigentliche Reaktion verläuft, wie MIESCHER gezeigt hat, in Wellenform und tritt sichtbar erst nach einer Latenzzeit auf, und zwar ist diese desto kürzer, je größer die verabreichte Strahlendosis war und je weichere Strahlen zur Anwendung kamen. In Analogie zu den Verbrennungen spricht man von drei Graden der Radiumreaktion: 1. das Erythem, 2. die bullöse Dermatitis, bei der allerdings Blasen fast nie zu beobachten sind, an ihrer Stelle sich aber entzündlich gerötete, nässende Hautpartien finden, 3. das Ulkus, ausgezeichnet durch einen gelblichen, festhaftenden Belag, durch außerordentliche Schmerzen und durch mangelnde Heilungstendenz. Die Latenzzeit, nach der diese eigentlichen Reaktionen auftreten, kann eine bis sechs Wochen betragen. Auch kennt man sogenannte Spätreaktionen, die erst mehrere Monate nach der Bestrahlung sich bemerkbar machen, ohne daß sich eine Radiumdermatitis hätte vorher nachweisen lassen. Diese Spätreaktionen sind selten, es ist immer die Frage, wie weit ein Insult seine Hand dabei im Spiele gehabt hat; sie leiten sich oft mit einem chronischen indurativen Ödem ein. Meist kommen solche Spätreaktionen nur dann vor, wenn ein Gewebe durch lange fortgesetzte Bestrahlungen eine, wenn auch makroskopisch nicht sichtbare Schädigung erlitten hat.

Außer dieser akuten Radiumdermatitis sind auch chronische Veränderungen der Haut bekannt, die bei mit Radium beschäftigten Personen auftreten, meist die ersten drei Finger beider Hände ergreifen und sich vor allem in den Fingerspitzen bemerkbar machen. Die Symptome sind : Parästhesien, Schmerzen beim Anfassen harter Gegenstände oder spontan auftretend, weißliche Verfärbung, Hyperkeratosen, Verminderung der Schweißsekretion, Nagelveränderungen, Teleangiektasien, Pigmenta-

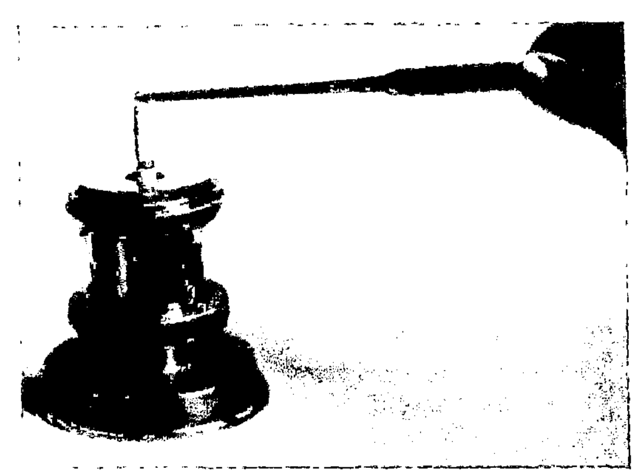

Abb. 12. Apparat zur Einbringung von Radiumtuben in Filter

tionen, Ulzerationen. Leichte Veränderungen finden sich bei mit Radium beschäftigten Personen öfter, schwere glücklicherweise viel seltener als es bei Röntgen der Fall war. Um solche Schädigungen zu vermeiden, empfiehlt es sich, die Träger nur mittels langer Pinzetten anzufassen, überhaupt dem Radium möglichst wenig mit den Fingern in die Nähe zu kommen. Solche Radiumschädigungen treten natürlich nur bei längerem und reichlichem Arbeiten mit Radium ein. Um solche Schädigungen an den Fingern zu vermeiden, ist von KUMER ein eigener Apparat konstruiert worden, der ein Einpacken von Radiumtuben in Filter gestattet, ohne daß dabei mit den Fingern gearbeitet werden müßte.

Neben diesen lokalen Erscheinungen sind bei mit Radium beschäftigten Personen auch Allgemeinstörungen bekannt: Müdigkeit, Abgeschlagenheit, Kopfschmerz, Ohnmachtsanfälle, Menstruationsanomalien, Azoospermie, Leukopenie, relative und absolute Lymphozytose auf Kosten der Neutrophylen. Auch Todesfälle infolge Strahlenschädigung sind bekannt geworden (Leukämie, aplastische Anämie). Frauen scheinen empfindlicher zu sein als Männer. Wegen dieser Gefahren empfiehlt es sich, das Radium in dicken Bleikassetten aufzuheben, womöglich in in die Wand eingelassenen Safes, und auch den Arbeitstisch durch Bleiplatten zu schützen. Auch ist es notwendig, einen öfteren Wechsel des Personals eintreten zu lassen.

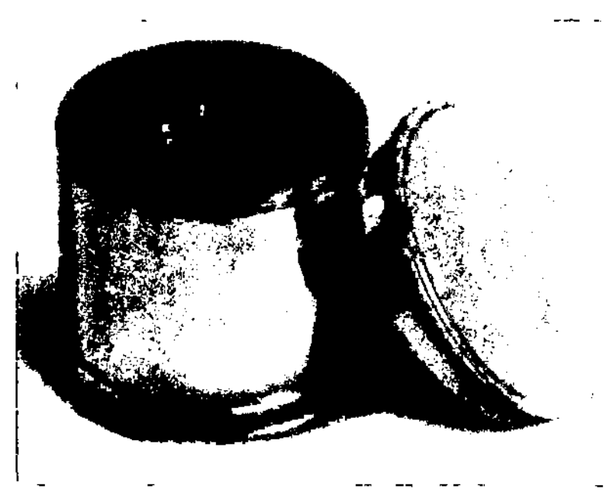

Abb. 13. Metalldose mit ausgegossenem Blei zum Transport der Radiumträger

In allerjüngster Zeit haben bisher unbekannte, schwere Schädigungen, die in gewerblichen Betrieben beobachtet wurden, viel Aufmerksamkeit erregt. HOFFMANN, MARTLAND, CONLON und KNEF berichten über zwölf Erkrankungen mit fünf Todesfällen, die in einer Uhrenfabrik in Newark im Staate New York vorkamen, bei Mädchen, die Zifferblätter mit einer aus Zinksulfat und radioaktiven Substanzen bestehenden Leuchtfarbe bemalten. Bei ihrer Beschäftigung hatten sie die Gewohnheit, den Pinsel mit den Lippen zuzuspitzen, und auf diesem Wege gelangten andauernd kleine Mengen radioaktiver Substanz in die Mundhöhle. Nach Jahren zeigten sich pyorrhoeähnliche Prozesse' und schließlich entwickelten sich schwere Nekrosen der Weichteile und der Knochen, wie sie seinerzeit bei Phosphorarbeitern häufig vorkamen.

B. Biologische Wirkungen auf das Auge

Unter den Sinnesorganen wurde zuerst am Auge nach einer spezifischen Wirkung der Radiumstrahlen geforscht; namentlich die Frage nach deren Sichtbarkeit stand in den ersten Jahren nach der Entdeckung der Strahlen im Vordergrund des Interesses (HIMSTEDT und NAGEL u. a.). Aus den zur Klärung dieser Frage angestellten Versuchen geht hervor, daß Radiumstrahlen, welche das Auge treffen, eine geringe Lichtempfindung vermitteln. Ob hierfür eine direkte Erregung des Neuroepithels (wie bei Röntgenstrahlen angenommen) oder die an den brechenden Medien auftretenden Fluoreszenzerscheinungen die Ursache abgeben, ist bisher nicht sicher entschieden. Diese geringe Sichtbarkeit der selbstleuchtenden Radiumstrahlen ließen JAVAL die Möglichkeit einer diagnostischen Verwertung derselben bei Augenerkrankungen in Erwägung ziehen, in dem Sinne, daß bei gewissen Augenerkrankungen diese Sichtbarkeit der Strahlen schwindet. Die diesbezüglichen Untersuchungen führten zu keinem verwertbaren Ergebnis und besitzen heute lediglich historische Bedeutung. Dasselbe gilt von den Bestrebungen LONDONS, den Unterricht einer bestimmten Gruppe hochgradig Sehschwacher mit funktionstüchtiger Netzhaut durch Radiumverwendung auf eine neue Grundlage zu stellen. LONDON bediente sich eines durch Radium zur Fluoreszenz gebrachten Bariumplatinzyanürschirmes und entwarf auf ihm durch Anlegen bestimmt geformter, metalldichter Gegenstände Schattenfiguren. GREEFFs Nachprüfung ergab, daß solche an einer einfachen Mattscheibe mittels einer gewöhnlichen Lichtquelle hervorgerufenen Schattenbilder sich in bezug auf die Erkennbarkeit für die Sehschwachen von LONDONs „Silhouetten" nicht unterschieden. Früher schon hatten HOLZKNECHT und GOTTWALD SCHWARZ festgestellt, daß der durch Radium zur Fluoreszenz gebrachte Schirm gewöhnliche Lichtstrahlen aussendet. Da die Radiumstrahlen durch die optischen Medien des Auges nicht gebrochen werden, sind sie im übrigen nicht imstande, ein Bild der Außenwelt im gewöhnlichen Sinne zu entwerfen, während die schattenerzeugende Wirkung von Blenden wegen des Durchdringungsvermögens der Gammastrahlen nicht in Betracht gekommen wäre. Alle diese Untersuchungen wurden zu einer Zeit vorgenommen, in welcher über die Schädigung des Auges durch Radiumstrahlen so gut wie nichts bekannt war.

Zahlreiche Autoren beschäftigten sich im Tierexperiment mit der Beeinflußbarkeit des Sehpurpurs durch Radiumstrahlen (GREEFF, HARDY-ANDERSON, BIRCH-HIRSCHFELD u. a.). Sie alle vermißten eine Bleichung des Sehpurpurs. Auch die Ganglienzellen boten nach BIRCH-HIRSCHFELD in Größe und Form keinen Unterschied im Vergleich zum Kontrollauge. Da die Versuchsaugen alsbald nach der Bestrahlung enukleiert worden waren, konnte naturgemäß eine schädigende Wirkung nicht gefunden werden. Bei frisch getöteten Tieren fanden HARDY und ANDERSON bei langdauernder Netzhautbestrahlung (50 mg, 20 Stunden in 3 mm Entfernung) alle Netzhautteile unverändert.

Am Auge nachweisbare, nicht in das Gebiet der pathologischen Radiumwirkung fallende Veränderungen sind kaum mitgeteilt. Anzuführen wäre hier, daß BIRCH-HIRSCHFELD und neuerdings LÖHLEIN auf Grund von Tierexperimenten eine Steigerung der Regenerationsfähigkeit des Hornhautepithels durch Bestrahlung mit radioaktiven Substanzen für wahrscheinlich halten.

KUMER und SALLMANN konnten in einer größeren Beobachtungsreihe eine gelegentlich auftretende Verfärbung der Iris an bestrahlten kindlichen Augen feststellen, welche nicht den Schädigungen zuzuzählen ist. Sie bestand bei braunen Irides in einer stärkeren Pigmentierung der bestrahlten Seite; an blauen Augen wurde mitunter eine leichte Graufärbung an dem mit Radium behandelten Auge angetroffen, doch konnte hier eine physiologisch vorkommende leichte Verschiedenfärbung der beiden Seiten nicht sicher ausgeschlossen werden. Die Untersuchungen wurden an Kindern angestellt, die wegen Angiomen der Lider, bzw. der Umgebung der Augen mit kleinen Radiumdosen meist durch längere Zeit bestrahlt worden waren. Der übrige Augenbefund war immer völlig normal. Der negative Ausfall von Kontrolluntersuchungen an normalen kindlichen Augen, wie an Augen mit unbehandelten Angiomen sprach ebenso wie der hohe Prozentsatz der Farbenunterschiede bei einseitig bestrahlten für eine ätiologische Bedeutung der Radiumbehandlung. Eine zweite hieher gehörige Veränderung — deutliche Verengerung der Pupille an der bestrahlten Seite bei normaler Reaktion — stellten KUMER und SALLMANN an vier von zirka 40 Kindern lange Zeit nach der Behandlung fest, ohne daß sonst die geringsten Reizerscheinungen an der Iris vorlagen; ob es sich hier ebenfalls um eine Bestrahlungsfolge handelt, müssen erst weitere Beobachtungen zeigen.

Die Beeinflussung des Flüssigkeitswechsels durch die Strahlenwirkung ist zwar untersucht, aber die einschlägigen Experimente sind sehr spärlich und führten zu keinem verwertbaren Ergebnis. Der Widerspruch einzelner Angaben über den Kammereiweißgehalt nach Bestrahlung findet seine Aufklärung in der Verschiedenheit der angewendeten Dosis und Strahlenart. Eine höhere Strahlenmenge führt als Zeichen schwererer Schädigungen im vorderen Bulbusabschnitt naturgemäß zu einer Vermehrung des Eiweißgehaltes, welche bei Anwendung schwacher Dosen ausbleibt. Es liegt nur an der Mangelhaftigkeit der zur Verfügung stehenden Methoden, daß dieser Teil der Strahlenforschung am Auge im Vergleich zu anderen Abschnitten der augenärztlichen Radiumanwendung noch wenig ausgebaut ist.

C. Analgetische Wirkung bei Augenleiden

Einer der ersten Untersucher der Radiumwirkung bei Augenkrankheiten, DARIER, sah die vornehmliche Bedeutung des Radiums in seiner schmerzstillenden Wirkung; Schmerzen bei Entzündungen der Kornea, der Sklera, der Iris, des Ziliarkörpers usw., ferner Orbitalneuralgien hielt er für ein dankbares Anwendungsgebiet der Radiumbestrahlung.

DARIER arbeitete dabei mit homöopathischen Dosen, so daß ein Großteil der von ihm festgestellten Erfolge vielleicht suggestiver Natur gewesen sein dürfte. DA GAMA PINTO erprobte 1905 die schmerzstillende Wirkung, führte auch Erfolge an, verwendete aber unzweckmäßig große Dosen. (Hautnekrose als Schädigung.) Auch andere Autoren vermerkten gelegentlich Erleichterung schmerzhafter Augenzustände, wie Besserung der sonstigen subjektiven Beschwerden nach der Bestrahlung.

Zur Erklärung kann bei entzündlichen Prozessen unter Verwendung genügender Strahlenmengen die schädigende Wirkung der Strahlen auf die Leukozyten herangezogen werden.

Im allgemeinen hat sich das Radium als reines Analgetikum bis auf Ausnahmsfälle nicht eingebürgert, weder in Form der direkten, noch der Distanzbestrahlung, wenn von den bösartigen, inoperablen Geschwülsten abgesehen wird, bei welchen diese Behandlung bezüglich Schmerzlinderung manchmal Ausgezeichnetes leistet, aber anders gedeutet werden muß; darauf wird bei der Besprechung über die Bestrahlung der Geschwülste näher eingegangen werden. Auf dem Wege der Besserung des Grundleidens unter Strahlenwirkung schwinden mitunter auch die subjektiven Beschwerden bei anderen Augenerkrankungen (siehe die Abschnitte über entzündliche Hornhaut- und Uveaerkrankungen).

Auch über andere Anwendungsarten des Radiums als Analgetikum finden sich in der Literatur kurze Hinweise. So wurden gelegentlich Trinkkuren empfohlen und Versuche mit Umschlägen mit emanationshaltigem Wasser vorgenommen, wie sie in anderen Teilgebieten der Medizin in ähnlicher Weise in Gebrauch stehen. Die Wirksamkeit derartiger Maßnahmen ist wegen des kaum auszuschaltenden suggestiven Einflusses kritisch schwer zu beurteilen.

Bei den von uns mit hochkonzentrierter Emanation in Form von Umschlägen unternommenen Versuchen konnte nicht entschieden werden, was an der Besserung des subjektiven Zustandes der Einbildung, was dem feuchten Umschlag als solchen und was der Radiumeinwirkung zuzuschreiben war. Kontrollversuche mit gefärbtem, gewöhnlichem Wasser (15 Fälle) führten manchmal zu ähnlichen Ergebnissen, manchmal übertraf die Emanationsapplikation an Wirksamkeit die vergleichsweise vorgenommenen warmen und kalten Umschläge. Bei einer Reihe von Patienten, welche angaben, daß sich nach Radiumumschlägen die nicht allzuheftigen Schmerzen bei Iritis, Skleritis usw. gebessert hätten oder geschwunden waren, mußte von Kontrollversuchen wegen des dauernden Fortbleibens der Beschwerden abgesehen werden.

Im ganzen hat es den Anschein, daß Emanationsumschlägen mitunter eine mäßige analgetische Wirkung nicht abzusprechen ist; sie tritt aber namentlich bei heftigen Ziliarschmerzen weder regelmäßig ein noch ist sie so beträchtlich, daß eine Anzeige für eine ausgedehntere Anwendung gegeben wäre.

Schließlich sei noch erwähnt, daß PRECERUTTI bei asthenopischen Beschwerden nach subkonjunktivalen Injektionen von schwach radioaktivem Wasser auffallende anhaltende Besserung erzielt haben will. Es unterliegt wohl keinem Zweifel, daß dem Radium selbst bei der vom Autor vorgenommenen Dosierung keinerlei ursächliche Bedeutung für den Erfolg zukommen kann.

D. Schädigungen des Auges und seiner Umgebung

1. Beim Tier

Die Notwendigkeit einer Vereinheitlichung der Bestrahlungstechnik für Radiumanwendung erhellt am besten aus den in der Literatur mitgeteilten Schädigungen des Auges bei unrichtigem Gebrauch des Mittels, bzw. bei der mitunter notwendigen Verabreichung hoher Strahlendosen. Diese Forderung erscheint um so bedeutungsvoller, als ihre Erfüllung dem Augenarzt auch da, wo ein Radiologe nicht zur Verfügung steht, die Möglichkeit geben würde, die Behandlung selbständig durchzuführen.

Um die der Behandlung anhaftenden Gefahren kennen zu lernen und zu vermeiden, wurde der Einfluß von Radiumstrahlen auf das Auge des erwachsenen Tieres von BIRCH-HIRSCHFELD, ARONSTAMM, ROSELLI, CHALUPECKY, LANE u. a. erforscht. Die ausgedehntesten und gründlichsten Versuche wurden zu Beginn der neuen Therapie im Jahre 1904 von BIRCH-HIRSCHFELD im Anschluß an seine Studien über die physiologische Wirkung dieser Strahlen auf das Auge angestellt. Die damals besonders unsichere Begriffsfassung in der Dosierung, namentlich bei der Radiumbestrahlung, beeinträchtigen zwar den Wert der genannten Untersuchungen ebenso wie die Schwierigkeit, die im Tierexperiment gefundenen Resultate auf das Menschenauge zu übertragen. Nichtsdestoweniger sind die hier erhobenen Tatsachen von grundlegender Bedeutung. BIRCH-HIRSCHFELD stellte fest, daß die Wirkungen hoher Dosen von Radium- und Röntgenstrahlen einander entsprächen und beobachtete am Kaninchenauge Veränderungen an der Haut und Bindehaut der Lider, an der Hornhaut, an Iris, Ziliarkörper, Netzhaut und Sehnerv. Bei Verwendung von 20 mg Radiumbromid in Ebonitkapsel unter Glimmerplättchenverschluß durch zwei bis sechs Stunden angelegt, entstand an den Lidern das Bild einer schweren Dermatitis mit Haar- und Wimpernausfall. An der Bindehaut entwickelte sich eine eitrige Konjunktivitis. In einer Latenzzeit von 13 bis 41 Tagen trübte sich die Hornhaut, wurde matt und uneben. Sie bot das Bild einer Keratitis von interstitiellem Typus. Histologisch standen die Veränderungen des Hornhautepithels im Vordergrund. Der Befund sei hier ausführlicher mitgeteilt, weil er sich am menschlichen Auge bei Überdosierung in ähnlicher Weise wiederfindet: Die Epithelzellen sind verschieden stark gequollen und nehmen unregelmäßige Formen an. Auch die Kerne zeigen Quellung, sind biskuit- oder hantelförmig und erscheinen vielfach durch typische Mitosen geteilt. (BIRCH-HIRSCHFELD faßte letztere als Zeichen eines Anreizes zur Zellproliferation auf.) Daneben finden sich ausgesprochene Degenerationsbilder: Vakuolenbildung in den Zellen, Kernzerfall, Auftreten basophiler Granula im Protoplasma der homogen, rundlich gewordenen Zellen. In intraepithelialen Lücken und Spalten liegen Zelldetritus und Wanderzellen. Stellenweise ist die Epithellage auf eine Schicht reduziert und enthält hier platte Zellen mit langem Kern. Ähnlich lautet der histologische Befund vom Bindehautepithel und der Epidermis der Lider. An der Iris fallen neben entzündlichen Veränderungen degenerative Erscheinungen an den Stromapigmentzellen auf. In einer Beobachtungszeit von mehreren Monaten blieben Linsenkapselepithel und Linsensubstanz unverändert. Mit besonderen Untersuchungsmethoden (Nisselfärbung in dünnen Paraffinschnitten) gelang es BIRCH-HIRSCHFELD, eine schwere primäre Schädigung der Netzhautganglienzellen nachzuweisen. In verschiedenen Stadien der Schädigung fanden sich nebeneinander: Vakuolisation, Hyperchromasie, Schrumpfung des Kernes, Zerfall der Chromatinsubstanz und endlich Auflösung der Zellmembran mit Zerfall der Zelle. In den Körnerschichten war nur stellenweise Zellzerfall, dagegen häufig Auflockerung, Homogenisierung und Abrundung der Körner anzutreffen. Während an den oberflächlichen Gefäßen (Bindehaut- und episkleralen Gefäße) Wandveränderungen, und zwar partielle Wucherungen und vakuolisierende Degeneration der Gefäßintima an Venen und Arterien festgestellt werden konnten, fehlten diese an den Gefäßen der Netz- und Aderhaut. Die Ganglienzellen sowie die Hornhautepithelzellveränderungen seien nach BIRCH-HIRSCHFELD daher als degenerativ, durch direkte Strahlenwirkung entstanden, anzusehen. Als sekundäre aszendierende Entartung dürfte die Sehnervenatrophie, welche BIRCH-HIRSCHFELD mittels Markscheidenfärbung nachwies, aufzufassen sein (dreimal in fünf Versuchen). Die anderen Veränderungen sind als entzündliche aufzufassen (Dermatitis, Konjunktivitis, Keratitis, Iritis). Wie weit bei diesen Schädigungen Gefäßveränderungen eine Rolle spielen, ist nicht zu entscheiden. Nach BIRCH-HIRSCHFELD besteht keine einfache Proportionalität zwischen der Schwere der Schädigung im vorderen und hinteren Augenabschnitt.

Die Latenzzeit für das Auftreten der Alterationen an den einzelnen Augenteilen ist eine verschiedene. Bezüglich der Höhe der schädlichen Dosis konnte sich BIRCH-HIRSCHFELD wegen der damals noch sehr geringen Erfahrungen nicht genauer festlegen und mußte sich mit dem Hinweis auf eine Reihe in Betracht kommender Faktoren begnügen, wie Expositionszeit, Radioaktivität der Präparate, individuelle Momente, vielleicht Pigmentierung und Alter des Bestrahlungsobjektes.

Neben diesen ausgedehnten Untersuchungen treten die übrigen einschlägigen Mitteilungen, soweit sie überhaupt verwertbar sind, an Bedeutung vielfach zurück und geben meist eine Bestätigung für BIRCH-HIRSCHFELDS Befunde ab (FUSITA, ARONSTAMM, CHALUPETZKY, LANE).

Das Studium des schädigenden Strahleneinflusses auf das Tierauge brachte nach dem Gesagten zwar Aufklärung über die Art und den Grad der Veränderungen an den verschiedenen Augenteilen, führte aber hinsichtlich der Bestimmung einer Schädigungsdosis zu keinem sicher verwertbaren Ergebnis.

In jüngster Zeit versuchte LANE unter Verwendung moderner Bestrahlungstechnik Beiträge zu dieser Frage zu liefern und stellte fest, daß bei Bestrahlung mit 15 bis 25 mc Radium in Silberkapseln mit Gummihülle bei zehn Minuten Einwirkung und 2 mm Abstand Zeichen einer Schädigung fehlten. Bei 50 bis 100 mc entwickelten sich solche an den Lidern, der Bindehaut, Hornhaut und am Fundus. Histologisch fanden sich Veränderungen an Iris, Retina und Sehnerv. Zu Linsentrübungen kommt es nach Ansicht der Verfasserin nur bei heruntergekommenen Tieren. Bei Anwendung weicher Betastrahlen wurden die schon von BIRCH-HIRSCHFELD gefundenen Veränderungen festgestellt.

Auch wenn die Befunde LANES bei der hier notwendigen jahrelangen Beobachtungszeit eine Bestätigung erfahren würden, ist man noch weit davon entfernt, auch nur im Tierexperiment die Grenzdosis angeben zu können, mit welcher eine Schädigung gerade noch vermieden werden kann; in höherem Maße gilt dies bei Wiederholung der Bestrahlungen. Die schwierige Dosierbarkeit der Radiumstrahlen, die Verschiedenheit der zur Verwendung gelangenden Träger, wie das späte Auftreten mancher Radiumschädigung lassen den Weg des Tierexperimentes zur Auffindung bestimmter Schädigungsstrahlenmengen für das menschliche Auge als wenig aussichtsvoll erscheinen. Dazu kommt die allen experimentell arbeitenden Radiumtherapeuten bekannte Tatsache, daß die vom Versuchstier gut vertragene Strahlenmenge nicht ohne Abzug am menschlichen Auge angewendet werden darf. Zur besseren Erläuterung können hier die Schwierigkeiten bei der Auffindung einer Schädigungsdosis für Röntgenbestrahlungen am Auge zum Vergleich herangezogen werden, obgleich die Dosierung dieser Strahlen leichter durchführbar ist. Die Angaben im Schrifttum über diesen Gegenstand schwanken ganz außerordentlich, wofür technische und Beobachtungsfehler eine gewisse Erklärung abgeben. Auch hier müssen zirka 50% der am Tier gefundenen verträglichen Strahlenmenge bei der therapeutischen Strahlenanwendung in Abzug gebracht werden. Daraus ist zu schließen, daß bei der Erforschung der noch verträglichen und der schon schädigenden Radiumdosis die bei der therapeutischen Bestrahlung am Menschen gemachten Erfahrungen den eigentlichen Angelpunkt darstellen müssen. Dabei sollten die bisher beobachteten Radiumschädigungen einen wertvollen Fingerzeig für eine dem Auge Sicherheit bietende Strahlentherapie abgeben; dieses Ziel wäre heute wesentlich näher gerückt, wenn die Mitteilungen über Dosierung und Technik der Bestrahlung namentlich in der älteren Literatur halbwegs verwendbar wären. Doch sind auch vielfach neuere Angaben trotz ihrer Genauigkeit, wegen Kombination von Radium- und Röntgenstrahlen, in dieser Hinsicht ohne größeren Wert.

Zum Studium der Strahlenwirkung auf das Gewebe der verschiedenen Augenteile wendeten einige Autoren im Tierversuch intraokulare Thoriuminjektionen an, in der Hoffnung, daß die bei der gewöhnlichen Bestrahlung durch Absorption, verschiedene Distanzierung usw. der Beurteilung des unmittelbaren Strahleneinflusses hinderlichen Faktoren hier mehr oder minder in Wegfall kämen.

ABELSDORFF verwendete Dosen einer Thorium-X-Lösung, welche nach ihrer Gammastrahlung 0,017 bis 0,15 mg Radium äquivalent war. STARGARDT spritzte in die Vorderkammer Mengen, die 0,045 bis 0,0255 mg, in den Glaskörper solche, die 0,09 mg Radium entsprachen. KUZNITZKY und JENDRALSKI benützten gleichfalls Thorium-X-Einspritzungen. MEISNER brachte mit Thorium X geladene indifferente Stäbchen in den Glaskörper von Kaninchen, die Emanationsdosen schwankten zwischen 0,68 und 0,15 Millicurie.

In die Vorderkammer eingebracht, erzeugte das Thorium X eine Irisentfärbung (ABELSDORFF, STARGARDT). Bei der histologischen Untersuchung wurde ein fast völliger Schwund der Chromatophoren und teilweise Zerstörung des Bindegewebes und Irisstromas nachgewiesen. Das gut erhaltene Pigmentepithel der Iris ließ nur leichte Zellveränderung (Quellung, Vakuolenbildung) erkennen; Linse, Glaskörper, Netzhaut und Aderhaut blieben frei. Dagegen beteiligte sich bei größeren Dosen die Hornhaut in verschiedener Art; schwere Endothelläsion, interstitielle Keratitis und ausgedehnte Geschwürsbildung wurden beobachtet.

Wirkt das Thorium X vom Glaskörperraum aus (MEISNER), so kann es zu fast völliger Zerstörung der nervösen Teile der Netzhaut kommen. Bei höheren Dosen degenerierte die ganze Retina, bei geringeren vorwiegend die Ganglienzellenschicht. Ähnlich wie die Irisgefäße bei der erstbesprochenen Einbringungsart, wiesen hier die Netzhautgefäße Veränderungen auf, und zwar von vakuolisierender Degeneration des Endothels bis zur gänzlichen Nekrose der Gefäßwand; klinisch fanden sich Blutung, Exsudation und Ablatio retinae. Die Markstrahlen und der Sehnerv atrophierten; in der Aderhaut vielfach Schwund der Stromapigmentzellen, ihre Gefäße waren in ähnlicher Weise wie in der Netzhaut betroffen. Der Ziliarkörper erschien nicht beteiligt. Linsenschädigung, und zwar Cataracta corticalis posterior in Schalenform trat erst nach längerer Latenzzeit auf. ABELSDORFF sah das Primäre aller Veränderungen in den überall nachweisbaren Gefäßwandschädigungen. Als Ursache der Linsentrübung nahm STARGARDT einen direkten Strahleneinfluß an.

Bisher kommt diesen Untersuchungen, abgesehen von der Mesothoriumsalbenanwendung LÖHLEINs, welche an anderer Stelle besprochen wird, wohl nur theoretische Bedeutung zu. Die Schwierigkeit einer genauen Dosierung, die Unkenntnis der Verweilsdauer des Salzes und seiner Zerfallsprodukte im Auge, schließlich die Unmöglichkeit, eine bestimmte Strahlenart zur Wirkung zu bringen, sind Momente, welche gegen die therapeutische Verwendbarkeit dieser Methode sprechen. Die bekannt schädigende Wirkung der Alphastrahlen, welche für die unmittelbare Umgebung des Injektionsdepots in Betracht kommt, äußert sich auch bei den Thorium-X-Injektionen.

2. Beim Menschen

Mitteilungen über Radiumschädigungen am Menschenauge liegen im Schrifttum in großer Zahl vor. Namentlich in neuerer Zeit wurden gehäuft einschlägige Beobachtungen veröffentlicht, ein Zeichen, daß es bei der Verbreitung dieser Therapie dringend nötig ist, gewisse allgemeingültige Regeln für den Augenarzt festzulegen. Zur besseren Übersicht sollen die beschriebenen Schädigungen am menschlichen Auge nach den Organteilen dargestellt werden.

Lid. Veränderungen an der Lidhaut und dem Lidrande, Zilien- und Brauenwuchs miteinbezogen, werden am häufigsten mitgeteilt. Sie sind hinsichtlich Funktion des Auges meist als harmlos zu bezeichnen. Die entzündliche Reaktion der Lidhaut, die Radiumdermatitis, unterscheidet sich nicht wesentlich von der an ähnlich empfindlichen Hautbezirken auftretenden Entzündung. Rötung und Schwellung der Lidhaut, neben leichten Schmerzen nach stärkeren Bestrahlungen werden als sehr häufige Begleiterscheinungen anderer Schädigungen von einer großen Anzahl von Autoren angeführt und klingen bei Einschaltung längerer Pausen meist restlos ab. Anderseits wurden auch schwere Schädigungen gesehen (Mc DANNALD, SCHÖNBERG, URBANEK, SALLMANN, TAKAHASHI-TAKEHIRA, REGAUD und COUTARD, WEEKERS und COLMANT u. a.). Nach düsterroter Verfärbung beginnt die Haut zu nässen und Krusten abzusetzen, weiter kann sich daraus das oft sehr langsam heilende Radiumgeschwür entwickeln, dessen Grund gewöhnlich von gelbgrünen, schwer abziehbaren Belägen eingenommen ist; es verursacht entstellende Narben, die mitunter schrumpfen und Lagophthalmus bewirken, anderseits durch tiefergreifende Veränderungen gelegentlich zu Ptosis führen. Die atrophische, dünne pigmentlose Haut der Narbe weist vielfach Teleangiektasien auf. Ausgedehnte Narbenbildung ist gewöhnlich mit völliger, dauernder Madarosis oder mit Verlust der Augenbrauenhaare bei größeren Bestrahlungsfeldern vergesellschaftet, doch kann es auch zum bleibenden Wimpernausfall ohne schwere Schädigung der Lidhaut kommen. Bei der Behandlung bösartiger Geschwülste und verzweifelter Fälle von chronischer ulzeröser Blepharitis wird der kosmetische Schaden der Wimpernlosigkeit nicht sehr ins Gewicht fallen, wohl aber, wenn es sich um Erkrankungen handelt, bei welchen mit anderen therapeutischen Maßnahmen das Auslangen zu finden wäre; dies gilt z. B. von den meisten mit Radium behandelten Bindehautleiden. Die neuerdings wieder vorgeschlagene transpalpebrale Behandlung von Bindehauterkrankungen bedeutet nun neben anderen Nachteilen eine Gefahr für die Lidhaut und Wimpern; deshalb ist die gewöhnliche Bestrahlungsart — mit Anlegen des Trägers an die Bindehaut — vorzuziehen. Wenn auch bei dieser Methodik ein Ausfall von Wimpern mitunter nicht ganz zu verhindern ist, so läßt sich eine dauernde Schädigung doch fast immer vermeiden.

Bindehaut. An der Bindehaut tritt nach Radiumkontaktbestrahlung gelegentlich eine leichte Rötung und Schwellung auf, welche zum Teil als Folge der mechanischen Reizung, zum Teil als Frühreaktion anzusehen ist, und kaum den Schädigungen beizuzählen wäre. Manchmal ist bei offenbar besonders empfindlicher Konjunktiva die Bildung eines zarten Schorfes, der sich nach ein bis zwei Tagen abstößt, zu beobachten. Werden große Strahlenmengen gebraucht, tritt oft eine schwere, eitrige Konjunktivitis auf (Mc Dannald, Poyales und Pajares, Weekers).

Schönberg sah einen ungewöhnlichen Fall schwerer Radiumverbrennung der Bindehaut, dieselbe war verdickt, weiß, porzellanartig und blieb durch ein Jahr in diesem Zustand. Dupuy-Dutemps beobachtete zweieinhalb Jahre nach Radiumbestrahlung neben einem dauernden Reizzustand des Auges eine ausgedehnte Leukoplasie der Lidbindehaut.

Die Gefäße der Bulbusbindehaut und die episkleralen Gefäße können, worauf schon frühere Versuche von Birch-Hirschfeld hinweisen, eigenartige Veränderungen der Form und des Verlaufes darbieten. Es sind dies sackartige Erweiterungen neben Einschnürungen und korkzieherartiger Verlauf; mitunter lassen sich wurstförmige Aufblähungen bis in die feinen Kapillaren des oberflächlichen Randschlingennetzes verfolgen (Flaschenträger, zwei eigene Beobachtungen). Histologisch liegen dem beschriebenen Verhalten des Gefäßrohres partielle Wucherung und vakuolisierende Degeneration der Gefäßintima zugrunde (Birch-Hirschfeld, Flaschenträger).

Hornhaut. Relativ häufig ist die Hornhaut der Sitz von Strahlenschädigungen. Aussehen und Bedeutung dieser unerwünschten Bestrahlungsfolge sind sehr verschieden. Zunächst kann sie unter dem Bilde einer oberflächlichen Keratitis verlaufen. Die Hauptveränderung zeigt klinisch wie histologisch das Epithel; die Hornhaut ist matt und von feinsten Erhebungen eingenommen. Oberflächlich gelegene Trübungen geben derselben ein zart gestipptes Aussehen; mitunter kommen größere Epitheldefekte und oberflächlich gelegene Infiltrate hinzu (Fall von Schönberg, zwei eigene Beobachtungen). Die anatomische Grundlage dieses klinischen Befundes sind vorwiegend die von Birch-Hirschfeld im Tierexperiment festgestellten, oben erwähnten Epithelveränderungen. Mauksch fand histologisch das Hornhautepithel an einem mit zu hohen Dosen bestrahlten Auge auf zwei bis drei Schichten verschmälert, aus flachen, ungleich großen Zellen mit eosinophilem Kern aufgebaut; stellenweise Chromatinzerfall. Diese zarten Veränderungen können restlos verschwinden, mitunter nach kurzer Zeit oder nach wochen- bis monatelanger Dauer; es gibt aber auch Fälle, bei welchen eine derartige oberflächliche Veränderung das erste Zeichen einer tiefgehenden Gewebszerstörung darstellt. Als ein selteneres Bild oberflächlicher Hornhautschädigung kommen dicke, pannusartige Auflagerungen vor.

In anderen Fällen entwickeln sich kleinfleckige und punktförmige Trübungen in allen Hornhautschichten, so daß das klinische Bild einer interstitiellen Keratitis gleicht. Auch hier kann Rückgang und Aufhellung erfolgen (Tousey u. a.), manchmal bleibt die Hornhaut getrübt (Birch-Hirschfeld, Mc Dannald). Häufig aber stellen die genannten parenchymatösen Hornhauttrübungen den Beginn schwerer Hornhautnekrose vor, leiten dann ausgedehnte Geschwürsbildung ein, bei welchen es mitunter nach längerer Zeit zum Durchbruch und zu Sekundärglaukom oder durch Sekundärinfektion zu Hypopyonkeratitis und Panophthalmitis kommen kann. Diese bösartigen Folgen unrichtiger Strahlenbehandlung wurden wiederholt beobachtet. Wenn Durchbruch und Infektion ausbleiben, so zeichnen sich derartige Hornhautgeschwüre gewöhnlich durch besonders langwierigen Verlauf aus (Fälle von Plocher, Uhthoff, Jendralski, Menacho). Auch in unserem Material findet sich eine solche Beobachtung; sie sei als Beispiel des Verlaufes einer derartigen Schädigung hier ausführlicher wiedergegeben.

Der 57jährige Patient war vor zirka vier Jahren durch lange Zeit wegen eines Epithelioms am Oberlid einer Röntgenbehandlung unterzogen worden (22 bis 24 Sitzungen, Dosis unbekannt, auswärts behandelt). Wegen Ausbleibens des Erfolges wurde Radiumbehandlung begonnen, ohne daß dem bestrahlenden Arzte von der vorangegangenen Röntgenbestrahlung Mitteilung gemacht worden wäre. Das den Tarsus miteinbeziehende Epitheliom — histologisch ein Basalzellenkrebs — war aber auch radiumrefraktär, so daß die Behandlung mit teilweiser Entfernung des Gewächses kombiniert wurde.

Nach 19 Radiumsitzungen, in welchen 792 mgh Gammastrahlen, Kontaktbestrahlung (sechs- bis siebenfache Erythemdosis) und 38 mgh harte Betastrahlen, Kontaktbestrahlung (zweifache Erythemdosis) in einer Zeit von $2^1/_2$ Jahren verabfolgt wurden, entwickelte sich trotz Schutz des Bulbus durch Bleiglasprothese eine schwere Radiumschädigung. Nach Ablauf einer Radiumdermatitis blieb die Haut atrophisch verdünnt, der Lidrand der Zilien beraubt und evertiert; chronische Bindehautentzündung. Die Hornhaut erschien matt, hauchartig getrübt. Unter der Mitte entstand ein runder, erosionsartiger 4 bis 5 mm großer Substanzverlust, ein kleinerer in der Nähe des unteren Hornhautrandes. Als Zeichen einer frischen Iritis fanden sich Beschläge an der Hornhautrückfläche und hintere Synechien. Iris verwaschen, verfärbt. Zunehmende Trübung der hinteren Linsenrinde. Hohe Drucksteigerung. Später xerotische Flecken in der Hornhaut. Nach 14 Tagen kam es zur Infektion des Substanzverlustes. Hypopyon. Die Infiltration griff rasch um sich, führte zum Durchbruch und zur Entstehung eines Prolapes, welcher allmählich vernarbte. Amaurose. Das Epitheliom rezidivierte.

Auch bei diesen schweren Folgen unzweckmäßiger Anwendung radioaktiver Substanzen gleichen die am menschlichen Auge histologisch nachweisbaren Veränderungen (UHTHOFF) den tierexperimentell erhobenen Befunden:

Im Epithel Aufblähung und Pyknose der Kerne. Vakuolenbildung im Protoplasma. Stellenweise finden sich bei Abplattung der Basalzellen nur ein bis zwei flache Zellagen, an anderen Stellen fehlt das Epithel völlig. Im Hornhautparenchym liegen reichlich Infiltrationsherde. Die Hornhautlamellen zeigen Zeichen von Nekrose. Ihre Kerne sind regressiv verändert.

Eine mäßige Herabsetzung der Hornhautsensibilität, auf welche ursprünglich KÜMMEL nach Röntgenbestrahlungen mit Tumordosen aufmerksam machte, war in einzelnen Fällen unseres großen Krankenmateriales nachweisbar. Nachbeobachtungen nach längerer Zeit zeigten, daß diese leichte Verminderung der Empfindlichkeit vorübergehen kann und bedeutungslos ist. Immerhin läßt ein derartiger Befund größere Vorsicht bei weiterer Behandlung geboten erscheinen. Eine ausgesprochene Hypästhesie ist bereits als Zeichen einer schweren Epithelschädigung zu werten. Bei tiefgreifender Zerstörung der Hornhaut wird diese völlig unempfindlich.

Aus der Art und dem Verlauf der Hornhautschädigungen ergeben sich wichtige praktische Schlußfolgerungen für den mit Radium arbeitenden Augenarzt: Bei Verwendung hoher Dosen, z. B. bei Bestrahlung von Tumoren in der Umgebung des Auges ist besonders die Hornhaut genau zu untersuchen, um den Beginn einer Schädigung nicht zu übersehen. Denn die Erfahrungen lehren, daß durch Strahlenwirkung entstandene, oberflächliche Keratitiden und Epithelläsionen zurückgehen können, wenn die Bestrahlung abgebrochen oder die Technik entsprechend verändert wird. Es ist durchaus ratsam, in solchen, mit großen Strahlenmengen behandelten Fällen an der Spaltlampe unter Umständen nach Fluoreszeinfärbung zu untersuchen. Es sei hier beigefügt, daß an der

Kaninchenhornhaut Fluoreszeinfärbung mit nicht isotonischen Lösungen sehr leicht Trugbilder, d. i. vermeintliche Radiumschädigung des Epithels, hervorrufen kann, welche auf die Anisotonie der Färbungsflüssigkeit zurückzuführen sind.

Uvea. Beim normalen Uvealtraktus ist eine alleinige entzündliche Bestrahlungsreaktion der Iris und des Ziliarkörpers, wenn sie überhaupt vorkommt, jedenfalls sehr selten. In einem Fall PLOCHERS mit Iritis nach Mesothoriumbestrahlung ist nicht ersichtlich, ob die Hornhaut genau untersucht wurde. In Fällen mit schweren Hornhautprozessen als Strahlenschädigung ist hingegen eine Mitbeteiligung des vorderen Uvealabschnittes häufig zu bemerken, auch dann, wenn keine Sekundärinfektion bei geschwürigen Hornhauterkrankungen vorliegt. Irishyperämie und Schwellung, Blutung in die Vorderkammer, Präzipitat- und Synechienbildung ist wie im Tierexperiment, so auch klinisch beobachtet. Später kann sich schwere Irisatrophie entwickeln.[1] Anatomisch stehen neben Rundzellenanhäufung und Untergang der Chromatophoren Gefäßveränderungen im Vordergrund. Die von BIRCH-HIRSCHFELD nach Röntgenbestrahlung festgestellten Zeichen einer Intimadegeneration, welche bisweilen zur Gefäßobliteration Anlaß geben kann, dürfte auch der Radiumschädigung an den Irisgefäßen zugrundeliegen. FLASCHENTRÄGER beschrieb Wandverdickungen und Aufspaltungen der einzelnen Gefäße bei schwerer Hyperämie der Iris. Die Aderhaut wurde in den meisten, histologisch untersuchten Augen normal gefunden. Mitunter weist sie ähnliche Gefäßveränderungen auf, wie sie an den übrigen Augenteilen vorkommen.

Linse. An der Linse wurde im Tierexperiment vielfach — auch bei Bestrahlung mit hohen Dosen — Kataraktbildung vermißt, so weit es sich um ausgewachsene Tiere handelte. LANE konnte an heruntergekommenen Kaninchen mit Radiumbestrahlung Katarakt erzeugen. Am menschlichen Auge gehört dagegen der Star als isolierte Bestrahlungsfolge zu den häufigsten Schädigungen (GARCIA DEL MAZO, CLARK, SCHÖNBERG, URBANEK, JOHNSON zwei Fälle, zwei eigene Beobachtungen).

Die Zahl der Radiumstare dürfte größer sein, als die Angaben der Literatur erwarten ließen, zum Teil, weil die Veränderung sehr zart sein kann und so zu übersehen ist (Fälle von HERZAU), zum Teil, weil Mißerfolge einer Behandlung oft nicht mitgeteilt werden; schließlich handelt es sich um eine oft erst nach Jahren in Erscheinung tretende Spätfolge. Bei einem großen Prozentsatz der veröffentlichten Fälle ist der Strahlenstar wegen der Schwere des Grundleidens als eine nicht ins Gewicht fallende Komplikation aufzufassen. So bildet bei intraokularen Tumoren, bei sonstiger Leistungsfähigkeit der Behandlung, die Gefahr des Auf-

---

[1] DE VRIES beschrieb in letzter Zeit eine primäre sektorenförmige Irisatrophie nach Radiumbehandlung von Lidkarzinomen.

tretens der Strahlenkatarakt keine Gegenanzeige der Radiumanwendung. In diesen Fällen ist auch eine moderne Technik nicht immer imstande, die Linsentrübung mit Sicherheit zu verhindern. In anderen Fällen kam es bei Behandlung von Lid-, Bindehauterkrankungen und epibulbären Tumoren zu Linsentrübungen; hier ist aber bei entsprechender Kenntnis der Strahlenwirkung und Technik eine Strahlenschädigung zu vermeiden.

Die häufigste Form des Radiumstars ist eine ringförmige Cataracta corticalis posterior. Einmal wurde ein Kernstar als Bestrahlungsfolge beschrieben. In einem Fall URBANEKs nahm eine zarte subkapsulär gelegene Trübung die vordere Rinde ein, später wurde die Trübung total. Partielle Stare können aber anscheinend auch bestehen bleiben, wie ein Fall MEESMANNS zeigt. Entwickelt sich eine Volltrübung der Linse, so kann dies rasch vor sich gehen, oder es verstreichen Monate und Jahre bis zum Auftreten und zur Ausbreitung der Starbildung. Als Beispiel hiefür kann folgende eigene Beobachtung dienen:

Eine 52jährige Patientin kam 10 Jahre nach einer durch lange Zeit fortgesetzten Radiumbehandlung wegen Lidepithelioms mit einem Totalstar zur Aufnahme. Die Starbildung dürfte höchstwahrscheinlich mit der vor so langer Zeit stattgehabten Behandlung zusammenhängen. In diesem Sinne sprachen die charakteristischen Haut- und Gefäßveränderungen an dem bestrahlten Auge bei völlig normaler Durchsichtigkeit der anderen Linse. Den Beginn der Sehverschlechterung datierte die Kranke auf einige Monate zurück.

Vielleicht ist die lange Latenzzeit bis zum Auftreten der Linsentrübung die Ursache, daß die Tierversuche bei zu kurzer Beobachtung eine solche Veränderung vielfach vermissen ließen. Die im Tierversuch mit Röntgenstrahlen erhobenen Befunde (BOSSUET, TRIBONDEAU und seine Mitarbeiter, BUSACCA und SIGHINOLFI u. a.) lassen darauf schließen, daß der Starbildung eine Schädigung des Kapselepithels als Ursache zugrundeliegen dürfte.

Die Entfernung des Radiumstars macht nach den bisherigen Erfahrungen im allgemeinen keine Schwierigkeiten.

Bei der Extraktion der Radiumkatarakt einer 52jährigen Patientin in einem eigenen Fall komplizierte sich der Verlauf ähnlich wie im Falle SCHÖNBERGS durch eine erhebliche Vorderkammerblutung. Auch in der Beobachtung URBANEKs trat bei der Extraktion eine stärkere Hämorrhagie auf; später entwickelte sich in diesem Auge eine langdauernde Iridozyklitis, welche wohl als Bestrahlungsfolge angesehen werden konnte.

Netzhaut. Wiederholt von verschiedener Seite vorgenommene Funktionsprüfungen bestrahlter Augen (Visus, Gesichtsfeld, Adaptation) haben bis auf verschwindende Ausnahmen, soweit aus der Literatur zu erkennen, keine Abweichung vom Normalen ergeben, welche auf eine Schädigung der Netzhaut hätte bezogen werden können.

LAWSON und DAVIDSON wie GRUMMACH beschrieben einmal Reizerscheinungen von seiten der Netzhaut in Form von Nebelsehen und Photopsien.

URBANEK fand in seinem Falle von Radiumkatarakt konzentrische Gesichtsfeldeinschränkung. Bei der hohen Empfindlichkeit der Netzhautganglienzellen, wie sie BIRCH-HIRSCHFELD im Experiment nachgewiesen hat, ist die Seltenheit dieser Befunde überraschend. Die vereinzelt mitgeteilten Fälle von Netzhautschädigung beziehen sich auf schwer veränderte Augen. So wurde im Anschluß an ausgedehnte Nekrose des Orbitalbodens bei Radiumbehandlung des Oberkieferkrebses von KNAPP zunächst Ablatio gefunden. Dann folgte Nekrose der Sklera und Panophthalmitis. LONDON (zit. nach KAYSER) erwähnte neben Hornhauttrübung eine Retinitis centralis, später Atrophia bulbi.

Bei schwer geschädigten Augen sind histologisch die von BIRCH-HIRSCHFELD im Kaninchenversuch mit hohen ungefilterten Radiumdosen erzeugten Veränderungen an Ganglienzellen und inneren Körnern mit Chromatinschwund und Vakuolenbildung wahrzunehmen. FLASCHENTRÄGER stellte daneben stellenweise schwere Destruktion der Stäbchen und Zapfenschicht sowie partiellen Schwund und Verdichtung des Pigmentepithels fest. Im Falle FLASCHENTRÄGERS wiesen ferner die Zentralarterie eine starke Verengung des Lumens mit Wucherung der Elastika und Vakuolenbildung, die erweiterten Venen teilweise Endothelzerfall auf.

Sehnerv. Mitbetroffensein des Sehnerven an der Strahlenschädigung kommt am menschlichen Auge wohl nur bei schwerer Zerstörung des Bulbus vor.

FLASCHENTRÄGER schilderte in seinem zur anatomischen Untersuchung gelangten Fall die Papille vorgebuckelt und reichlich von Wanderzellen durchsetzt.

Augendruck. Veränderungen der Augentension, und zwar insbesondere Drucksteigerungen gehören bei sonst durch Radiumbestrahlung schwer geschädigten Augen nach den Erfahrungen von JOHNSON, ROBINSON, REGAUD und COUTARD sowie nach eigenen Beobachtungen nicht zu den Seltenheiten. Diese Tensionserhöhung kann vorübergehend sein oder gleichzeitig mit anderen Strahlenschädigungen zur Erblindung führen und die Enukleation notwendig machen. Für manche in der Literatur mitgeteilte Fälle dürften schwere Gefäßschädigungen als Ursache der Augendruckerhöhung in Frage kommen. Diese Annahme wird durch den von BIRCH-HIRSCHFELD erhobenen histologischen Befund an einem nach Röntgenbestrahlung aufgetretenen Glaukom gestützt. Aber auch durch die Bestrahlung hervorgerufene entzündliche Veränderungen könnten als pathogenetischer Faktor eine Rolle spielen. Mitunter ist nicht zu erkennen, ob nicht das ursprüngliche Augenleiden das Sekundärglaukom veranlaßte; so blockierten in einem eigenen Fall Tumormassen die Austrittstellen der vorderen Ziliarvenen. An den nach perforierten Radiumgeschwüren auftretenden Sekundärglaukomen kommt der gewöhnliche Mechanismus dieser Drucksteigerungen in Betracht. An Augen, welche wegen Iridozyklitis bestrahlt wurden, beobachteten eine Reihe von Autoren geringgradige Herabsetzung des intraokularen Druckes.

Aus der vorstehenden Zusammenstellung von Radiumschädigungen der einzelnen Augenteile ist zu erkennen, wie bösartig die Folgen unvorsichtiger und unrichtiger Bestrahlung sein können, wie sie sogar manchmal zur Atrophie oder Phthisis des Auges führen. Auch ausgedehnte Knochennekrosen nach Bestrahlung der Orbita sind mitgeteilt. Diese Schädigungen treten an Bedeutung zurück, wenn infolge der Grundkrankheit das Leben des Kranken gefährdet erscheint oder das Auge sicher verloren wäre. In den übrigen Fällen aber müssen gewissenhafte klinische Kontrolluntersuchungen wie eine genaue Kenntnis der Bestrahlungstechnik die Schädigungsgefahr auf ein Mindestmaß verringern.

Strahlenschädigungen des fötalen, in Entwicklung begriffenen menschlichen Auges durch Radium sind im Gegensatz zu der reichhaltigen einschlägigen Röntgenliteratur nicht bekannt.

Über Augenschädigungen der in Radiumlaboratorien Beschäftigten liegen keine Berichte vor.

3. Größe der Schädigungsdosis

Die wesentlichen Grundlagen für die Beantwortung dieser Frage sind in den vorstehenden Kapiteln angeführt; aus ihnen ersieht man, daß heute noch nicht der Zeitpunkt ist, die Größe der Schädigungsdosis mit halbwegs mathematischer Genauigkeit anzugeben. Im allgemeinen wird das Auge als wenig empfindlich gegen Strahlen angesprochen. So sagt CHRISTOPH MÜLLER, daß kein Teil des normalen Auges gegen Strahlen empfindlicher ist als die normale Haut, während ein hyperämisches 20 bis 40% empfindlicher ist als ein normales. SEEFELDER applizierte Röntgendosen, die an der Haut schwere Schädigungen auslösen, ohne Nachteil für den Bulbus. Nach CHRISTOPH MÜLLER verträgt die

Konjunktiva und Sklera	100%	der HED	Röntgenstrahlen	
die Kornea	120 bis 130%	„	„	„
die Linse	90 „ 100%	„	„	„

Eine Tabelle von PLEIKART-STUMPF für Röntgenstrahlen gibt folgende Zahlen:

	Reizdosis	Schädigungsdosis
Lidhaut	80 bis 90%	über 100%
Bindehaut	60 „ 80%	zirka 120 bis 150%
Zilien	—	„ 75%
Hornhaut	90 bis 100%	„ 120 bis 150%
Linse	—	„ 100%
Iris	—	„ 100%
Glaskörper	—	„ 100%
Netzhaut	—	„ 100%
Aderhaut	—	„ 100%

In allen diesen Aufstellungen wird nur die einmal verabreichte Dosis berücksichtigt; die Schädigung tritt aber sehr oft erst infolge wieder-

holter Bestrahlungen auf, und gerade die Beurteilung, welche Gesamtdosis der einzelne Augenabschnitt verträgt, ist am schwierigsten. Auch
die verschiedene Härte der Strahlen spielt eine große Rolle.

Tierexperimentell läßt sich die Frage nicht einwandfrei lösen. Bis
zu 100% HED (sei es nun Beta- oder Gammastrahlen) ein einzigesmal
auf die Kornea verabreicht, dürfte wohl nie eine Dauerschädigung im
Gefolge haben. Bestehen schwere Hornhautveränderungen, insbesondere
entzündlicher Natur, dann wäre diese Dosis natürlich zu hochgegriffen.
Bei den meisten Augenerkrankungen — eine Ausnahme bilden maligne
Tumoren — ist es gar nicht notwendig, mit so hohen Dosen zu arbeiten.

Noch viel schwieriger ist die Beantwortung der Frage über die zu-
lässige Strahlendosis im Verlauf einer lange fortgesetzten Behandlung.
Das eine kann man sagen, daß man nur mit großer Vorsicht über 300%
der HED Betastrahlen im Zeitraum eines Jahres verordnen wird. Auf
Grund der Erfahrungen, die bei der Bestrahlung von Lidkarzinomen
gewonnen wurden, scheinen 400 bis 500% der HED Radiumgamma-
strahlen auf die geschlossenen Lider im Verlauf eines Jahres — selbst-
verständlich in kleinen Einzeldosen verabreicht — keine Schädigung am
Bulbus herbeizuführen.

Um in Zukunft einen klaren Einblick in diese Frage zu gewinnen,
wird es notwendig sein, jeden Fall einer Schädigung mit genauesten
Angaben der Bestrahlungstechnik zu registrieren.

Eine andere Frage, deren Beurteilung noch viel schwieriger ist,
lautet: Ob der kindliche Bulbus durch solche Strahlendosen, wie sie in
der Therapie gebraucht werden, in seiner Entwicklung gestört wird. Nach
den Erfahrungen, die man bei der Bestrahlung von Angiomen und
Gliomen gewonnen hat, scheint dies nicht der Fall zu sein.

Klinischer Teil

I. Allgemeines über Radiumbehandlung maligner Tumoren

Die Strahlentherapie maligner Tumoren fußte anfänglich auf rein
praktischen Erfahrungen; man begann dann die durch die Bestrahlung
ausgelösten Gewebsveränderungen histologisch zu studieren, um auf
diese Art und Weise vielleicht Anhaltspunkte für die einzuschlagende
Technik zu gewinnen. Inzwischen hatte man gelernt, daß die einzelnen
Typen der Tumoren auf die Strahlenbehandlung ganz verschieden ansprechen. Um auch die schlecht reagierenden Neugebilde einer Rückbildung zuzuführen, wurde besonders von seiten der Röntgenologen das
technische Problem neuer, leistungsfähigerer Röntgenapparate in den
Vordergrund gestellt. Als es sich gezeigt hatte, daß die Strahlentherapie

maligner Tumoren auf rein physikalischem Wege nicht zu lösen war, begann man die durch die Bestrahlung ausgelösten biologischen Vorgänge einer näheren Erforschung zu unterziehen. Es zeigte sich, daß die isolierte Tumorzelle gar nicht oder schlecht auf Strahlen reagiert, somit der heilende Einfluß der Strahlen auch durch Veränderungen bedingt sein muß, welche in dem gesunden Gewebe ausgelöst werden und imstande sind, die vielleicht geschwächten Tumorzellen erfolgreich zu bekämpfen.

Das verschiedene Ansprechen der einzelnen Tumortypen auf die Strahlentherapie sollte durch das Gesetz von BERGONIE und TRIBONDEAU erklärt werden: Der Grad der Empfindlichkeit der Zellen ist direkt proportional dem Grade ihrer Teilungsfähigkeit und umgekehrt proportional dem Grade ihrer Differenzierung. Es ist sicher richtig, daß ein unreifes, den Typus jugendlicher Zellen beibehaltendes Karzinom viel besser auf eine Bestrahlung anspricht, als z. B. ein zu voller Reife gelangtes verhornendes Plattenepithelkarzinom, und manche der so gefürchteten, rasch wachsenden Tumoren sind gerade ein günstiges Objekt der Strahlentherapie; doch gibt es auch Ausnahmen von dieser Regel; manches seinen histologischen Eigenschaften nach anscheinend prognostisch günstige Karzinom spricht auf eine Bestrahlung gar nicht an. Auch die Anzahl der Mitosen, die man in einem Tumor findet, läßt keinen absolut sicheren prognostischen Schluß ziehen, denn Basalzellenepitheliome heilen auch dann, wenn in ihrem histologischen Präparate keine Mitosen sichtbar sind. Gerade von französischer Seite wird auf die Anzahl der Mitosen ein besonderes Augenmerk gelenkt. NABIAS und FORESTIER haben die Anzahl der Mitosen zur Anzahl der ruhenden Zellen in Vergleich gestellt; sie sprechen von einem karyokinetischen Index und bauen darauf die Technik der Bestrahlung auf. Nun findet man in verschiedenen Tumoranteilen oftmals wechselnde histologische Bilder. Es ist doch auch bekannt, daß die Wachstumsrichtung eines Tumors nicht allseits gleichmäßig erfolgt und wollte man sich auf die Anzahl der Mitosen verlassen, so könnte man schweren Täuschungen unterliegen.

Wenn wir also über keine sicheren histologischen Kennzeichen verfügen, welche eine Prognose bezüglich Erfolges der Strahlentherapie zulassen, so gibt eine histologische Untersuchung manchmal doch wertvolle Aufschlüsse. Um nur ein Beispiel zu nennen: Ein Karzinom, das den unreifen Zelltypus, wie das Basalzellenkarzinom, beibehalten hat, reagiert im allgemeinen doch ganz anders auf die Bestrahlung als ein verhornendes Plattenepithelkarzinom. Man wird also eine histologische Untersuchung nicht allein aus wissenschaftlichen Gründen wohl fast in allen Fällen vorzunehmen haben; natürlich kann mitunter eine Probeexzision auch gewisse nachteilige Folgen haben. Es ist bekannt, daß manchmal ein Tumor, der längere Zeit stationär geblieben oder nur wenig gewachsen ist, auf eine unradikale Operation plötzlich rasch zu wuchern beginnt. Man wird also, wenn eine Probeexzision oder eine andere unradikale Operation ausgeführt wurde, sofort im Anschluß daran bestrahlen; ein Wachstumsanreiz durch ein Trauma kann manchmal direkt erwünscht sein, weil man ab und zu die Erfahrung macht, daß ein solches, in Proliferation begriffenes Karzinom viel besser auf Strahlen anspricht, als ein stationäres.

Recht häufig hat man die Frage zu beantworten, ob das Alter oder zufällige Erkrankungen des Patienten einen Einfluß auf die Prognose der Strahlentherapie ausüben. Es ist natürlich kein Zweifel, daß bei kräftigen, gesunden Individuen die Aussichten der Radiumbehandlung bessere sein werden, als bei heruntergekommenen Leuten. Das Alter des Kranken ist keine Kontraindikation zur Radiumbehandlung; recht häufig sprechen Tumoren bei 70- bis 80jährigen Leuten besser an, als bei jüngeren. Krankheiten, wie Diabetes, werden natürlich besondere Vorsicht bei Bestrahlung empfehlen; eine Kontraindikation für die Bestrahlung bilden sie nicht. Auch die Größe eines Tumors gibt keine Kontraindikation für die Bestrahlung ab; ein faustgroßes Sarkom ist oft rascher beseitigt, als ein linsengroßes Karzinom.

Stellt man die Radiumtherapie in Vergleich zur operativen Beseitigung der Tumoren, so ergeben sich für das eine wie für das andere Vorgehen Vor- und Nachteile, die man genau abwägen muß, bevor man sich für die eine oder die andere Behandlungsmethode entschließt. Die Radiumtherapie kommt natürlich nur bei jenen operablen Tumoren gegenüber der Operation in Frage, die ihrer Type nach erfahrungsgemäß auf Radium gut ansprechen und bei denen die Erfolge der Bestrahlung nicht schlechtere sind, als jene des chirurgischen Vorgehens. Es gibt Karzinomtypen, wie z. B. das Basalzellenkarzinom, bei denen die Bestrahlungserfolge — nicht nur in kosmetischer Beziehung — bessere sein dürften, als jene der Operation. Man hat also in solchen Fällen die Wahl, sich für die Radiumtherapie oder für die Operation zu entscheiden und man wird die einzelnen Gründe, die für das eine oder das andere Vorgehen sprechen, gegenüberstellen. Die Strahlenwirkung bleibt nicht nur auf das unmittelbar sichtbare Tumorgebiet beschränkt, sondern reicht auch noch in die Umgebung desselben und es gelingt vielleicht durch sie makroskopisch nicht sichtbare Tumorausläufer in anscheinend normalem Gewebe zu vernichten. Die primäre Mortalität der Strahlenbehandlung ist eine minimale, bei vielen Tumorarten ist sie Null. Die Beseitigung des Tumors erfolgt schmerzlos und unblutig, es ist meist keine Anästhesie notwendig und, was besonders in der Augenheilkunde ins Gewicht fällt, es bleiben keine so großen Defekte wie bei chirurgischem Vorgehen zurück. Gerade bei Lidkarzinomen sieht man ungemein häufig, daß die Lider nach der Bestrahlung des Karzinoms wieder vollkommen funktionieren und in vielen Fällen ist die Narbenbildung eine so gute, daß man überhaupt nicht mehr den früheren Sitz des Karzinoms erkennen kann. Es gelingt also durch die Radiumbestrahlung sehr häufig eine ideale Wirkung zu erzielen insoferne, als fast eine völlige Restitutio ad integrum eintritt. Die ausgedehnten plastischen Operationen, die gerade an den Lidern bei Karzinomen sich häufig als notwendig erweisen, fallen bei der Radiumtherapie fast immer weg.

Demgegenüber sind die Schädigungen abzuwägen, die durch die Radiumtherapie herbeigeführt werden können, in erster Linie Schädigungen des Augapfels. Über sie war in einem anderen Kapitel die Rede.

Die Strahlentherapie hat aber einen ganz gewaltigen Nachteil: das ist die lange Dauer der Behandlung. Die Radiumbestrahlung ist infolgedessen kostspielig. Oft ist es sehr schwer, entfernt wohnende Patienten zu veranlassen, zehn-, zwanzig- und dreißigmal zur Bestrahlung zu kommen. Insbesondere die bäuerliche Bevölkerung bleibt gerne, wenn nur ein Teil des Tumors sich zurückgebildet hat, aus; die Kranken sind zu einer jahrelangen Nachkontrolle nur schwer zu bewegen.

Man muß auf diese Verhältnisse schon bei Beginn der Behandlung Rücksicht nehmen. Ist die Vermutung begründet, daß der Kranke nicht alle Anordnungen des Arztes befolgen wird, so wird es sich empfehlen, von vorneherein ein rascher zum Ziele führendes Verfahren zu wählen, auch dann, wenn es schlechtere Aussichten gibt als die Strahlentherapie.

Einer richtigen Indikationsstellung kommt bei Ausübung der Strahlentherapie große Bedeutung zu. Bevor man an die Behandlung herangeht, muß man überlegen, welcher Weg in diesem Falle der beste ist. Wenn man z. B. einen auch für die Strahlentherapie aussichtslosen, schon weit fortgeschrittenen Fall so behandelt, wie einen Tumor, der, wenn er auch inoperabel ist, vielleicht noch zu retten wäre, so schadet man oft dem Patienten mehr als man nützt, denn in so fortgeschrittenen Fällen stellt auch die Strahlentherapie einen unter Umständen recht energischen Eingriff dar, der mit Schmerzen usw. verbunden sein kann. Man muß sich also von vorneherein klar sein: Wie stellt sich die Prognose, was läßt sich im günstigsten und im ungünstigsten Falle durch die Strahlentherapie erreichen, welche Schädigungen sind zu vermeiden. Mit einem Wort, die praktische Ausübung der Strahlentherapie erfordert viel Erfahrung und je länger man sich mit ihr beschäftigt, desto bessere Erfolge wird man erzielen. Nur wenn man die physikalischen Voraussetzungen und die Wirkung der Strahlen kennt, wird man lernen, Schädigungen zu vermeiden und das Bestmöglichste zu erreichen.

In das Gebiet der Radiumtherapie fällt ein Großteil jener Tumoren, bei denen das operative Verfahren nicht bessere oder schlechtere Erfolge verspricht wie die Bestrahlung; als Beispiel dafür wären in erster Linie die Lidkarzinome zu nennen. Eine zweite Gruppe von Tumoren führt man der Radiumbehandlung deshalb zu, weil ein operativer Eingriff mit zu großen Gefahren oder mit schwerer Verstümmelung verbunden wäre. Schließlich fallen in das Gebiet der Radiumtherapie eine Reihe inoperabler Fälle. Manche von ihnen werden sich durch Radium vielleicht noch heilen lassen; in einer anderen Gruppe wieder läßt sich oft ein bemerkenswerter palliativer Erfolg erzielen. Die Radiumstrahlen üben oft eine ganz ausgesprochen analgetische Wirkung aus und so mancher Fall von malignem Tumor läßt sich durch Bestrahlungen bis ans Ende schmerzfrei halten. Natürlich hat in einem solchen Falle die Bestrahlung mit viel geringeren Dosen zu erfolgen, als wenn man den Tumor auf Heilung behandeln würde. Verjauchte Tumoren reinigen sich meist schon nach der ersten Bestrahlung, Blutungen hören auf. Schließlich gelingt es recht oft, einen aussichtslosen Fall lange Zeit hindurch stationär zu halten.

Eine recht häufige Ursache, derentwegen man aussichtslose Fälle in Radiumbehandlung nehmen muß, ist, dem Kranken nicht die letzte Hoffnung zu rauben; natürlich wird es vom Radiumvorrat abhängen, inwieweit man dieser Indikation nachgibt. Gerade in den Anfängen der Radiumtherapie wurden zum Großteil aussichtslose Fälle behandelt und, da nur selten ein Erfolg erzielt wurde, ist die Bestrahlung eine Zeitlang in Mißkredit gekommen. Inzwischen lehrte die Erfahrung jene Grenzen wenigstens in Umrissen kennen, über die hinaus auch Radium meist keinen vollen Erfolg bringt; wenn man von vorneherein den anweisenden Arzt auf die geringen Aussichten in dem besonderen Falle aufmerksam macht, so hat der Bestrahlende die Verantwortung für vielleicht versäumte Zeit von sich abgewälzt.

Recht häufig wird die Radiumtherapie mit dem operativen Verfahren kombiniert. Gerade in der Ophthalmologie wird es sich öfters ereignen, daß ein chirurgischer Eingriff nicht so weit im Gesunden erfolgen kann, wie es im Interesse der Verhütung von Rezidiven angezeigt wäre. Man führt in einem solchen Falle nach der Operation eine prophylaktische Nachbestrahlung durch, um vielleicht zurückgebliebene unsichtbare Tumorreste zu vernichten. Ist ein Tumor sehr umfangreich und sitzt er pilzförmig auf, so wird man natürlich, auch wenn es wahrscheinlich ist, daß eine Rückbildung des Neugebildes durch die Strahlentherapie allein bewerkstelligt werden kann, sich lieber für ein kombiniertes Verfahren — unradikale Abtragung mit unmittelbar nachfolgender Bestrahlung — entscheiden. Es wird dadurch nicht nur die Behandlungszeit verkürzt, sondern sicher auch die Heilungsaussicht verbessert.

In einzelnen Radiumstationen wird vor dem chirurgischen Eingriff bestrahlt, um einer Verschleppung von Tumorzellen zu begegnen; wie weit sich durch dieses Vorgehen die Aussichten verbessern lassen, steht heute noch nicht fest; eine solche Vorbestrahlung verschlechtert die Wundheilung nicht.

Ab und zu gelingt es, durch Bestrahlung inoperabler Tumoren diese so zu verkleinern, daß sie wieder dem Messer zugänglich werden. Natürlich ist zu berücksichtigen, daß ein sehr lange Zeit hindurch mit großen Dosen bestrahltes Gewebe einen locus minoris resistentiae darstellt und daß es durch ein Trauma zur Entstehung eines Radiumulkus kommen kann.

Die Radiumtherapie gibt im allgemeinen keine gute Prognose, wenn Knorpel oder Knochen vom Tumor befallen ist. Wie im nachstehenden angeführt wird, kommt es wohl ab und zu zu einer Heilung des Karzinoms, auch dann, wenn der Tarsus bereits ergriffen ist. Immerhin ist ein Übergreifen des Tumors auf den Tarsus ein bezüglich Radiumtherapie wenig günstiges Ereignis. Sieht man, daß die ersten Bestrahlungen nicht von Erfolg begleitet sind, empfiehlt es sich, den Knorpel chirurgisch zu entfernen. Erkrankter Knochen ist unbedingt abzumeißeln.

Drüsenmetastasen reagieren bei Karzinomen — Sarkome verhalten sich anders — nur schlecht auf die Radiumbestrahlung und fast nie gelingt es, eine wirklich karzinomatöse Drüse durch Oberflächenbestrahlung zur Norm zurückzubringen. Auch die Radiumnadelbehandlung von Drüsenmetastasen gibt wenig befriedigende Erfolge. Jedenfalls ist die operative Entfernung erkrankter Drüsen der Strahlentherapie vorzuziehen. Ist die Operation nicht durchführbar, so sind erkrankte Drüsen unbedingt zu bestrahlen, oft gelingt es dadurch ein weiteres Wachstum zu verzögern.

Bei allen jenen Tumoren, die häufig Drüsenmetastasen setzen, ist die Drüsengegend prophylaktisch zu bestrahlen. Vielleicht gelingt es auf diesem Wege vereinzelte, in die Drüsen abtransportierte Tumorzellen in einem Zeitpunkt zu vernichten, in dem sie noch nicht die Herrschaft über die Drüse gewonnen haben.

Die histologischen Veränderungen an bestrahlten Karzinomen sind recht charakteristisch. Zuerst kommt es zu einem Stillstand der Kernteilung, man sieht nur wenig Mitosen, im Protoplasma kommt es zur Bildung von Körnchen und Vakuolen. Die Zellen vergrößern sich, ja das Protoplasma mehrerer fließt manchmal zu Synzytien zusammen, die an ein Chorionepitheliom erinnern können. Es bilden sich Riesenkerne und auch Riesenzellen mit mehreren Kernen; in den Kernen sieht man Vermehrung der Chromatinsubstanz, Pyknose, Verklumpung, Karyorrhexis. Leukozyten dringen zwischen die einzelnen Krebszellen ein und schaffen anscheinend die Zelltrümmer weg. Schließlich schieben sich Bindegewebssprossen zwischen die Epithelzellen, die immer mehr und mehr an Zahl abnehmen, um endlich vollkommen zu verschwinden.

Nach starken Röntgenbestrahlungen kommt es öfters zu Allgemeinstörungen, die als Röntgenkater bekannt sind. Ähnliche Erscheinungen können auch nach Radiumbestrahlungen zum Ausbruch kommen, sie verlaufen aber viel milder und verursachen kaum jemals jenes schwere Krankheitsbild, wie nach intensiver Röntgenbehandlung. Dieser Radiumkater tritt erst nach kollossalen Dosen auf, insbesondere nach Bestrahlungen der Bauchhöhle. Bei der Behandlung ophthalmologischer Fälle spielt der Radiumkater keine Rolle.

Im vorstehenden wurde schon ausgeführt, daß nach Radiumbestrahlungen schwere Blutveränderungen, die selbst zum Tode führen, auftreten können. Von diesen Schädigungen wird fast ausschließlich das sich mit Radium abgebende Personal betroffen; bei Karzinomkranken, die selbst jahrelang in Radiumbehandlung stehen, sieht man solche schwere Schädigungen kaum jemals. Die Gesamtmenge an Radiumstrahlen, die ein Organismus verträgt, liegt ziemlich hoch. Man wird natürlich, wenn man mit so großen Dosen arbeitet, öfters das Blut des Patienten untersuchen; eine auftretende Leukopenie ist das erste Symptom einer solchen Allgemeinschädigung.

Im Laufe der Jahre hat sich die Bestrahlungstechnik ganz wesentlich geändert. Man arbeitet heute mit anderen Trägerformen als noch vor zehn Jahren; man lernte die Träger in zweckmäßigerer Weise an den Tumor heranbringen, alle Strahlenarten wurden praktisch erprobt und insbesondere die zeitliche Verteilung der Bestrahlung hat Wandlungen mitgemacht. Gerade in den letzten Jahren wurde auf diesem Gebiete viel gearbeitet, und man kann heute noch nicht behaupten, daß man bereits zu einer endgültig festgelegten Richtlinie gekommen ist.

Die verschiedenen Trägerformen und ihre Anbringung wurde bereits in einem früheren Kapitel beschrieben, es bleibt noch übrig, die Auswahl der zur Behandlung maligner Tumoren zweckmäßigsten Strahlenarten und die zeitliche Dosenverteilung zu besprechen, da sich in dieser Beziehung die Tumortherapie gegenüber der Behandlung anderer Erkrankungen doch unterscheidet.

In den Anfängen der Radiumtherapie bestrahlte man mit in Glas gefüllten Radiumsalzen; bald konstruierte man Träger, welche auch noch Alphastrahlen aussandten; man wollte die bestmöglichste Strahlenausbeute erzielen. Verhältnismäßig frühzeitig lernte man die Strahlen durch Vorschaltung von Filtern zu sondern und seitdem hat sich immer mehr das Bestreben herausgebildet, das Schwergewicht auf die harten γ-Strahlen zu legen. Sicher mit Recht: denn alle etwas tiefer gelegenen Tumoren wurden erst dadurch der Radiumtherapie zugänglich. Obwohl die Strahlen des Radiums sehr wesensverschieden sind, kann man bei oberflächlich gelegenen Tumoren mit α-, β- oder γ-Strahlen Erfolge erzielen; auch die γ-Strahlen wirken ja nach unserer heutigen Vorstellung durch die im Gewebe erzeugten sekundären β-Strahlen. Nach den histologisch nachweisbaren Veränderungen läßt sich ein Unterschied in der Wirkung weicher und harter Strahlen nicht nachweisen.

Man kann also jede Strahlenart zur Therapie maligner Tumoren heranziehen; wenn man γ-Strahlen den Vorzug gibt, so hängt dies mit ihren physikalischen Eigenschaften, mit ihrer hohen Penetrationskraft zusammen. Man wird also auch in der Ophthalmologie dort, wo es auf Tiefenwirkung ankommt, harte Strahlen, bei oberflächlichen Tumoren, wenn tieferliegende Augenabschnitte den Strahlen möglichst wenig ausgesetzt werden sollen, weichere Strahlen wählen. Zu berücksichtigen ist, daß weichere Strahlen vielleicht stärkere Reizerscheinungen setzen.

Nun zur zeitlichen Verteilung der Bestrahlung: Anfänglich überwog die einmalige Bestrahlung mit einer sehr starken, manchesmal sogar drittgradige Reaktionen setzenden Dosis. In der Ophthalmologie wurde vielfach ohne Berücksichtigung der physikalischen Eigenschaften des Radiums auch so gearbeitet, daß man den Radiumträger täglich oder jeden zweiten Tag eine bestimmte Zeit anlegte.

Die erste Methode der Bestrahlung: einmalige große Dosis (200 bis 400% HED) erzielte zwar manchmal gute Erfolge, sie ist aber wegen der damit verbundenen Gefahren ziemlich verlassen. Bei Augenerkrankungen hat diese Methode wegen der schweren Reaktionen keine Berechtigung. Heute geht die Ansicht dahin, daß bei der Vernichtung maligner Tumoren das Bindegewebe mitzuarbeiten hat; durch eine große Dosis wird dieses aber geschädigt und ist kaum mehr imstande, in wirksamer Weise das Neugebilde zu ersetzen. Es ist ein Irrtum, zu glauben, daß alle Karzinomzellen durch eine hohe Dosis abgetötet werden können; in vitro gelingt dies nur unvollkommen, selbst bei Einwirkung der dreifachen Karzinomdosis auf einen Tumorstamm geht eine Verimpfung oft noch an und auch bei Neugebilden, die so stark bestrahlt wurden, daß sich ein Ulkus entwickelte, fand man mitten in der nekrotischen Partie noch erhaltene Tumorzellen. Den Kampf gegen das Karzinom führen nicht allein die Strahlen, sie brauchen Bundesgenossen, die durch sie erst in Bewegung gesetzt werden. Und was sollte mit den Tumoren geschehen, die auf die erste Bestrahlung nicht abgeheilt waren? Eine zweite so große Dosis hätte eine schwere Schädigung im Gefolge, zur Operation aber war der Weg durch die erste Bestrahlung vielfach schon verschlossen.

Diese Überlegungen führten zu einer zweiten Bestrahlungsmethode, die jahrelang auch in der Röntgenologie vorherrschend war. Man arbeitete mit kleineren Dosen (80 bis 120% HED); wartete die Latenzzeit ab und bestrahlte in der Art weiter, bis der Tumor abgeheilt war. Es ist nicht zu leugnen, daß auch mit dieser Methode gute Erfolge erzielt wurden. Man machte ab und zu aber auch unliebsame Erfahrungen. Tumoren, die anfänglich gut ansprachen, reagierten auf weitere Bestrahlungen nicht mehr. Am schönsten kann man dies an Hautkarzinomen verfolgen. Es gibt Epitheliome, die auf die zwanzigste Bestrahlung fast ebensogut ansprechen wie auf die erste, eine kleine Anzahl von Hautkarzinomen aber wird mit der Zeit radiumrefraktär, mittlere Dosen setzen schon ein Ulkus, ohne daß der Tumor dadurch irgendwie beeinflußt würde.

Eine andere Bestrahlungsmethode besteht darin, daß man schwache Radiumpräparate durch einen langen Zeitraum (mehrere Tage bis einige Wochen) einwirken läßt. Diese Methode wird insbesondere von französischen Autoren vertreten. REGAUD fand, daß das Hodenepithel durch eine zeitlich lange Bestrahlung mit kleinen Radiummengen sich vollständiger und dauernder vernichten läßt, als durch eine einmalige Bestrahlung mit einer viel größeren Dosis. Die Ursache dafür dürfte darin zu suchen sein, daß Zellen im Stadium der Teilung sich als strahlenempfindlicher erweisen als im Stadium der Ruhe; durch diese protrahierte Bestrahlung sollten eben alle Zellen in ihrer empfindlichsten Phase getroffen werden. Ein weiterer Vorteil dieser Methode ist, daß man bei gleichbleibender Reaktion mit viel größeren Dosen arbeiten kann. Praktisch wird die Behandlung so durchgeführt, daß ein schwacher Radiumträger durch Tage oder selbst durch Wochen angelegt wird, und, falls es sich notwendig erweist, nach Ablauf der Latenzzeit eine oder selbst mehrere solche Bestrahlungen wiederholt werden. Die Erfolge dieser Methode dürften — soweit man jetzt schon ein Urteil abgeben kann — bessere sein, als die der früher aufgezählten Behandlungsarten.

Die zeitlich protrahierte Bestrahlung ist in Spitälern oder beim Arbeiten mit Emanationskapillaren leicht durchführbar; für Stationen, deren Schwergewicht im Ambulatoriumsbetrieb liegt und die nur über fixe Radiumträger verfügen, eignet sie sich nicht. An der Wiener Radiumstation wird infolgedessen meist nach einer anderen Methode gearbeitet, welche anscheinend die Vorzüge dieser protrahierten Bestrahlung in sich schließt: es ist dies die Serienbestrahlung. Sie besteht darin, daß man sechs- bis achtmal in kürzeren Zwischenräumen (24 bis 48 Stunden) eine Bestrahlung vornimmt, dann den Ablauf der Latenzzeit abwartet und, wenn notwendig, weitere Serien anschließt. Es ist auch viel leichter, die Kranken zu bewegen, für eine oder zwei Wochen in der Großstadt zu verweilen, als sie zehn- oder zwanzigmal eine weite Reise machen zu lassen. Die in Rede stehende Behandlungsart hat einen weiteren großen Vorteil: man kann mit viel größeren Dosen arbeiten, 300 bis 400% HED auf einmal verabreicht, würde eine schwere Reaktion setzen, dieselbe Dosis verteilt, verursacht kaum eine Rötung; andererseits scheint die Größe der Dosis auf die Tumorzellen doch von wesentlichem Einfluß zu sein. Versuche von ALBERTI und POLITZER an der Kornea von Salamanderlarven, von LACASSAGNE und MONOD und von SCHWARZ an Tumoren ergaben, daß strahlengeschädigte Zellen pathologische Mitosen bilden und daß gerade diese durch eine weitere Bestrahlung ganz erheblich geschädigt werden. Soweit man die Ergebnisse heute bereits beurteilen kann, scheint ein Refraktärwerden anfänglich gut ansprechender Tumoren nach dieser Bestrahlungsmethode nicht oder jedenfalls seltener vorzukommen als nach den seinerzeit üblichen Behandlungsarten.

Nun zur Dosierung. Wichtig ist es, die erste Behandlung mit größeren Dosen vorzunehmen, da ein unbestrahltes Gewebe meist besser auf die Strahlen reagiert, als wenn es sich schon daran gewöhnt hat. Eine allgemeine Regel, wie groß die Dosen zur Bekämpfung eines Tumors sein müssen, gibt es nicht. Die von SEITZ und WINTZ aufgestellte Karzinomdosis gab zu lebhaften Auseinandersetzungen Anlaß; sie war allerdings nicht als Heildosis aufzufassen, sondern beruhte auf dem physikalischen Probleme der Abtötung der Karzinomzelle. Die Radiumtherapie blieb von diesem Streit über die Karzinomdosis ziemlich unberührt. Die verschiedenen Tumorarten reagieren jedenfalls ganz verschieden auf die Strahleneinwirkung, ja selbst unter den Neugebilden einer Type herrschen bezüglich ihrer Ansprechbarkeit auf Radium ganz bedeutende Unterschiede. So ist jedes Schematisieren verhängnisvoll. Die Kunst des Arztes besteht eben darin, jene Dosis zu wählen, welche den Tumor schädigt, das normale Gewebe aber schont. Es ist vollkommen falsch, das Radium gewissermaßen als Kaustikum zu verwenden und durch Überdosierung Ulzera zu setzen, in der Absicht, dadurch den Tumor zu zerstören. Nach oben zu wird also die zu verabreichende Dosis begrenzt durch die Verträglichkeit des normalen Gewebes, wobei zu berücksichtigen ist, daß Reaktionen ersten Grades vielleicht sogar nützlich sind, solche zweiten und dritten Grades aber vermieden werden müssen. Es gibt nur ganz seltene Fälle, die auf die gewöhnliche Bestrahlung nicht reagierten, bei denen man vielleicht als ultima ratio eine maximale Dosis verordnen kann; ein Radiumulkus wäre ja in Kauf zu nehmen, wenn damit der Tumor beseitigt wäre; leider führt auch dieses Vorgehen nur selten zum Ziel. In der Ophthalmologie wird die obere Dosisgrenze auch durch Rücksichtnahme auf den Bulbus bestimmt. Im allgemeinen wird man trachten, bei der Bestrahlung maligner Tumoren die größte Dosis zu verwenden, welche das normale Gewebe nicht schädigt. Von gewissen Karzinomen, wie z. B. von den meisten epibulbären Epitheliomen weiß man, daß sie oft auf relativ kleine Dosen abheilen. Leider ist bei den meisten Tumoren auch die größte Dosis nicht imstande, in einer Bestrahlung das Neugebilde zu heilen; das weitere Vorgehen wird dann durch die Reaktion des Tumors auf die Bestrahlung bestimmt. Zu beachten ist, daß karzinomatöses Gewebe eine größere Dosis als die normale Haut verträgt, ohne eine Reaktion zu zeigen.

Lange Zeit hindurch war die Vorstellung vorherrschend, daß zu schwache Bestrahlung auf das Tumorwachstum einen Reiz ausübt.

Heute weiß man, daß ungenügende Bestrahlungen vielleicht nicht nützen, jedenfalls aber keinen Schaden stiften.

Auch die Meinung, daß durch die Strahlentherapie Metastasenbildung angeregt wird, ist heute verlassen.

Natürlich ist die Radiumtherapie nicht endlos durchzuführen, denn auch normales Gewebe wird durch oft wiederholte Bestrahlungen so betroffen, daß nicht nur kosmetische Schäden, sondern auch Ulzera entstehen können. Im allgemeinen verträgt die Haut im Laufe eines Jahres bis zum Achtfachen der HED Radiumlicht. Wichtig ist es, nicht nur den Tumor, sondern auch seine nächste Umgebung zu bestrahlen; daß man auch die Drüsengegend prophylaktisch behandelt, wurde schon früher ausgeführt.

Ist der Tumor vollkommen geschwunden, so haben noch einzelne weitere Bestrahlungen zu folgen, um vielleicht doch noch vorhandene vereinzelte Tumorzellen zu vernichten und dann ist der Kranke zur öfteren Kontrolle zu bestellen.

Rezidiven kommen natürlich auch nach der Radiumbehandlung vor; ihr Prozentsatz hängt von der Tumortype ab, er ist aber, wenn die Behandlung wirklich lege artis erfolgt und der Tumor abgeheilt ist, nicht hoch. Meist tragen die Kranken am Rückfall selbst die Schuld, insoferne, als sie sich nicht den Anordnungen des Arztes gefügt haben. Ist äußerlich ein Erfolg zu sehen, so halten sich viele Patienten schon für geheilt und kommen nicht mehr zur Behandlung. Bei Kranken, die weit entfernt wohnen, wird man jenen Weg wählen, der am schnellsten zum Ziel führt, unter Umständen die Bestrahlung mit einer Operation kombinieren.

Hat der primäre Tumor auf Radium gut angesprochen, so reagieren auch fast immer die Rückfälle.

Tumoren, an denen schon alle möglichen therapeutischen Versuche unternommen wurden, verhalten sich Radium gegenüber fast immer hartnäckiger als solche, die primär bestrahlt werden. In seltenen Fällen gelingt es, röntgenrefraktäre Neugebilde durch Radium noch zu heilen, während der umgekehrte Weg wenig Aussicht auf Erfolg hat.

II. Erkrankungen der Lider

1. Ekzeme

Bei der Behandlung von Lidekzemen greift man nur selten zu Radium, denn gerade jene Formen, die auf eine Bestrahlung am besten reagieren, kommen an den Lidern fast nicht vor. Zur Bestrahlung gut geeignet sind subakute, insbesondere seborrhoische Ekzeme. Im allgemeinen wählt man aber zur Behandlung der Lider und Augenbrauen lieber Röntgen

deshalb, weil es möglich ist, eine größere Hautpartie in homogenerer
Weise zu bestrahlen, weil auch die Epilation leichter und sicherer durchzuführen ist wie mit Radium und insbesondere, weil sich bei Röntgen-

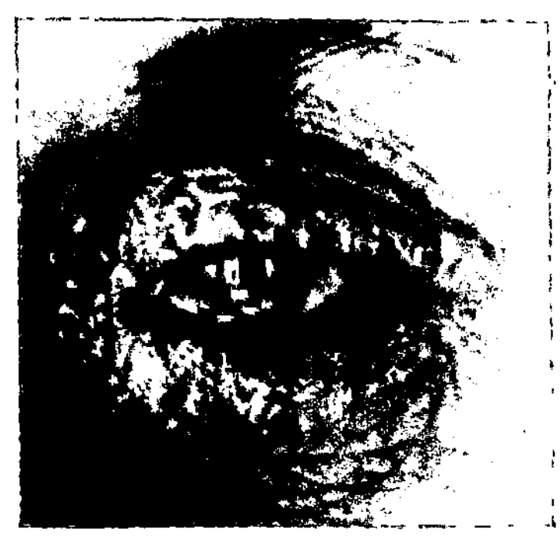

Abb. 14. Lidekzem

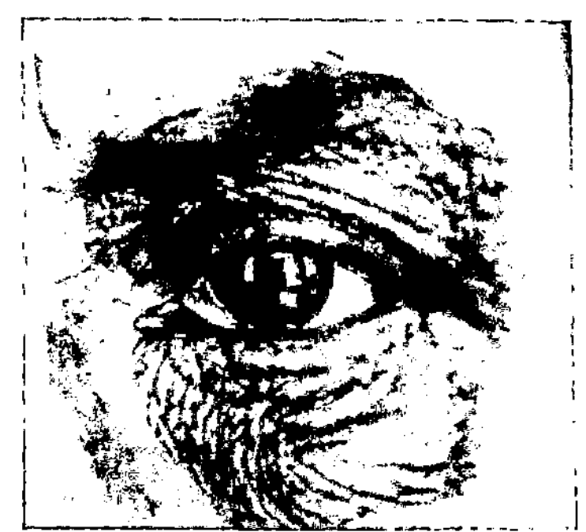

Abb. 15. Fall 14 nach 3 Bestrahlungen

bestrahlung der Bulbus durch Bleiglasprothesen gegen Schädigungen
leicht schützen läßt. Zur Bestrahlung von Lidekzemen empfiehlt sich
die Anwendung von harten Betastrahlen in einer Dosis unterhalb der
Erythemgrenze.

2. Psoriasis

Fast immer kommt man mit der medikamentösen Therapie aus.
Will man Salbenbehandlung vermeiden, wählt man Röntgen. Es ist
natürlich auch durch Radiumbestrahlung möglich, einen Psoriasisherd
zur Abheilung zu bringen. Technik: harte Betastrahlen, Dosis unter der
Erythemgrenze.

3. Lupus vulgaris

Der günstige Effekt von Radium- und Röntgenstrahlen auf tuberkulöses Gewebe ist durch jahrelange, praktische Anwendung dieser Behandlungsmethode erwiesen und über jeden Zweifel erhaben; die Frage,
wie und auf welchem Wege es zu diesen Erfolgen kommt, ist letzten Endes
allerdings noch nicht entschieden. Es ist zwar bekannt, daß Radiumstrahlen (insbesondere β-Strahlen) bis zu einem gewissen Grad eine
bakterizide Wirkung ausüben; doch kommt dieser Effekt der Radiumbestrahlung praktisch nicht zur Auswirkung, da einerseits diese Kraft
nur gering ist und andererseits, weil sie nur durch so hohe Dosen erzielt
werden kann, wie sie in der Behandlung von Krankheitszuständen nicht
zur Anwendung kommen können. So muß man sich vorstellen, daß dem
Abbau des pathologischen Gewebes die günstige Wirkung der Radiumstrahlen zuzuschreiben ist; dadurch kommt es vielleicht zu einer Änderung
des Bodens, welcher dann für die Vermehrung der Tuberkelbazillen un-

günstige Bedingungen bietet, so daß die lokalen reaktiven Kräfte in besserem Maße den Kampf gegen die Infektion aufnehmen können. Die verschiedenen Formen der tuberkulösen Erscheinungen reagieren auch auf eine Radiumbestrahlung im wechselnden Ausmaß und aus diesem Grunde ist eine genaue Auswahl der Fälle für die Radiumbehandlung eine notwendige Forderung.

Der Lupus vulgaris der Haut wird relativ häufig einer Radiumbestrahlung unterzogen. Aber gerade bei dieser Form tuberkulöser Infektion ist die Indikation zur Bestrahlung außerordentlich wichtig. Während einzelne Formen auf eine Radiumbestrahlung sehr gut ansprechen, gibt es Fälle, wo nicht nur kein Erfolg zu erzielen ist, sondern bei denen man durch eine Bestrahlung den Patienten unter Umständen Schaden zufügen kann. Der Ausspruch ROTHMANNS: „Ein Röntgenrezidiv ist ärger als zehn Lichtrezidive" hat bis zu einem gewissen Grade sicher seine Berechtigung und er gilt nicht nur für die Röntgentherapie, sondern auch für die Radiumbestrahlung. Lange Zeit hindurch mit größeren Radiumdosen bestrahltes Gewebe ist gegen jeden energischeren Eingriff (Exkochleation, Ätzung und so weiter) außerordentlich empfindlich und verhält sich ähnlich einer röntgenatrophischen Haut, es kann durch gesetzte Traumen leicht zerfallen und daraus eines der gefürchteten Radiumulcera entstehen. Führt also die Bestrahlung nicht zum Ziele, so kann es sich ereignen, daß man fast machtlos der Erkrankung gegenübersteht; und wenn man trotz dieser Gefahren die Radium- und Röntgenbestrahlung lupösen Gewebes nicht aufgegeben hat, so ist dies ein Zeichen für die Leistungsfähigkeit dieser Therapieart, allerdings nur unter gewissen Voraussetzungen, die zu beachten sind. Auch der Vorwurf, daß auf die genannte Behandlungsart recht häufig Lupuskarzinome zur Beobachtung kommen, wird gegen die Strahlentherapie des Lupus erhoben. Doch fehlen sichere Beweise.

Unter den verschiedenen Formen des Lupus vulgaris eignen sich zur Radiumbestrahlung vor allem hypertrophische und exulzerierte Herde; es ist erstaunlich, wie rasch sich oft die Gewebsveränderungen nach einer Bestrahlung zurückbilden. Allerdings bleiben dann vielfach noch kleine, unscheinbare, transparente, braungelbe Lupusknötchen der Narbe eingestreut; wollte man auch diese durch eine weitere Bestrahlung allein beseitigen, so wäre dies der größte Fehler; gegen die planen Lupusknötchen ist nach unseren Erfahrungen Radium allein ziemlich machtlos; man würde durch eine weitere Bestrahlung nur eine allzustarke Belastung des Gewebes hervorrufen, unter Umständen eine radiumatrophische Haut erzeugen, ohne den Lupus vollkommen zur Abheilung zu bringen. Wohl aber bewährt sich ganz ausgezeichnet eine kombinierte Methode: Zerstörung der Lupusknötchen mit dem Glüheisen mit darauffolgender nochmaliger Radiumbestrahlung. Die Bildung eines Radiumulkus infolge dieser Behandlungsmethode ist, wie die Praxis erwiesen hat, nicht zu befürchten, auch dann nicht, wenn die Haut schon vielfachen Bestrahlungen ausgesetzt war. Eine andere kombinierte Methode: Exkochleation mit darauffolgender Bestrahlung gibt auch gute Resultate, aber sie kommt infolge der eigentümlichen Verhältnisse an den Lidern nur selten in Frage. Die planen Formen des Lupus, der sogenannte Lupus maculosus, eignet sich für die alleinige Radiumbestrahlung nicht. Aber gerade bei diesen Lupusfällen, die ja relativ häufig an den Lidern zur Beobachtung kommen, bewährt sich die kombinierte Methode: Thermo- oder Kaltkauterbehandlung und Radiumbestrahlung in hervorragendem Maße. Das praktische Vorgehen gestaltet sich relativ einfach; die einzelnen Lupusknötchen, die durch ihr braungelbes Infiltrat in die Augen springen, werden mit dem Thermokauter zerstört; eine lokale Anästhesie ist meist zu umgehen, da die Schmerzen dieser Behandlung (sehr empfindliche Patienten ausgenommen) erträglich sind. Gleich im Anschluß daran bestrahlt man mit Radium; allerdings genügt eine einmalige Behandlung meist nicht, sondern ist eine solche öfters zu wiederholen. Ein weiterer Vorteil der Radiumbestrahlung gegenüber anderen Methoden ist, daß sie auch bei sehr entzündlichen, rasch fortschreitenden Lupusformen zur Anwendung kommen kann. In einem solchen Falle empfiehlt es sich, einen doppelten Randwall von Thermokauterpünktchen zu setzen und daran eine Bestrahlung anzuschließen.

Die richtige Auswahl der Fälle für die Radiumbehandlung bestimmt sich auch nach der Größe der Lupusherde. Es ist im allgemeinen nur selten zweckmäßig, Fälle einer Radiumbestrahlung zuzuführen, bei denen der Lupusherd z. B. Handtellergröße erreicht; es ist auch nicht angezeigt, Plaques zu bestrahlen, die schon deutlich ausgesprochene narbige Rückbildung zeigen. Für die Behandlung des Lupus der Lider gelten diese allgemeinen Regeln nur in beschränktem Sinne, denn gerade hier können eine Reihe der sonst üblichen Behandlungsmethoden nicht durchgeführt werden; auch ist es notwendig, wenn der Lupus an den Lidrand heranreicht, rasch zu arbeiten, um ein Übergreifen auf die Konjunktiva zu verhüten. Und gerade die Thermokauter-Radiumbehandlung scheint am sichersten einem Weiterschreiten des Lupus Einhalt zu tun. Die Radiumbestrahlung bietet auch den Vorteil, daß die nach ihr resultierenden Narben kosmetisch außerordentlich befriedigend sind und funktionell allen Ansprüchen genügen, so daß in dieser Beziehung die Bestrahlung nur mit der Finsenbehandlung auf eine Stufe zu stellen ist.

Die Dosen, die zur Behandlung eines Lupus vulgaris benötigt werden, brauchen nicht groß zu sein; es ist vollkommen falsch, mit Radium einen Lupusherd zerstören zu wollen. Radium ist ausschließlich als ein unterstützender Behandlungsfaktor zu betrachten. Das Vorgehen mit kleinen Dosen hat auch den Vorteil, daß in seinem Gefolge keine radiumatrophische Haut resultiert und daß der Weg einer anderen Therapieart dadurch noch offen bleibt. Man kann mit β-Strahlen arbeiten oder γ-Strahlen wählen; letztere sind zu bevorzugen. Einzeldosis 20 bis 40% der HED, Kontaktbestrahlung, Bestrahlungszwischenraum zwei bis drei Wochen, fünf bis zehn Bestrahlungen in dieser Art bringen keine Schädigung. Rezidiven kommen auch nach dieser Therapie vor, sie scheinen aber seltener zu sein als nach anderen Behandlungsmethoden.

4. Hypertrophische Narben

Hypertrophische Narben kommen an den Lidern recht selten zur Beobachtung. Radium ist das beste Mittel zu ihrer Behandlung, es gelingt durch Bestrahlung die Narben abzuflachen und sie so weniger sichtbar zu machen. PFLUGK empfiehlt zur Erweichung narbiger Einziehungen an den Lidwinkeln nach Granatverletzungen mit Verlötung der Lider an den Knochen Radium. Bei Narben an anderen Hautstellen, die sehr stark vorspringen, wird ab und zu Exzision des veränderten Gewebes vorgenommen und die Wunde primär geschlossen oder offen gelassen. Um die sich nach solchem Vorgehen sehr häufig entwickelnden Rezidiven zu verhüten, kann man — sehr oft mit Erfolg — die Radiumbestrahlung heranziehen. Hypertrophische Narben benötigen große Dosen, Dosen, welche bis an die Erythemgrenze heranreichen; sie vertragen auch viel größere Dosen als die normale Haut, ohne daß es zur Erythembildung kommt. Harte Betastrahlen sind am meisten zu empfehlen. Eine einzige Bestrahlung ist meist nur zum Teil wirksam, die Behandlung muß lange Zeit hindurch fortgesetzt werden. Bestrahlungspause zwei bis drei Wochen. Treten Teleangiektasien auf, ist dies ein Zeichen, mit weiteren Bestrahlungen auszusetzen.

5. Blepharitis

Zur Bestrahlung ist sowohl die gewöhnliche Blepharitis ulcerocrustosa als auch die Blepharitis squammosa geeignet, die auf seborrhoi-

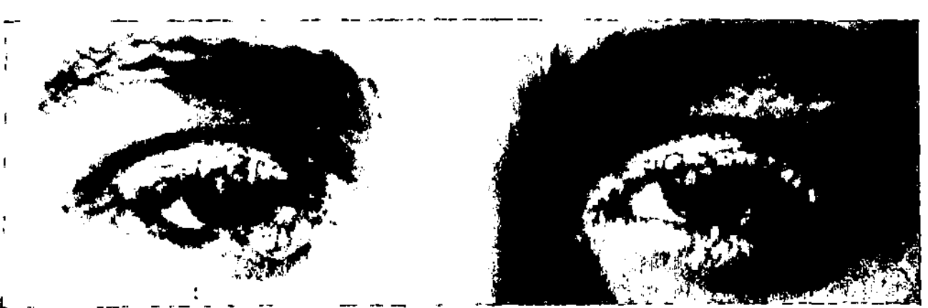

Abb. 16. Blepharitis ulcero-crustosa, 2 Jahre mit Salben erfolglos behandelt. (Aus RIEHL-KUMER, Radium- und Mesothoriumtherapie der Hautkrankheiten)

scher Grundlage beruhenden Blepharitiden reagieren jedoch schlechter und rezidivieren öfters. Auch zur Behandlung der Blepharitis wählt man

aus jenen Gründen, die im Kapitel Ekzem auseinandergesetzt sind, besser
Röntgen.

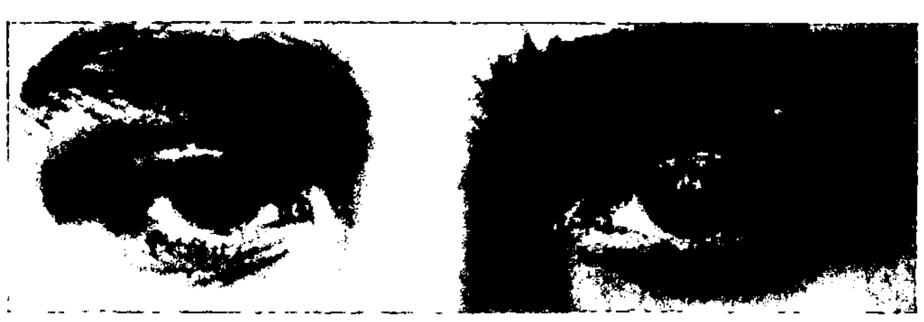

Abb. 17. Fall 16 nach dreimaliger Radiumbestrahlung dauernd geheilt. (Aus RIEHL-
KUMER, Radium- und Mesothoriumtherapie der Hautkrankheiten)

Die Radiumbestrahlung erfolgt so, daß ein Dominiciröhrchen auf
die geschlossenen Lider gelegt wird. Harte Betastrahlen, $\frac{1}{2}$ bis $\frac{3}{4}$ Erythemdosis, Bestrahlungspause drei bis vier Wochen.

6. Trichiasis

Der Gedanke, Radium als Epilationsmittel bei Trichiasis zu wählen,
ist naheliegend; resultiert doch sehr oft bei Bestrahlungen aus den verschiedensten Gründen Zilienausfall, andererseits führen operative Maßnahmen und auch Elektrolyse nicht immer zum Ziele. Nun erfordert
gerade die Epilation sehr exakte und gleichmäßige Dosierung, die mit
den im Röntgenverfahren üblichen Meßmethoden leichter durchführbar
ist als mit den verschieden großen und sich den Lidern nicht anpassenden
Radiumträgern. Wollte man eine Epilation der Zilien mit Radium durchführen, müßte man die richtige Dosis für jeden einzelnen Träger experimentell bestimmen. Aus diesen Gründen, und weil die Gefahr einer Bulbusschädigung durch die zur Anwendung kommenden verhältnismäßig
großen Dosen durch Radium eher gegeben ist als durch Röntgen, wählt
man trotz anderer Angaben (FLEMMING) lieber letztere Strahlenart.

7. Hämangiome — Lymphangiome

Die Radiumtherapie der Angiome ist in den meisten Fällen allen
anderen Behandlungsarten weit überlegen und dies betrifft nicht nur die
Wahrscheinlichkeit des Erfolges und die Verhinderung weiteren Wachs-
tums, sondern auch das kosmetische Resultat. Der große Vorteil der
Radiumbestrahlung ist, daß durch sie allein die Blutgefäße zur Verödung
gebracht werden — die Endothelien junger, angiomatöser Gefäße sind
außerordentlich radiumsensibel — während die deckende Haut nicht
geschädigt wird; man kann also von einer elektiven Wirkung sprechen.
Ein weiterer Vorteil der Bestrahlung ist, daß sie keine Wunden
und keine Schmerzen setzt, ja selbst bei sehr unruhigen Kindern im

Schlafe durchgeführt werden kann. Eigenartigerweise sind die Röntgenstrahlen gegen Angiome viel weniger wirkungsvoll. Nach einer Radiumbehandlung kommen keine Rezidiven vor.

Von einer Besprechung der Literatur wurde abgesehen, da Lidangiome sich genau so verhalten wie Blutgefäßgeschwülste an anderen Hautstellen und die Radiumbehandlung dieser Veränderungen heute schon etwas Alltägliches darstellt.

Als erster Grundsatz hat zu gelten: Die Behandlung der Angiome hat so frühzeitig zu erfolgen als nur möglich. Die meisten Angiome zeigen nämlich die Tendenz zu wachsen und die Vergrößerung einer solchen Geschwulst kann in sehr raschem Tempo vor sich gehen; das weitere Wachstum läßt sich durch Radium fast immer mit Sicherheit aufhalten. Der kosmetische Behandlungserfolg ist bei kleinen Angiomen natürlich meist besser als bei großen. Je jünger ein Angiom, desto besser spricht es auch auf die Bestrahlung an; bei Erwachsenen erweisen sich diese Blutgefäßveränderungen oft durch Radium unbeeinflußbar. Recht häufig kommt es vor, daß ein Angiom im Zentrum spontan exulzeriert ist, gerade an den Lidern sieht man dies öfters. Die Oberfläche ist dann mit Krusten bedeckt, oder es findet sich beginnende Epithelisierung mit Schuppenbildung. Exulzerierte Angiome werden besser nicht bestrahlt, sondern man befördert die Epithelisierung durch einen indifferenten Salbenverband und beginnt mit der Radiumbehandlung erst, wenn sich eine kräftige Narbe gebildet hat. Es kommt nämlich vor, daß auf eine Bestrahlung die Exulzeration noch zunimmt; ob die Strahlen dazu die Veranlassung geben, ist fraglich, jedenfalls wird aber die besorgte Mutter dem behandelnden Arzte die Schuld dafür beimessen.

Gerade an den Lidern kommen ab und zu Angiome von einem solchen Umfange vor, daß die Geschwulst sich vorhangartig über die Lidspalte legt. Auch nach Rückbildung der Gefäße würde ein schlaffer, die Lidspalte deckender Sack zurückbleiben; auch gibt es Angiome mit knopfartigen Vorragungen. In solchen Fällen kommt man meist ohne eine kosmetische Operation nicht aus und es frägt sich, in welchem Zeitpunkte diese durchgeführt werden soll. Man kann die Operation vorausschicken und, wenn die Wunde vernarbt ist, bestrahlen; es ist aber auch der Weg gangbar, zuerst zu bestrahlen und dann zu operieren. Nur darf die Operation nicht in unmittelbarem Anschluß an die Bestrahlung erfolgen, es sollen mindestens mehrere Monate, womöglich Jahre dazwischen liegen, denn in einem kurz vorher stärker bestrahlten Gewebe könnten bei der Wundheilung Komplikationen auftreten.

Recht häufig kommen Angiome zur Behandlung, an denen schon andere therapeutische Versuche — Paquelinisierung, Elektrolyse usw. — unternommen wurden und die dadurch doch nicht verschwanden. Auch solche Angiome können bestrahlt werden.

Eine recht wichtige Frage ist, ob durch Radium nicht eine Schädigung des Kindes eintreten könnte. Eine Allgemeinschädigung durch die kleinen Dosen, die zur Behandlung von Angiomen genügen, ist selbst bei Säuglingen auszuschließen. Etwas anderes ist es natürlich mit lokalen Schädigungen, wie Zilienausfall oder Veränderungen am Bulbus; darüber wird bei der Dosierung noch die Rede sein. Auf jeden Fall empfiehlt es sich, bei wachsenden Angiomen zwei bis drei Bestrahlungen auszuführen, um die weitere Vergrößerung zu verhindern; ein Aufhalten im Wachstum gelingt wohl in fast allen Fällen und es steht dann noch immer die Möglichkeit offen, irgendeine Behandlung weiter durchzuführen, wenn das Kind größer geworden ist.

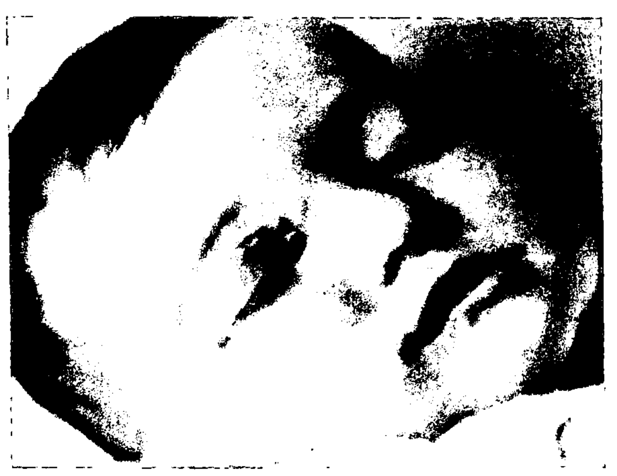

Abb. 18. Blutcysten am Oberlid, zur Radiumbestrahlung nicht geeignet

Natürlich sind nicht alle Angiome zur Bestrahlung geeignet und es ist wichtig, von vornherein eine richtige Auswahl zu treffen. Vereinzelte Teleangiektasien und der stern- oder spinnenförmige Naevus, bei dem von einem zentralen größeren Gefäß Reiserchen radiär ausstrahlen, werden auf viel einfachere Weise mit dem Paquelin, der Elektrokoagulation oder mit der Elektrolyse verödet. Blutzysten, die an den Lidern öfters vorkommen und aus wenigen, sehr stark erweiterten Gefäßen bestehen, reagieren auf Radium nicht immer gut; auch sie werden durch ein anderes Verfahren unschwer beseitigt.

Bezüglich der Radiumtherapie bewährt sich am besten die Einteilung der Blutgefäßgeschwülste in Naevi flammei, kutane und subkutane Angiome.

Der **Naevus flammeus** spricht auf Radium am schlechtesten an, insbesondere ungünstig reagieren die tiefen Formen, die auf Druck nicht abblassen; solche blaue Feuermäler, bei denen also auch die tiefen Gefäße an den Veränderungen beteiligt sind, werden, wenn sie an den Lidern sitzen, am besten nicht in Radiumbehandlung genommen. Isolierte Naevi flammei der Lider sind selten, meist erstrecken sich ja die Feuermäler auf größere Hautbezirke. In einem solchen Falle wiederum ist es schwierig, einen gleichmäßigen Rückgang der Veränderung zu erzielen, weil die Lidhaut viel empfindlicher ist als die Umgebung. Bei auf Druck abblassenden Naevi flammei der Lider bei Kleinkindern lassen sich durch Radium ziemlich gute, manchmal sogar ausgezeichnete Erfolge erzielen; bei Erwachsenen bleiben sie meist versagt; hier leistet die Kohlensäureschneevereisung gewöhnlich mehr.

Am wirksamsten und auch für das Auge am ungefährlichsten sind ganz weiche Strahlen, in einer Dosis, die bis zur Erythembildung heran-

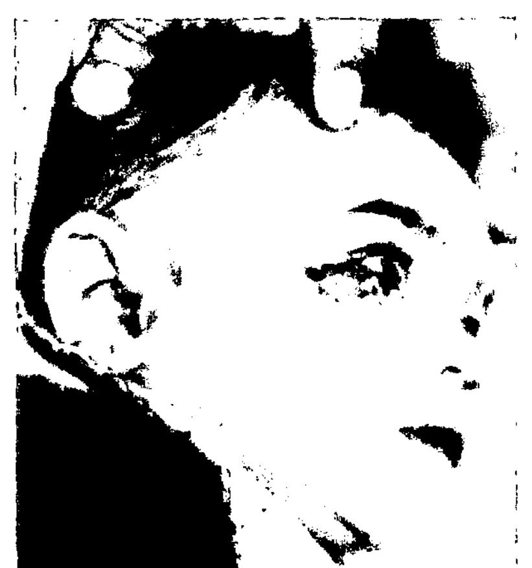

Abb. 19. Flaches Hämangiom

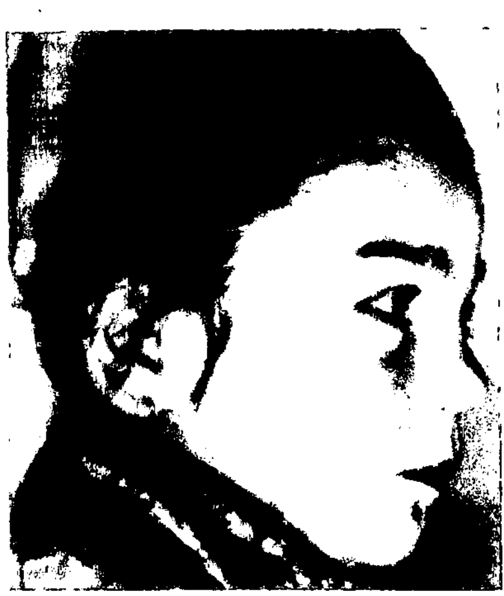

Abb. 20. Fall 19 3 Jahre nach der Radiumbehandlung

reicht. Eine leichte Reaktion ist nur nützlich, eine stärkere ist unbedingt zu vermeiden. An der Radiumstation wird ein Glimmerplattenträger verwendet, der auch noch weiche β-Strahlen aussendet. Es ist zweckmäßig, um eine Abzeichnung der Trägergrenze zu vermeiden, den Träger abwechselnd in verschiedener Richtung anzulegen, bei größeren Naevi flammei bedient man sich der Wischmethode. Man beginnt natürlich nicht sofort mit der vollen Dosis, sondern bestrahlt in vierzehntägigen Intervallen und steigt mit der Dosis, bis es zu einer leichten Erythembildung oder Schuppung kommt. Sieht man nach vier bis fünf Bestrahlungen, daß kein Erfolg zu erzielen ist, wird es sich empfehlen, zu einer anderen Behandlungsmethode überzugehen. Blaßt der Naevus flammeus ab und treten dabei einzelne Teleangiektasien deutlicher hervor, darf die Bestrahlung nicht mehr fortgesetzt werden, denn das Bild einer radiumatrophischen Haut stört kosmetisch viel mehr als der Naevus flammeus. Eine Schädigung des Auges durch diese Art der Bestrahlung ist kaum zu befürchten,

da die weichen Strahlen ja den Augapfel nicht treffen und die Bestrahlung
so kurz erfolgt, daß irgendeine nennenswerte Wirkung durch die harten
Strahlen nicht erzielt werden kann.

Besitzt man keinen solchen Träger, der alle weichen Strahlen aussendet, so könnte zur Behandlung solcher Naevi flammei eine Degeasalbe
oder eine Einpinselung von Degealösung versucht werden.

Stehen die nur gewöhnlich gebrauchten Plattenträger oder Tuben,
die ja infolge ihrer Metallwand keine ganz weichen Strahlen aussenden,
zur Verfügung, so kann man versuchen, mit solchen ungefilterten, zur
Abfangung der Sekundärstrahlen nur mit Guttapercha oder einem ähnlichen Stoff versehenen Trägern die Behandlung vorzunehmen. Da diese
Apparate nur härtere Strahlen aussenden, ist eine viel längere Bestrahlungszeit notwendig; damit steigt natürlich schon die Gefahr
einer Schädigung des Auges durch harte Strahlen. Eine zwei- oder drei-
malige Bestrahlung wird eine solche kaum herbeiführen, jedenfalls wird
große Vorsicht notwendig sein, und auf keinen Fall dürfen die Bestrahlungen allzulange fortgesetzt werden.

Die Behandlung des Naevus flammeus mit γ-Strahlen und auch die
bei Feuermälern an anderen Körperstellen vielfach vorteilhafte Distanzbestrahlung wird an den Lidern, zur Vermeidung einer Schädigung des
kindlichen Bulbus, besser unterbleiben.

Kutane, kavernöse Angiome. Weitaus besser reagieren die kutanen,
kavernösen Angiome, ja in einer großen Anzahl der Fälle kommt es nach
der Radiumbestrahlung zu einer völligen restitutio ad integrum und auch

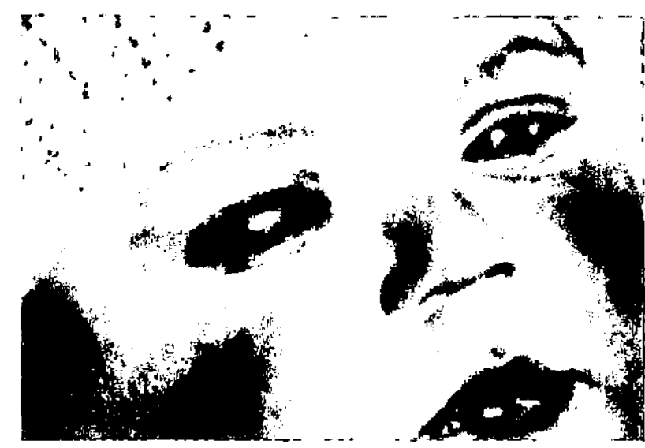

Abb. 21. Hämangiom des Oberlides

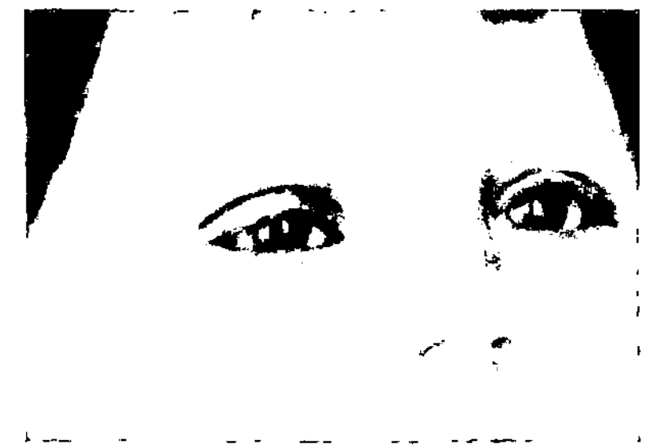

Abb. 22. Fall 21 nach durchgeführter
Radiumbehandlung (20 Bestrahlungen,
150 mgh γ-Strahlen)

bei faustgroßen Tumoren ist die Radiumbehandlung dieser Angiome
sicherlich die beste Behandlungsmethode. Natürlich gibt es wichtige
Unterschiede in der Reaktionsfähigkeit der einzelnen kavernösen Angiom-
typen auf Radium. Sehr gut sprechen Angiome mit himbeerartiger Oberfläche an; schlecht reagieren erektile Angiome. Kann man ein Hämangiom gut komprimieren, und füllt es sich rasch wieder, so ist dies ein

Zeichen, daß große Gefäße das Blut zuleiten; in solchen Fällen ist der Erfolg der Radiumtherapie fraglich. Insbesondere ungünstig reagieren pulsierende Angiome. Die Kompressibilität eines Angioms und das Tempo der

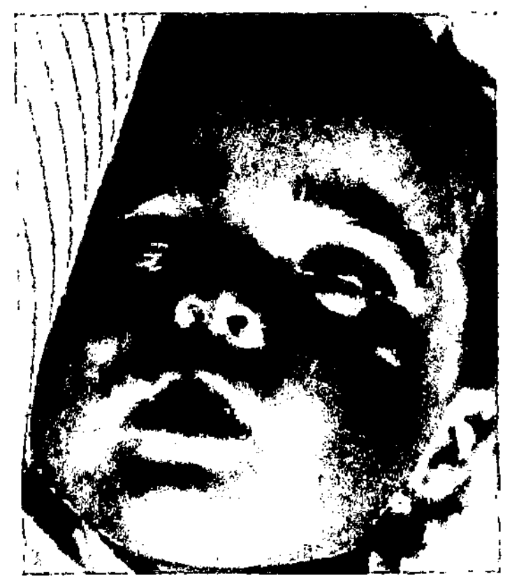

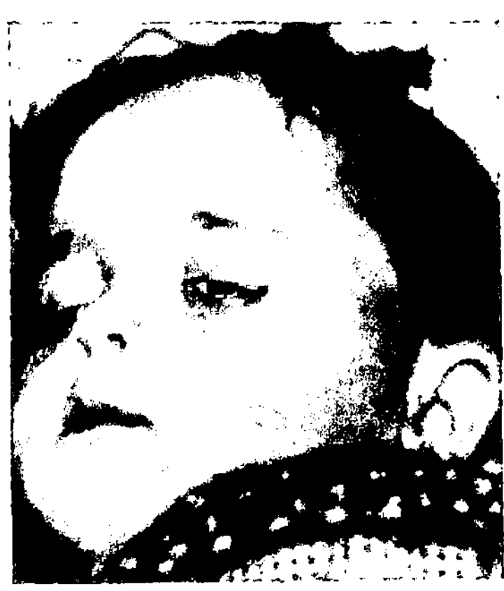

Abb. 23. Kavernöses Angiom   Abb. 24. Fall 23 nach der Radiumbestrahlung
(Aus RIEHL-KUMER, Radium- und Mesothoriumtherapie der Hautkrankheiten)

darauf folgenden Blutfüllung gibt also einen Hinweis bezüglich der Reaktion auf Radium. Rasches Wachstum eines Angiomes ist im allgemeinen bezüglich Radiumtherapie ein günstiges prognostisches Symptom.

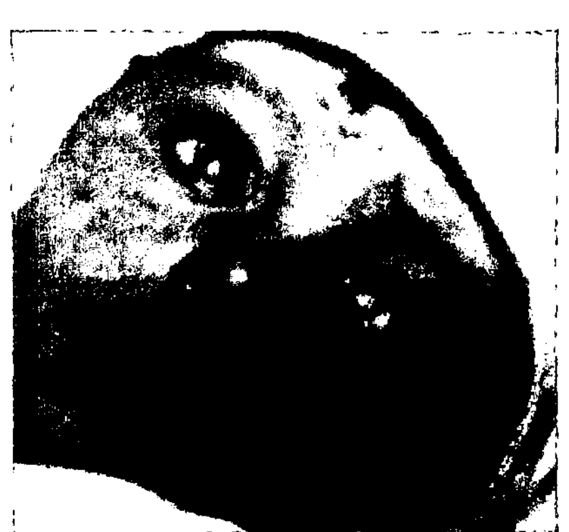

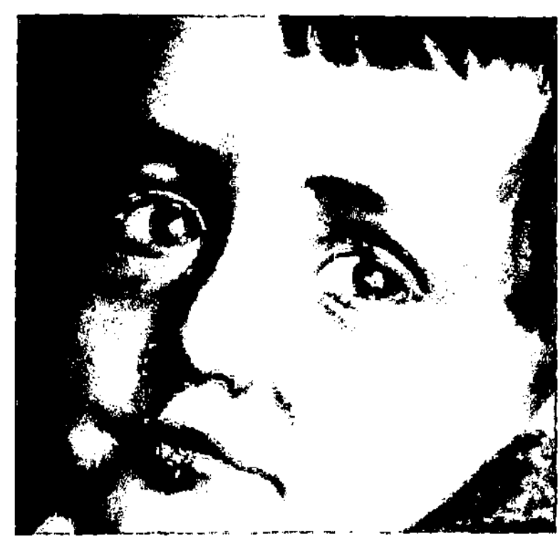

Abb. 25. Angiom der Wange und des   Abb. 26. Fall 25 nach durchgeführter Ra-
Lides   diumbehandlung. Aufnahme nach 2 Jahren

Die Rückbildung eines Angioms kann sowohl durch β-Strahlen als durch γ-Strahlen bewerkstelligt werden. Sitzt das Angiom in einer gewissen Entfernung vom Bulbus, so daß man auf ihn keine Rücksichten zu nehmen braucht, kann man mit γ-Strahlen arbeiten. Bei Angiomen, welche direkt die Lider betreffen, bevorzugt man, um den Bulbus möglichst kurze Zeit der Strahlenwirkung auszusetzen, weichere Strahlen. Die Dosen, die zur Rückbildung eines Angioms notwendig sind, sind nicht groß; man überschreitet selten $^1/_5$ bis $^1/_4$ der Erythemdosis; Reaktionen sind zu vermeiden. Es wäre vollkommen falsch, die Rückbildung eines Angioms durch eine einzige Bestrahlung erzwingen zu wollen. Die Behandlung erfolgt im allgemeinen in zweiwöchentlichen Pausen. Es sind meist 8 bis 10, ja selbst 15 Bestrahlungen notwendig, um eine Rückbildung mit so kleinen Dosen zu erzielen; der Vorteil dieser Art der Behandlung ist aber, daß Radiumschädigungen niemals auftreten, und daß das kosmetische Resultat ein ausgezeichnetes ist. In einzelnen Fällen wird es sich empfehlen, um den Bulbus noch besser zu schützen, eine Bleiglasprothese unter das zu bestrahlende Lid einzuführen.

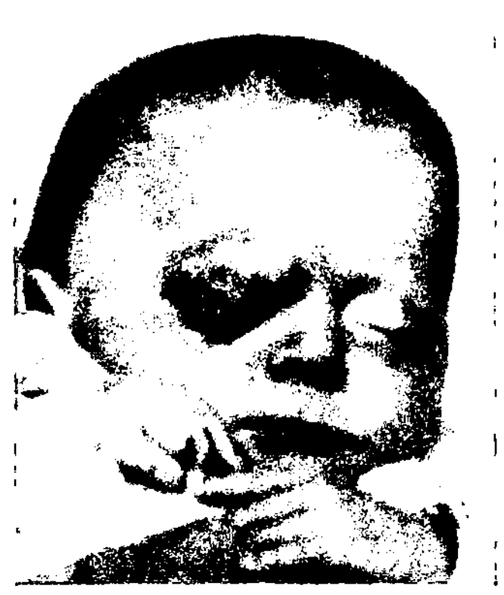

Abb. 27. Hämangiom des Oberlides

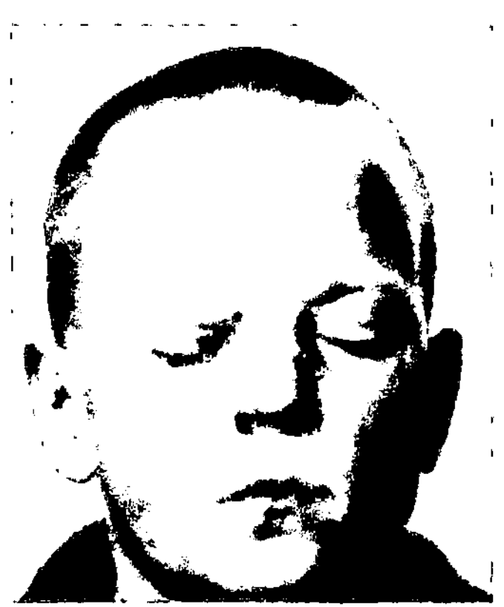

Abb. 28. Fall 27 nach 9 Jahren

Die **subkutanen kavernösen Angiome** kommen entweder allein oder recht häufig vergesellschaftet mit den kutanen kavernösen Angiomen an den Lidern zur Beobachtung. Auch hier ist die Kompressibilität und das Tempo der Füllung des Angioms ein prognostischer Fingerzeig. Im allgemeinen reagieren subkutane kavernöse Angiome schlechter, als wenn der Sitz der Veränderung die Haut selbst ist; immerhin wird sich die große Mehrzahl von ihnen bei Kindern durch Radium vollkommen beseitigen lassen. Besteht ein subkutanes Angiom aus großen Gefäßen — oftmals schimmern diese durch die Haut durch — so ist die Prognose recht fraglich zu stellen. Zur Bestrahlung verwendet man γ-Strahlen, da die Veränderungen ja doch beträchtlich unter der Hautoberfläche liegen. Auch hier arbeitet man mit kleinen Dosen, überschreitet $^1/_4$ der Erythemdosis fast nie. Die Bestrahlungen werden in vierzehntägigen Zwischenräumen vorgenommen.

Einige Autoren arbeiten bei kavernösen Angiomen mit Radiumnadeln oder wie NEW und BENEDICT mit Tuben, die durch einen Hautschnitt mitten in das Angiom eingeführt werden. Es ist nicht zu bestreiten, daß durch diese Methode in recht kurzer Zeit sich Erfolge erzielen lassen. Ein solcher Eingriff ist aber mit denselben Gefahren verbunden, wie eine Operation und wenn auch in Dutzenden von Fällen keine Infektion

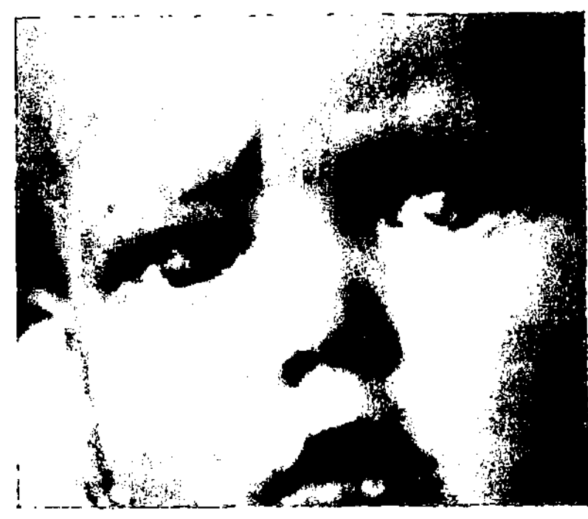

Abb. 29. Subkutanes Hämangiom des Oberlides

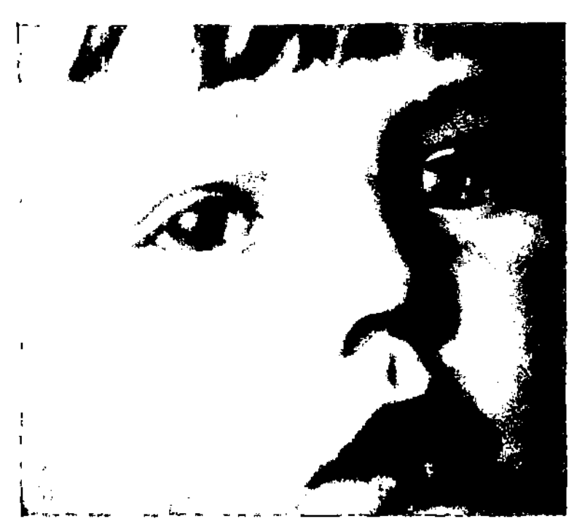

Abb. 30. Fall 29 nach 3 Jahren (6 Bestrahlungen)

aufgetreten ist, so besteht doch diese Möglichkeit. Man kann bei Angiomen durch Bestrahlung von der Oberfläche dasselbe auf ungefährlicherem Weg erreichen wie durch intratumorale Trägereinführung. Bei vielen Hunderten von Angiomen, die an der Radiumstation behandelt wurden, erwies es sich niemals notwendig, die intratumorale Bestrahlung durchzuführen; selbst über faustgroße Angiome ließen sich durch Oberflächenbestrahlung zur Rückbildung bringen.

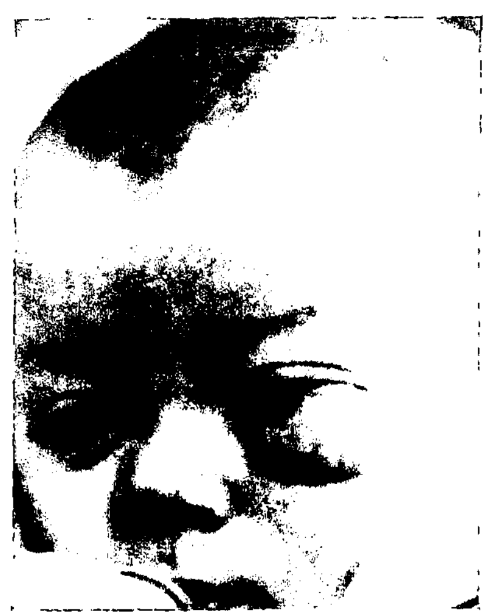

Abb. 31. Lymphangiom des Unterlides

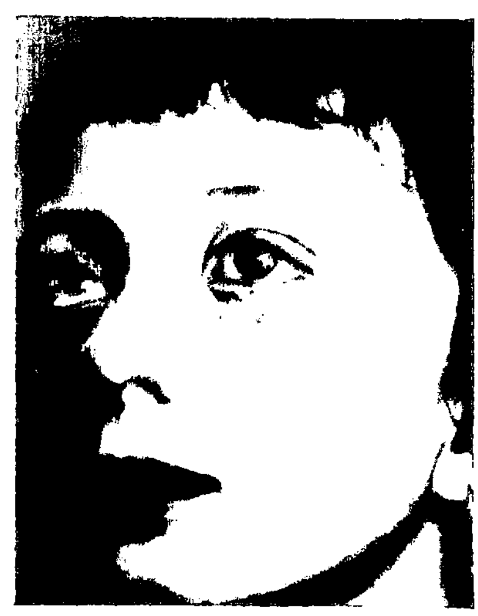

Abb. 32. Fall 31 nach durchgeführter Radiumbehandlung. Aufnahme nach 6 Jahren

Lymphangiome. In der Umgebung des Auges kommen fast ausschließlich subkutane Lymphangiome vor. Nach den Erfahrungen der Wiener Radiumstation ist die Radiumbehandlung von Lymphangiomen in dieser Gegend lange nicht so wirksam wie jene der Hämangiome, immerhin ist der Versuch einer Bestrahlung, bevor man sich zum operativen Vorgehen entschließt, stets zu machen. Oftmals reagieren Lymphangiome anfänglich gut, lassen sich aber durch weitere Bestrahlungen nicht beeinflussen. Die Technik der Bestrahlung ist dieselbe wie jene der Hämangiome.

8. Pigmentnaevi

Selbst in Büchern über Radiumtherapie wird die Bestrahlung von Pigmentnaevis empfohlen. Es kann vor dieser Behandlungsart nicht eindringlich genug gewarnt werden. Radium ist nicht imstande, das Pigment zum Schwinden zu bringen. Eine Bestrahlung erzielt wohl hie und da eine ganz leichte Abblassung, mehr ist aber durch normale Dosen nicht zu erreichen. Wohl ließe sich durch starke Dosen, die eine Exulzeration zur Folge haben, eine Beseitigung des Pigments erzielen, es würde aber eine radiumatrophische Haut resultieren, die kosmetisch ungemein stört. Man unterläßt daher lieber die Bestrahlung von Pigmentnaevis und wählt eine andere Methode zu ihrer Beseitigung. KOSTER will bei Epheliden (Sommersprossen) durch Radium eine starke Bleichung erzielt haben, er ist aber mit dieser Behandlungsart wohl vereinzelt geblieben.

9. Fibrome, Papillome

Fibrome und Papillome reagieren nach den Erfahrungen der Radiumstation nicht, oder so wenig, daß eine Bestrahlung nicht in Frage kommt. WITHERS schreibt, daß Papillome zum Teil sehr radiumsensibel sind.

10. Verrucae

Recht häufig sind Verrucae planae juveniles über das ganze Gesicht verstreut und lokalisieren sich auch an den Lidern. Da es sich fast immer um Kinder handelt, hat die operative Entfernung der Warzen gewisse Schwierigkeiten; sie ist auch sehr oft von Rezidiven gefolgt. Die meisten Fälle reagieren auf Radium prompt, es gibt aber Patienten, bei denen weder durch Röntgen noch durch Radium ein Erfolg zu erzielen ist. Ab und zu reagieren röntgenrefraktäre Fälle noch auf Radium, es kommt auch vor, daß Warzen, die auf harte Strahlen nicht angesprochen haben, auf weiche plötzlich abheilen. Eine sichere Prognose ist daher nicht zu stellen. Nun stellt die Radiumbestrahlung eine so bequeme, bei Beherrschung der Technik auch unschädliche Behandlungsmethode dar, daß sie in jedem Falle versucht werden kann. Es ist nicht notwendig, alle Warzen zu bestrahlen; das Phänomen, daß oft auf eine Beseitigung

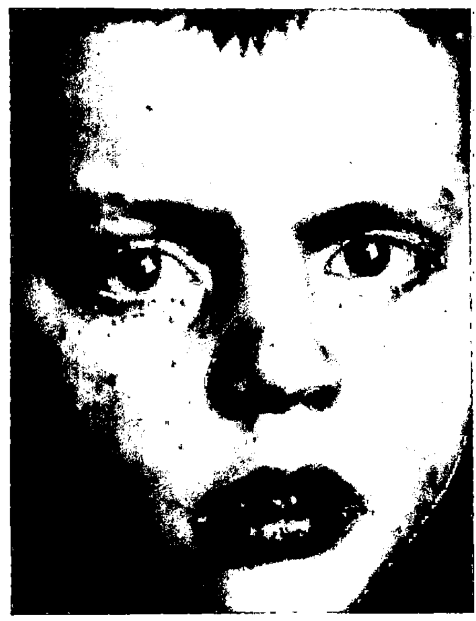

Abb. 33. Verrucae planae juveniles vor der Bestrahlung

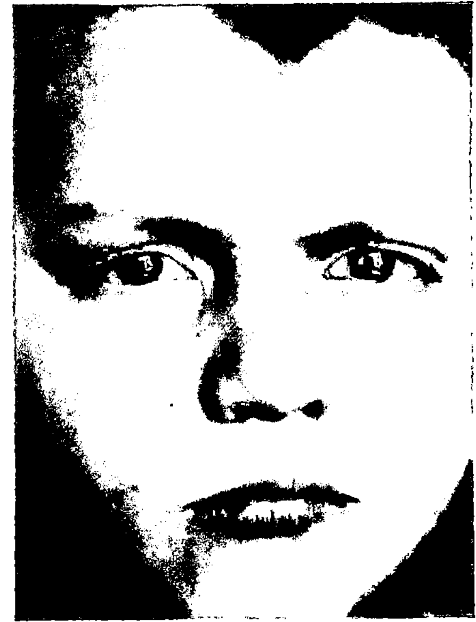

Abb. 34. Fall 33 nach fünfmaliger Radiumbestrahlung

eines Teiles der Warzen auch die anderen abheilen, ist den Dermatologen bekannt. Technik: harte oder weiche Betastrahlen $^1/_2$ bis $^3/_4$ Erythemdosis, Kontakt- oder Fernbestrahlung.

11. Mollusca contagiosa

sind kein geeignetes Bestrahlungsobjekt und durch andere Behandlungsmethoden leicht und narbenlos zu entfernen.

12. Xanthelasma

Auch die Bestrahlung des Xanthelasma wurde vielfach versucht (KOSTER und CATH, SCHINDLER, KOSTER, FLEMMING).

KOSTER sah in nicht zu vernachlässigten Fällen bei jüngeren Leuten Xanthelasmata wunderbar heilen. SCHINDLER berichtet in der Wiener ophthal. Gesellschaft über gute Erfolge, er arbeitet mit weichen β-Strahlen in Dosen, welche die Erythemgrenze überschreiten. FLEMMING hält diese Geschwulst der Strahlenbehandlung zugänglich. Nach WITHERS brauchen Xanthelasmata große Dosen. Auch BIRCH-HIRSCHFELD tritt, fußend auf den Literaturangaben, für die Radiumbehandlung von Xanthelasmata ein.

Auch an der Radiumstation wurden einige Fälle von Xanthelasma behandelt. Im Gegensatz zu obigen Angaben erweist sich diese Hautveränderung als nur wenig radiumsensibel, es gelingt wohl eine Abflachung zu erzielen; arbeitet man mit großen Dosen, kann es sogar zu einer völligen Rückbildung kommen, allerdings bleibt dann meist eine radiumatrophische Haut zurück. Im allgemeinen kann man sagen, daß man beim Xanthelasma zuerst alle anderen, viel ungefährlicheren Behandlungsmethoden zur Anwendung bringen wird, bevor man zum Radium greift. Es gibt Fälle, die so ausgedehnt sind, daß eine Exstirpation nicht in Frage kommt, Fälle, bei denen auch die üblichen Behandlungsmethoden versagen. Bei einem solchen Xanthelasma ist eine Radiumbestrahlung indiziert. Sie soll außerordentlich vorsichtig vorgenommen werden. Es ist besser, sich mit einem halben Erfolg zu begnügen, als eine Radiumatrophie zu erzeugen. Technik: Kontaktbestrahlung, weiche Strahlen, 50% der Erythemdosis, steigend, 14 Tage Bestrahlungspause.

13. Karzinome

Bald nach ihrer Entdeckung wurden die Radiumstrahlen zur Behandlung von Lidkarzinomen therapeutisch erprobt; (HANS KIRCHNER, VALUDE, JUSTUS, DARIER, TERSON, PRAWOSSUD, LAWRENTJEW usw.). Auch die Pioniere der Radiumtherapie WICKHAM und DEGRAIS berichteten in ihrem Buche über mit vollem Erfolg bestrahlte Lidkarzinome und seitdem sind wohl tausende von Fällen geheilt worden, ja die Radiumbehandlung dieser Karzinomform hat sich heute schon so durchgesetzt, daß die Aufzählung der Literatur darüber nur historischen Wert hätte. Größere Berichte liegen von NEW und BENEDICT über 97 behandelte Fälle, von JANEWAY über 60 Fälle, von SOILAND und COSTOLOW über 61 Fälle, von SIMONS über 31 Fälle (30 Heilungen mit Thorium-X-Stäbchen), DE VRIES über 32 Fälle vor.

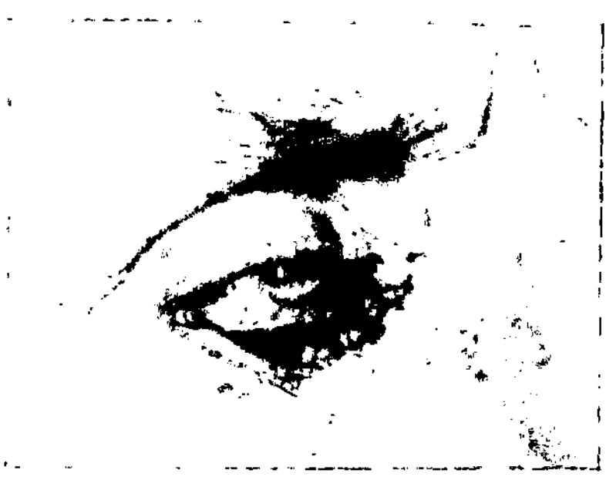

Abb. 35. Lidca mit Zerstörung des Tarsus

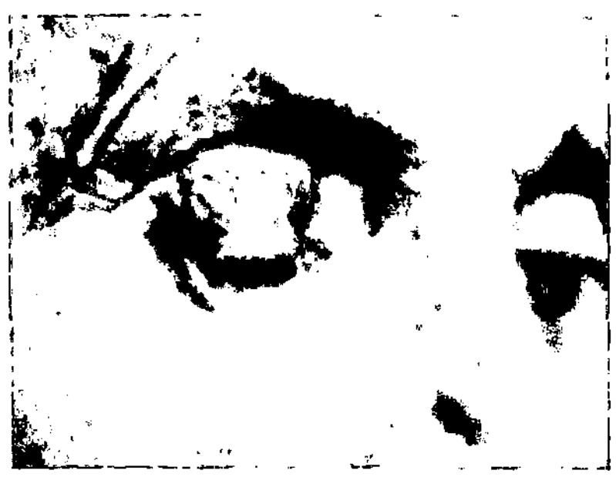

Abb. 36. Fall 35 2 Jahre nach durchgeführter Radiumbehandlung

Die Karzinome lokalisieren sich am häufigsten an den Lidern oder im Lidwinkel, seltener kommen sie in der weiteren Umgebung der Lider zur Beobachtung.

In strahlentherapeutischer Hinsicht ist es wichtig, ob nur die Haut Sitz des Tumors oder ob die Konjunktiva ergriffen ist oder ob sich das Karzinom auch am Tarsus lokalisiert; abzutrennen wären jene Tumoren,

die von der Haut oder von der Bindehaut ausgehend gegen die Orbita
zu wuchern, ohne den Bulbus zu zerstören. Eine Sonderstellung gebührt
auch jenen Epitheliomen, welche schon auf den Bulbus übergreifen und
schließlich wären die Rezidiven zu besprechen, die sich nach Enukleation
des Bulbus oder Exenteration in der Orbita entwickelt haben.

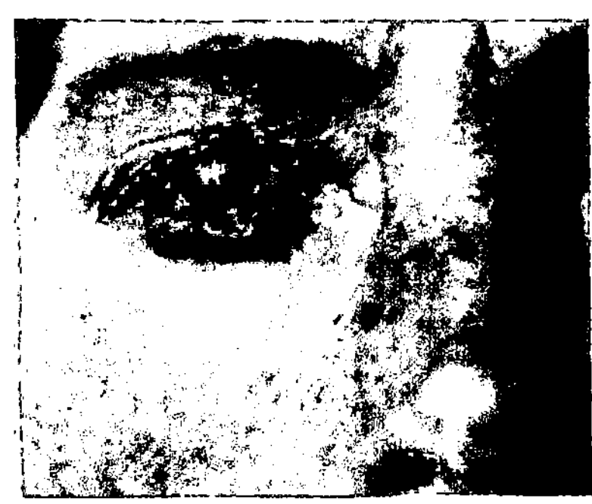

Abb. 37. Ca auf den Tarsus übergreifend

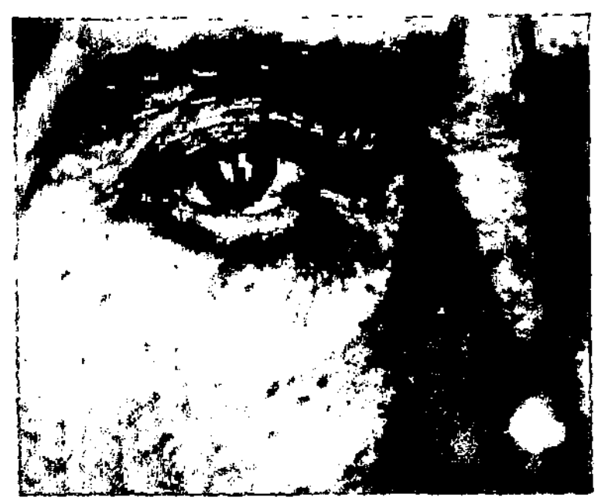

Abb. 38. Fall 37 $2^1{}_2$ Monate später nach
durchgeführter Radiumbehandlung. 9 Bestrahlungen (500 mgh γ-Strahlen), Nachbeobachtung 1 Jahr

Die Karzinome der Lider und jene der Lidwinkel verhalten sich in
strahlentherapeutischer Hinsicht gleich günstig, in den meisten Fällen
zeigen sie histologisch den Bau von Basalzellenkarzinomen, unter den Tumoren der Umgebung der Lider finden sich im Gegensatz dazu öfters

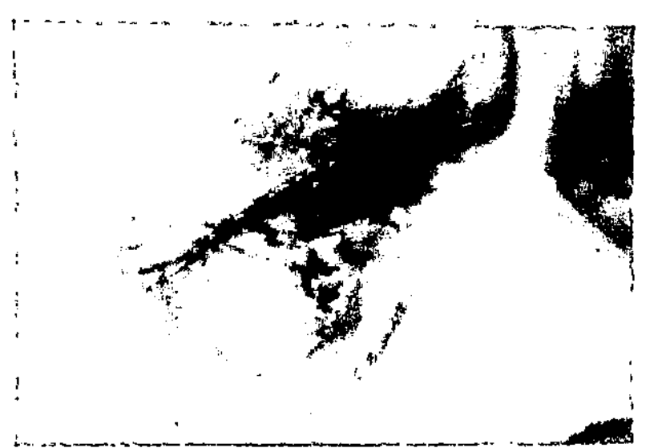

Abb. 39. Lider auf den Tarsus übergreifend

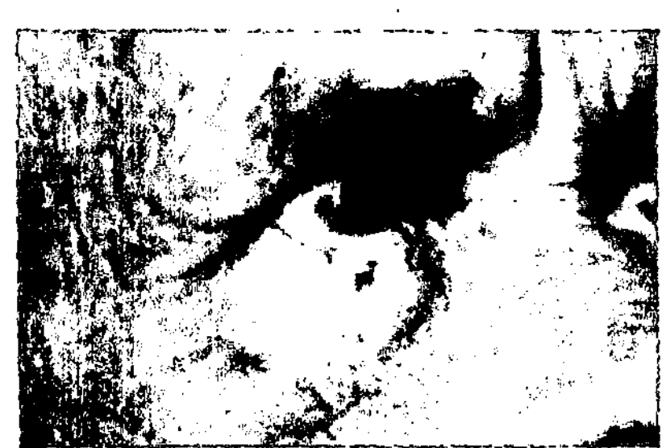

Abb. 40. Fall 39 nach 14 Bestrahlungen
in 6 Monaten (600 mgh γ-Strahlen). Leichte
Radiumatrophie der Haut

auf Radium nicht gut ansprechende verhornende Plattenepithelkar-
zinome.

Ein Ergriffensein der Lidbindehaut bildet keine Kontraindikation
gegen die Bestrahlung. Im Gegensatz dazu ist ein Befallensein des
Tarsus ein recht unerwünschtes Ereignis und gerade darauf wird vielfach
zu wenig Rücksicht genommen. In strahlentherapeutischer Hinsicht ist

die Prognose großer Karzinome, bei denen der ganze Tarsus schon zerstört ist (Abb. 35) besser, als in solchen Fällen, wie sie Abb. 37 zeigt.
Wir verfügen über vier derartige Fälle. In zwei Fallen ist es gelungen,
das Karzinom zu beseitigen, wenn auch erst nach Anwendung großer
Dosen, bei dem dritten Fall schwand wohl das Epitheliom, rezidivierte
aber nach vier Jahren; im vierten Fall konnte überhaupt kein Erfolg
erzielt werden.

Eine Kontraindikation für die alleinige Bestrahlung ist das Ergriffensein des Knochens. In einem solchen Falle muß man zu Messer

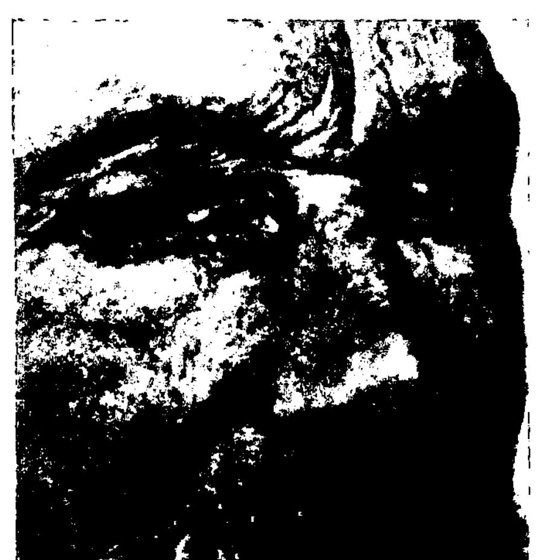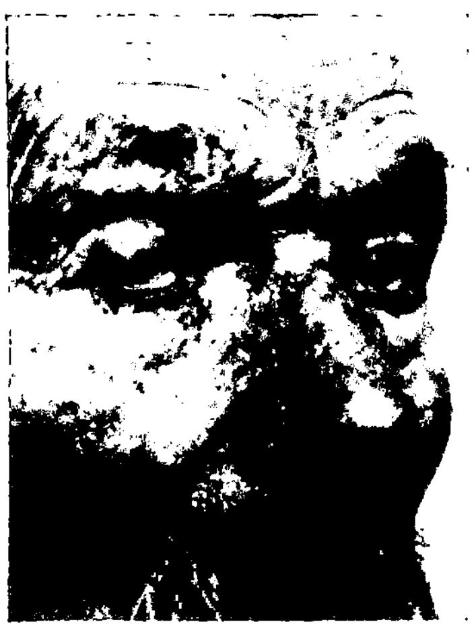

Abb. 41. Ca des Lidwinkels   Abb. 42. Fall 41 3 Monate nach
                              Excochleation und Radiumbestrahlung
                          (Aus Die Krebskrankheit)

und Meißel greifen und das kranke Gewebe möglichst radikal abtragen
und erst im Anschluß daran wird eine Bestrahlung durchgeführt.

Die Radiumbestrahlung der Lidkarzinome kann allein erfolgen oder
mit einer Operation kombiniert werden. Eine unradikale Abtragung
des Tumors empfiehlt sich vor allem dann, wenn das Karzinom groß ist
und pilzförmig vorspringt. Es lassen sich dadurch nicht nur die Resultate
der alleinigen Bestrahlung verbessern, sondern man benötigt dann nur
kleinere Dosen und die Behandlung selbst ist früher beendet.

Eine Arbeit von REGAUD, COUTARD, MONOD und RICHARD aus dem
Pariser Radiuminstitut beschäftigt sich ausführlich mit den Epitheliomen
der Lider und ihrer Umgebung, sie enthält die beste Statistik. Alle Lidkarzinome (17 Fälle) wiesen Basalzellentypus auf, während sich unter den
Epitheliomen der Lidumgebung bei 19 Fällen doch vier verhornende Platten-
epithelkarzinome vorfanden. Von 18 Lidepitheliomen wurden durch Radium
14 geheilt, von 14 Karzinomen an den Lidern und deren Umgebung 8, von
10 Fällen in der Umgebung der Orbita 7. Inoperable Fälle gaben nach der

Strahlenbehandlung 50%, Fälle an der Grenze der Operabilität 66,6% und operable Fälle 84% Heilungszahlen. Die Aussichten nicht vorbehandelter Fälle waren viel besser (80,5%), als solcher, bei denen eine Röntgen- oder Radiumbestrahlung vorangegangen war (42,8%). REGAUD und seine Mitarbeiter heben hervor, daß die Heilung womöglich durch eine einzige Behandlung erfolgen soll; die Zahl der Erfolge bei einmaliger Behandlung sind 84,4%, bei zweimaliger 55,5%, bei dreimaliger nur mehr 20%.

Unsere eigenen Erfahrungen gründen sich auf 194 Fälle von Karzinomen der Lider und deren Umgebung.

Darunter befanden sich 117 Frauen und 77 Männer. Dem Alter nach verteilten sich diese Patienten: zwischen 20 bis 30 Jahren 1, 30 bis 40 Jahren 5,

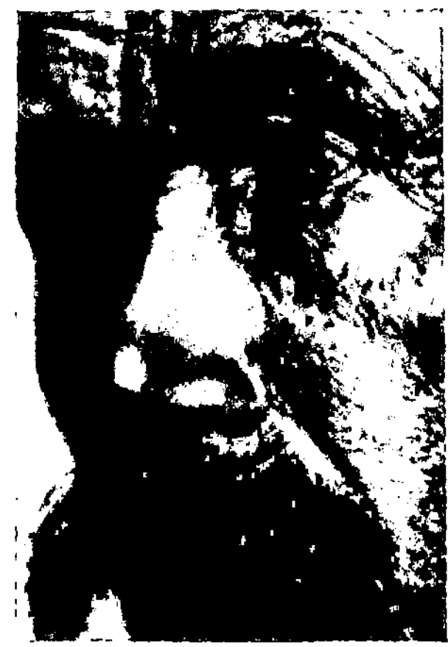

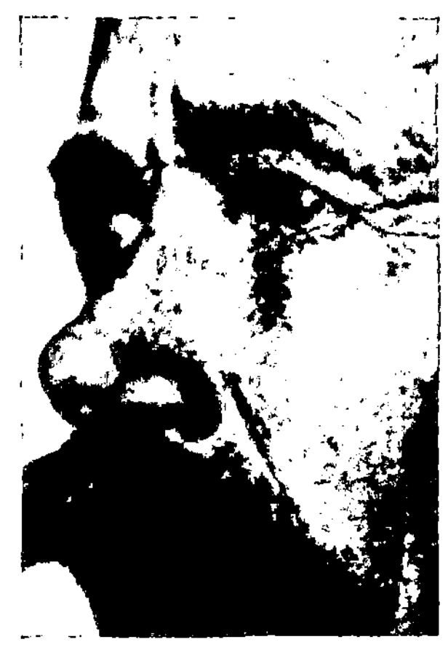

<table>
<tr><td>Abb. 43. Lidkarzinom</td><td>Abb. 44. Fall 43 nach der Bestrahlung,
4 Jahre rezidivfrei</td></tr>
</table>

(Aus RIEHL-KUMER, Radium- und Mesothoriumtherapie der Hautkrankheiten)

zwischen 40 bis 50 Jahren 31, zwischen 50 bis 60 Jahren 44, zwischen 60 bis 70 Jahren 67, zwischen 70 bis 80 Jahren 41, zwischen 80 bis 90 Jahren 5.

An den Lidern saßen 79 Epitheliome, in den Lidwinkeln 79 und in der weiteren Umgebung der Lider 34, bei zwei Kranken war der primäre Ausgangspunkt die Conjunctiva palpebrarum. In 13 Fällen griff der Tumor von der Haut auf die Conjunctiva palpebrarum über.

Bei 11 Kranken wurde eine prophylaktische Nachbestrahlung nach nicht ganz sicher radikal ausgeführter Operation vorgenommen. Soweit die Fälle weiter in Beobachtung blieben, ließ sich nur ein kleines Rezidiv feststellen.

51mal wurde der Bestrahlung eine bewußt unradikale Operation (Exkochleation oder Abtragung eines Großteiles des Tumors) vorangesandt: 2 Mißerfolge (1 Fall durch neuerliche radikale Operation geheilt, in einem anderen Falle mußte, wie der Kranke schriftlich mitteilt, der Bulbus enukleiert werden), 2 Patienten sind an anderen Erkrankungen gestorben, 6 Fälle sind erst am Ende der Behandlung, 10 Kranke kamen nicht zur Kontrolle, die übrigen sind rezidivfrei. Die Nachbeobachtung dieser erstreckt sich bis zu 2 Jahren in 19, bis zu 3 Jahren in 8, bis zu 8 Jahren in 4 Fällen.

In 132 Fällen wurde die alleinige Radiumbehandlung durchgeführt, von diesen scheiden 26 aus, deren Behandlung nicht beendet werden konnte, die erst kürzlich zugewachsen sind oder die an einer interkurrenten Erkrankung gestorben sind. Bei den übrigen 106 Fällen konnte die alleinige Radiumbehandlung genügend lange vorgenommen werden, um einen Überblick über die primären Erfolge zu gewinnen. Bei 88 Patienten wurde das Karzinom klinisch völlig zum Schwinden gebracht. Davon konnten nachbeobachtet werden: bis zu 1 Jahr 24, bis zu 2 Jahren 8, bis zu 3 Jahren 18, bis zu 5 Jahren 16, bis zu 10 Jahren 10 Fälle; 12 Fälle blieben von der Kontrolle aus.

Zu bemerken ist, daß das Material insoferne ausgesucht war, als auf Grund der Erfahrung bezüglich Radiumbestrahlung ungünstig aussehende, aber noch operable Fälle womöglich der Operation zugewiesen oder kom-

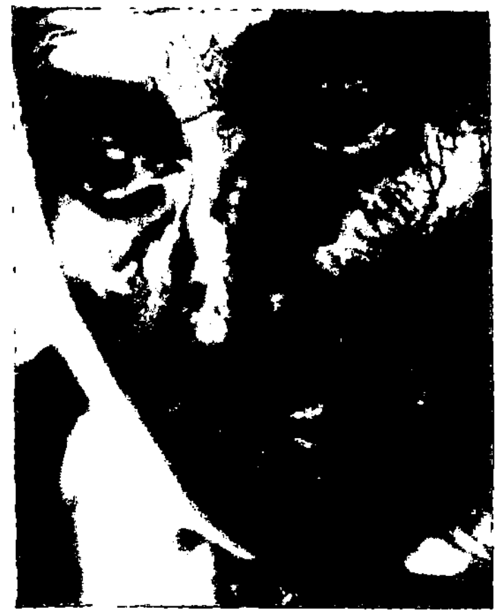

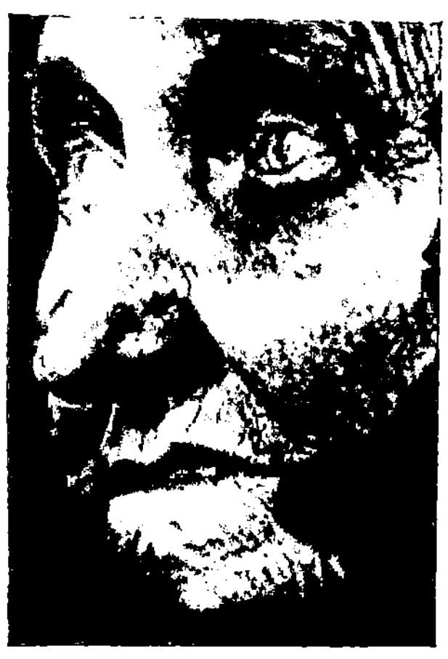

Abb. 45. Verkornendes Plattenepithel-karzinom

Abb. 46. Fall 45 2 Monate später nach durchgeführter Excochleation und Radium-bestrahlung

(Aus RIEHL-KUMER, Radium- und Mesothoriumtherapie der Hautkrankheiten)

biniert — Operation und Radium — behandelt wurden. Andererseits finden sich in dieser Statistik doch einige Karzinome, die auch durch die ausgedehntesten Operationen selbst ohne Rücksichtnahme auf Verstümmelung nicht zu beherrschen gewesen wären. Anzunehmen ist, daß unter den ausgebliebenen Fällen sich eine größere Anzahl Mißerfolge befinden dürfte.

Die 14 Mißerfolge teilen sich in 7 Fälle, bei denen wohl eine schlechte Technik zum Teile die Ursache dafür sein dürfte; es handelt sich vor allem um Patienten, die nicht regelmäßig zur Bestrahlung gekommen sind; unter diesen 7 Fällen war viermal eine bedeutende Verschlechterung festzustellen, dreimal blieb das Karzinom jahrelang stationär oder vergrößerte sich nur außerordentlich langsam. Bei den 7 weiteren Versagern kann eine schlechte Technik für den Mißerfolg nicht verantwortlich gemacht werden. Es befanden sich darunter 5 Patienten, welche die ihnen wegen geringer Aussicht der Radiumbestrahlung vorgeschlagene Operation abgelehnt haben (1 Fall: Tarsus befallen, 1 Fall: vorherige erfolglose Röntgenbestrahlung, der Knochen war bereits vom Tumor ergriffen, 1. Fall: sehr ausgedehnte Rezidive in einer Plastik, Mitergriffensein des Knochens, 2 Fälle: Knochen ergriffen).

An Schädigungen wurden 4 Fälle beobachtet.

REGAUD und seine Mitarbeiter veröffentlichen 3 Fälle von Epithelio-men der Conjunctiva palpebrarum, von denen vielleicht nur einer einen Erfolg auf Radium und Röntgen aufwies, während die anderen 2 Fälle Rezidiven und Drüsenmetastasen bekamen. QUICK bestrahlte 7 Fälle mit vollem Erfolge (Nachbeobachtung 4 bis 48 Monate).

Die Resultate der Radiumstation sind: Von den 2 Fällen, bei denen das Karzinom primär von der Conjunctiva palpebrarum ausgegangen war, wurde einer geheilt, erschien aber nicht zur Kontrolle, beim zweiten (Abb. 47) er-folgte eine unradikale Abtragung der Geschwulst mit folgender Nachbe-strahlung: die Kranke ist drei Jahre rezidivfrei geblieben. Von den 13 Fällen, bei denen das Karzinom auf die Conjunctiva palpebrarum übergegriffen hatte, wurden mit Ausnahme eines Kranken, bei dem auch der Tarsus befallen war, alle geheilt.

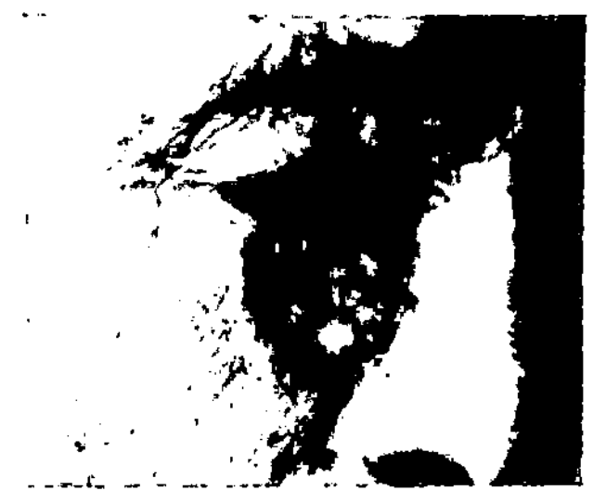 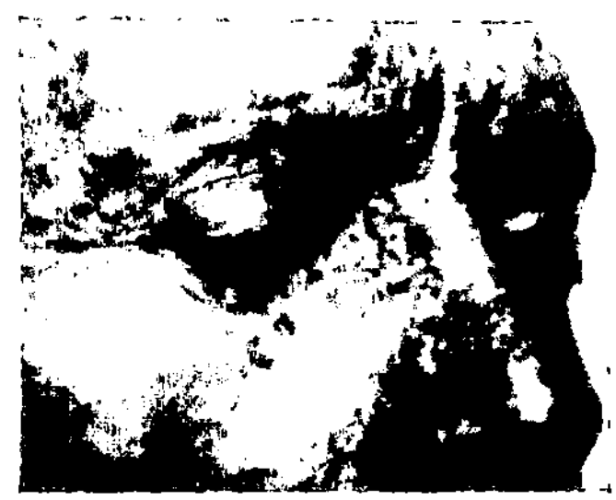

Abb. 47. Lidkarzinom   Abb. 48. Fall 47 nach der Radiumbehandlung
(Aus RIEHL-KUMER, Radium- und Mesothoriumtherapie der Hautkrankheiten)

Die Radiumbehandlung der Lidkarzinome hat heute wohl überall, wo die Möglichkeit dazu gegeben ist, schon festen Boden gefaßt. Die Vorteile der Bestrahlung gegenüber der Operation sind mannigfaltige. So fallen alle Komplikationen, die bei operativem Vorgehen immer im Bereiche der Möglichkeit liegen, weg. Die Behandlung ist auch schmerz-los. Das kosmetische Resultat ist bei nicht tiefgreifender Erkrankung meist so gut, daß man den früheren Sitz des Tumors nicht mehr ent-decken kann; alle plastischen Operationen, wenn sie noch so meisterhaft ausgeführt sind, sind leider oft nur ein schwacher Ersatz des Normalen. Das funktionelle Ergebnis nach Radiumbehandlung ist gewöhnlich her-vorragend, selbst wenn das Karzinom große Teile der Lider ergriffen hatte, wird ihre Funktion nach Heilung des Tumors fast immer wieder normal. Vor allem sind aber die Erfolge der Radiumbestrahlung der Lidkarzinome bessere als jene der Operation. Auch lassen sich Fälle, die bereits inoperabel sind, durch die Strahlentherapie ab und zu noch retten.

REGAUD und seine Mitarbeiter stellen für die Behandlung der Lid-karzinome und ihrer Umgebung folgende Richtlinien auf: die Operation ist dann berechtigt, wenn das Epitheliom sehr klein ist und die Exstirpation ohne Verstümmelung einhergeht. Auch ist es vorteilhafter, zur Operation zurückzukehren, wenn die erste Bestrahlung erfolglos war. Wenn eine gute Chirurgie und nur eine mittlere Radium- und Röntgentherapie zur Verfügung steht, wählt man die Operation. Röntgenstrahlen sind bei sehr ausgedehnten Karzinomen, und nur dann, wenn der Bulbus fehlt, indiziert; alle anderen Fälle gehören in das Gebiet der Radiumtherapie. Stehen Röntgen und Radium gleichwertig zur Verfügung, ist letzteres vorzuziehen; versagt Röntgen, ist Radium oftmals noch erfolgreich.

Nach Pfahler verrichtet beim Epitheliom der Lider Radium die besten Dienste. Radium wirkt dreimal so intensiv wie Röntgen; die durch Radium hervorgerufene Narbe ist am wenigsten auffallend.

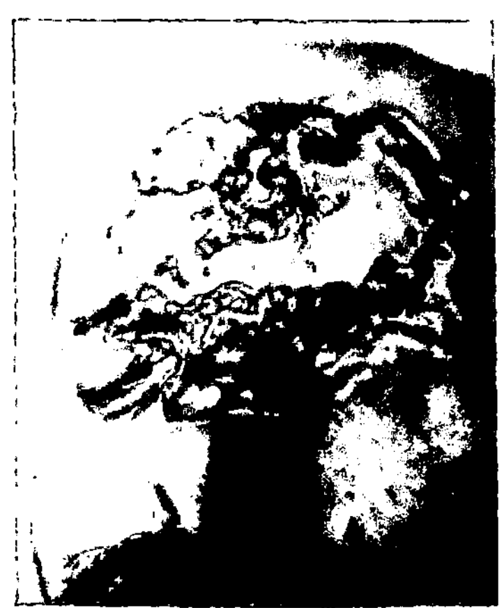

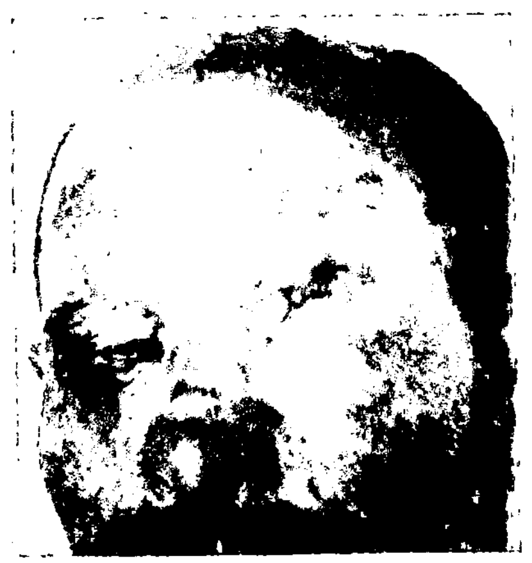

Abb. 49. Karzinom. Rezidive nach Operation. Symblepharon der Lider links durch wuchernde Tumormassen

Abb. 50. Fall 49 nach halbjähriger Radiumbehandlung. Die weißlichen Flecke rühren von mangelnder Sonnenbräunung infolge des Verbandes her

(Aus Riehl-Kumer, Radium- und Mesothoriumtherapie der Hautkrankheiten)

Simons gibt in der Nähe des Auges generell Radium den Vorzug vor Röntgen aus folgenden Gründen: 1. die Haut wird soviel als möglich geschont, 2. Rezidiven treten nach Radium seltener auf als nach Röntgen, 3. röntgenrefraktäre Fälle reagieren noch auf Radium, 4. die kleine Strahlenquelle gewährleistet leichteren und sichereren Schutz der gesunden Umgebung.

An der Wiener Radiumstation ist folgendes Vorgehen üblich: Bei kleinen Karzinomen, die ohne kosmetischen Schaden exstirpiert werden können, wird zur Operation geraten. Bei Befallensein des Knorpels oder Knochens ist die Operation indiziert. Erweist die histologische Untersuchung, daß ein verhornendes Plattenepithelkarzinom vorliegt, ist ebenfalls die Operation vorzuziehen, wenn sie ohne schwere Verstümmelung möglich ist; im anderen Falle wird die Radiumtherapie versucht. Bei größeren Tumoren wird vor der Bestrahlung eine Exkochleation vorgenommen. Greift das Karzinom auf den Bulbus über und ist das Sehvermögen verloren, empfiehlt sich die Operation. Bei gutem Sehvermögen wird man durch einen unradikalen Eingriff und Nachbestrahlung oder alleinige Bestrahlung den Augapfel noch zu retten versuchen. Auch nach klinischer Abheilung sind noch einige Bestrahlungen anzuschließen und die Kranken lange in Kontrolle zu halten. Bei nicht ganz sicher radikalen Operationen hat eine prophylaktische Nachbestrahlung zu erfolgen. Im Gegensatz zu REGAUD halten wir diese für wertvoll.

Die erste Sorge der Bestrahlungstechnik hat sich auf den Schutz des Bulbus zu richten und es sind daher jene Maßnahmen zu ergreifen, die im Abschnitt Bulbusschutz empfohlen werden. Bei

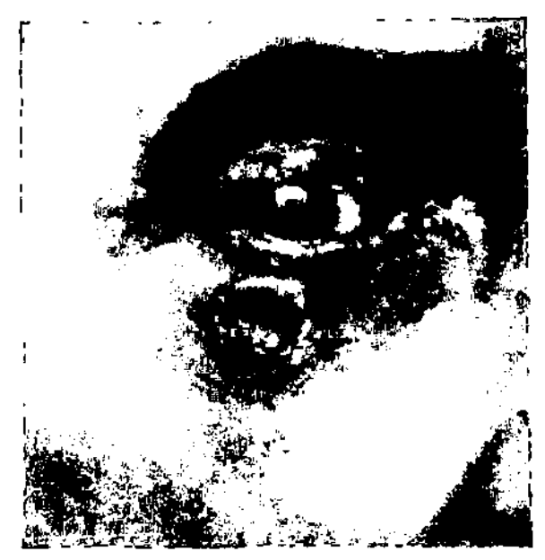

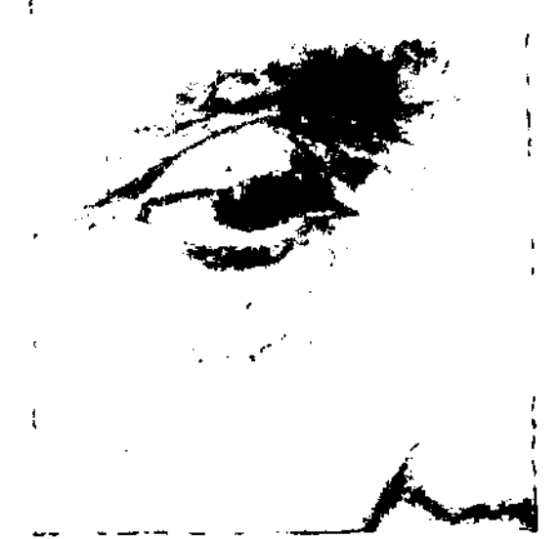

Abb. 51. Ca mit Röntgen vergeblich vorbehandelt

Abb. 52. Fall 51 nach Radiumbestrahlung

(Aus RIEHL-KUMER, Radium- und Mesothoriumtherapie der Hautkrankheiten)

Tumoren in der Umgebung der Lider ist die Entfernung des Tumors vom Augapfel meist so groß, daß eine Schädigung des Bulbus kaum zu befürchten ist.

An der Wiener Radiumstation wird grundsätzlich eben wegen der Gefahr der Schädigung des Bulbus bei Lidkarzinomen die Kontaktbestrahlung durchgeführt. Im Gegensatz dazu arbeiten REGAUD und seine Mitarbeiter ausschließlich mit Fernbestrahlung.

Sie verfertigen sich aus Wachs, Paraffin und Sägespänen eine über das Karzinom hinausreichende Moulage und bringen auf eine Entfernung von 5 bis 8 mm darauf zahlreiche schwache Radiumtuben an, die so gefiltert sind, daß die β-Strahlen absorbiert werden. Bei kleineren Epitheliomen an den Lidrändern formen sie aus Wachs kleine Häkchen von 3 bis 4 mm Dicke, welche das Karzinom umfassen und das Lid vom Bulbus abziehen. In dieses Häkchen wird der Radiumträger eingebaut und dieser Apparat wird täglich durch einige Stunden angelegt.

Aber gerade die Fernbestrahlung bei Lidepitheliomen bringt Gefahren. Wenn auch REGAUD und seine Mitarbeiter berichten, daß sie nur selten Schädigungen sahen, so werden bei Distanzbestrahlung die tieferen Bulbusanteile und die empfindliche Linse fast von derselben Strahlenmenge getroffen wie das Lid selbst, während bei der Kontaktbestrahlung eine Entfernung des Lides auf ½ cm vom Bulbus schon bewirkt, daß nur ein geringer Bruchteil der Strahlen in die tieferen Augenteile gelangt. Die Methode der Distanzbestrahlung hat auch den Nachteil, daß eine große Strahlenmenge verloren geht und bei der im Verhältnis zu der Anzahl der Patienten immer zu geringen Radiummenge wird man, wenn gleiches geleistet werden kann, den ökonomischeren Weg, also die Kontaktbestrahlung, wählen. Daß die Erfolge bei der Kontaktbestrahlung nicht schlechter sind wie bei der Fernbestrahlung, beweist die voranstehende Statistik.

Es gibt natürlich Ausnahmsfälle, wo man mit der Kontaktbestrahlung keinen Erfolg erzielen kann, weil das Karzinom zu weit in die Tiefe reicht, aber auch da wird man lieber einen anderen Weg als die alleinige Distanzbestrahlung wählen.

Der Radiumstation wurden 5 Fälle zugewiesen, bei denen ein Karzinom im äußeren Lidwinkel in die Tiefe der Orbita wucherte; die Verschieblichkeit der Geschwulst gegenüber dem Knochen war schlecht oder lag der Tumor dem Bulbus unmittelbar an. Eine Radiumbestrahlung allein erschien von vorneherein wenig aussichtsvoll, jedenfalls wären nur sehr große Dosen bei Distanzierung wirksam gewesen, die wiederum die Gefahr einer Bulbusschädigung mit sich gebracht hätten. Andererseits wäre bei einer radikalen Operation der Bulbus nicht zu retten gewesen. Es wurde ein kombinierter Weg eingeschlagen: der Tumor bei Schonung des Bulbus möglichst weitgehend entfernt, der erkrankte Knochen abgemeißelt und in die Wundhöhle Radiumträger eingeführt; nachdem sich die Wundhöhle geschlossen hatte, wurde die weitere Behandlung durch Distanzbestrahlung von der Schläfengegend aus durchgeführt. Die Fälle sind, mit Ausnahme eines Kranken, bis jetzt bei Erhaltung des Bulbus rezidivfrei, aber die Nachbeobachtung ist zu kurz (½ bis 1 Jahr), um ein endgültiges Urteil über den Dauererfolg abzugeben.

Das Pariser Radiuminstitut arbeitet womöglich in einzeitiger Bestrahlung, d. h. es appliziert schwache Träger durch mehrere Tage in einer Dosis, die so groß ist, daß ein Großteil der Karzinome darauf abheilt; geschieht dies nicht, so folgt darauf eine zweite, unter Umständen eine dritte Bestrahlung. Ganz besonderes Gewicht legt REGAUD darauf, die Abheilung mit der ersten Bestrahlung zu erzielen. Diese Methode des Pariser Radiuminstitutes ist nur dann durchführbar, wenn man auf einen Schutz des Bulbus — wie dies im vorstehenden ausgeführt wurde — verzichtet; ein weiterer Nachteil ist, daß die Kranken mehrere Tage hindurch die Träger angelegt tragen müssen, wozu meist wohl Spitalsaufnahme notwendig ist. An der Wiener Radiumstation werden die Bestrahlungen von Lidkarzinomen, wie die der anderen Hautepitheliome in Serien vorgenommen.

Behandlungsbeispiel:

Lidrandkarzinom des Unterlides:

3. IV.   40% HED }
5. IV.   40%   „   Radiumtube, Gammastrahlen. Kontaktbestrahlung,
7. IV.   40%   „   Bleiglasprothese. Lid vom Bulbus mit Heftpflaster-
9. IV.   40%   „   streifen abgezogen.
11. IV.   40%   „
16. IV.   Leichte Rötung.
30. IV.   Rötung abgeklungen. Karzinom verliert den Epitheliomcharakter,
         auf die Hälfte verkleinert.
2. V.   40% HED   Radiumtube, Gammastrahlen. Kontaktbestrahlung,
4. V.   40%   „   Bleiglasprothese. Lid vom Bulbus mit Heftpflaster-
6. V.   40%   „   streifen abgezogen.
20. V.   Karzinom geschwunden.
25. V.   60% HED   Radiumtube, Gammastrahlen. Kontaktbestrahlung,
15. VI.   60%   „   Bleiglasprothese. Lid vom Bulbus mit Heftpflaster-
10. VII.   60%   „   streifen abgezogen.
     Behandlung beendet, in drei Monaten zur Kontrolle bestellt.

Zu berücksichtigen ist, daß die Lidhaut an und für sich nicht so große Dosen verträgt, als die Haut an anderen Körperstellen. Die einzelnen Lidkarzinome reagieren auf Radium verschieden. Im allgemeinen braucht man für die Durchschnittszahl der Epitheliome samt Nachbestrahlung nach Abheilung eine Gesamtdosis (ja nicht Einzeldosis!) von 250 bis 700% HED Gammastrahlen. Ist auf eine größere Dosis das Karzinom nicht abgeheilt, so wird es sich empfehlen zur Vermeidung von Bulbusschädigungen mit β-Strahlen weiterzuarbeiten. Auch wenn das Karzinom vollkommen abgeheilt ist, werden an der Radiumstation noch einige Bestrahlungen nachgesandt, um die Aussichten der Dauerheilung besser zu gestalten.

Man kann, wenn das Karzinom nicht tief reicht, wie dies an vielen Stationen üblich ist, nur mit harten Betastrahlen arbeiten. Im allgemeinen wird man aber, um auch die nächste Umgebung des Tumors zu treffen, Gammastrahlen anwenden oder beide Strahlenarten abwechselnd verwenden.

Bezüglich Radiumsensibilität macht man folgende Erfahrungen: Ein ganz geringer Perzentsatz (unter 5%) der Lidkarzinome ist radiumrefraktär. Es handelt sich fast immer um verhornende Karzinome, die meist auch rasch in die Tiefe greifen und zu schweren Zerstörungen führen. Ein anderer geringer Perzentsatz von Lidepitheliomen ist erst im Anschluß an vorangegangene Behandlungsmethoden (Röntgen, Radium, Paquelinisierungen usw.) radiumrefraktär geworden. Bei diesen Formen kann schon eine mäßige Bestrahlung zu schweren Ulzerationen führen, ohne einen Einfluß auf die Geschwulst selbst zu üben. Die infolge vorangegangener Strahlentherapie radiumrefraktär gewordenen Fälle zeigen allerdings nur sehr selten rasche Wachstumstendenz, sie verursachen aber meist recht erhebliche Schmerzen. Zu ihrer Behandlung kommt höchstens das operative Vorgehen in Frage, ab und zu reagiert ein röntgenrefraktärer Fall noch auf Radium.

Der Großteil der Lidkarzinome reagiert ausgezeichnet auf Radium. Ein Schematisieren wäre aber vollkommen verfehlt. Das eine Karzinom heilt auf 100% der HED prompt ab, das andere braucht 1000%. Nun kennt man dies dem einzelnen Falle nicht an; wenn man über eine außerordentlich große Erfahrung verfügt, bekommt man allerdings ein gewisses Gefühl dafür, ohne daß man dieses in feststehende Regeln kleiden könnte,

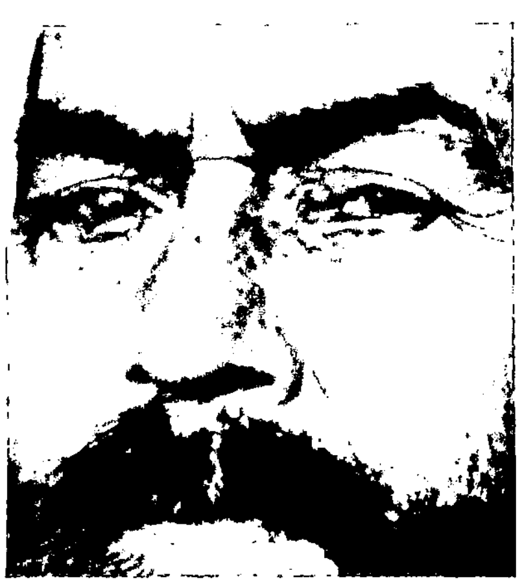

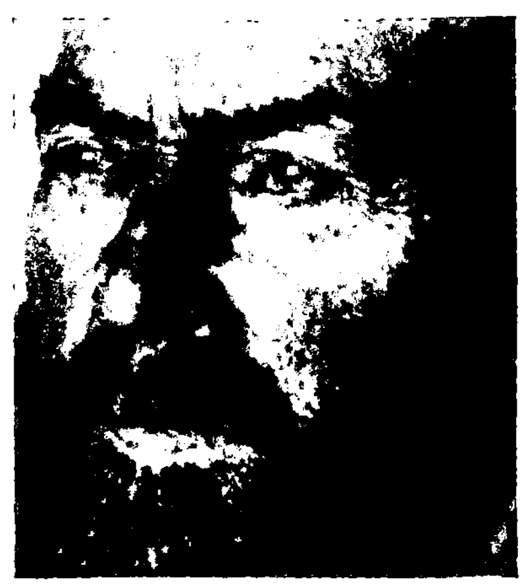

Abb. 53. Karzinomrezidiv auf Konjunktiva übergreifend nach vor 5 Jahren erfolgter Operation mit plastischer Deckung des Defektes

Abb. 54. Fall 53 3 Monate nach Beginn der Radiumbehandlung, 3 Jahre rezidivfrei

um es auch anderen mitzuteilen. So läßt sich a priori die Größe der Dosis, die für den einzelnen Fall notwendig ist, nicht bestimmen, man kann nur mit einer Durchschnittszahl anfangen und muß sich dann von dem weiteren Verlaufe leiten lassen. Man wird sehr große Dosen natürlich nur dort anwenden, wo sie unbedingt nötig sind, denn ganz abgesehen vom kosmetischen Erfolg steigt mit der Größe der Dosis auch die Gefahr für den Bulbus; auch gibt es Karzinomformen, die auf mittlere Dosen viel besser ansprechen wie auf große. In diesem Sinne ist auch das vorstehende Behandlungsschema aufzufassen. Recht lehrreich ist eine nach Jahren erfolgende Nachkontrolle schlecht behandelter Fälle. Man findet Karzinome, die auf eine einmalige, ganz ungenügende Dosis (z. B. 70% HED) wider Erwarten dauernd abgeheilt sind. Andere heilten zwar nicht ab, blieben aber durch Jahre hindurch stationär. Wieder andere wuchsen im selben Tempo weiter wie ohne Bestrahlung. Daneben findet man wenige Fälle, die plötzlich rapid zu wuchern begannen. Auch

Rezidiven verhalten sich ganz verschieden. Manche ändern sich so wenig, daß man von einem Wachstum kaum sprechen kann; andere wiederum greifen über die ursprünglich erkrankte Stelle weit hinaus. Die meisten Rezidiven von Lidepitheliomen reagieren auf Radium wieder ebenso gut wie der primäre Tumor und dies insbesondere dann, wenn durch die erste Bestrahlung die Haut nicht zu sehr geschädigt wurde.

Eine neuere Arbeit von Simons befaßt sich mit der Behandlung der Lidkarzinome mit Thorium-X-Stäbchen. Nach seinen Erfahrungen (31 Fälle, 30 geheilt, zum Teil bis zu $2^1/_2$ Jahren nachbeobachtet) gibt die Stäbchenbehandlung auch dann noch gute Erfolge, wenn chirurgische Maßnahmen oder die bisher geübte Strahlentherapie kaum oder überhaupt nicht mehr mit Aussicht auf Heilung zur Anwendung gebracht werden konnten. Infolge der weichen Strahlung, die von den Stäbchen ausgesandt wird, entsteht in

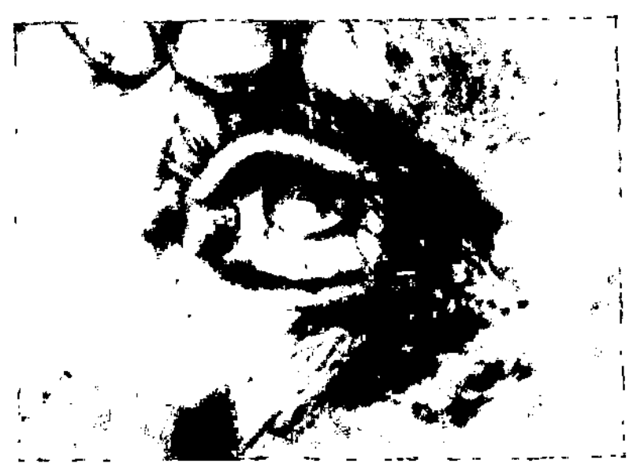

Abb. 55. Ca der Konjunktiva

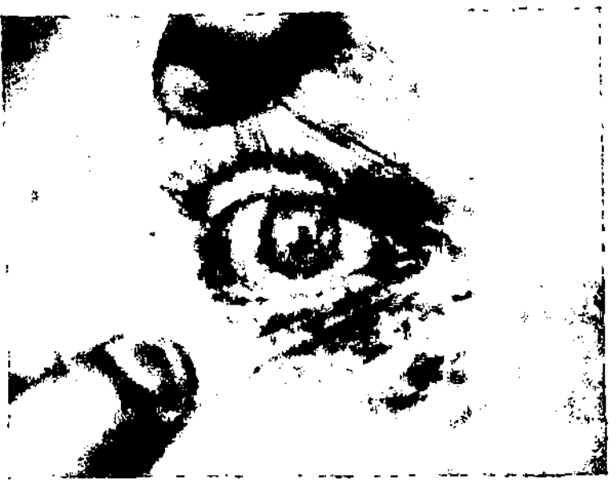

Abb. 56. Fall 55 2 Monate später nach unradikaler Abtragung der Geschwulst und Radiumbestrahlung. 4 Jahre rezidivfrei

ihrer nächsten Umgebung wohl eine Gewebsnekrose und eine über den Krankheitsherd hinausreichende reaktive Entzündung. Doch läßt sich die Behandlung ohne Gefahr für den Augapfel durchführen.

Ist die Conjunctiva palpebrarum ergriffen, so erfolgt die Behandlung nach denselben Grundsätzen wie bei Lidepitheliomen. Die Technik der Bestrahlung ist oftmals recht schwierig. Sitzt das Karzinom am Lidrande, so verwendet man zwecks Distanzierung Bleiglasprothesen; unter Umständen empfiehlt es sich, das Lid umzustülpen, und mit starken Trägern und weicheren Strahlen zu arbeiten. Noch mehr Schwierigkeiten macht die Behandlung von Tumoren der Bindehaut, die im Lidwinkel sitzen. Größere Knoten werden am besten abgetragen und dann nachbestrahlt; ein Fall (Abb. 55) wurde so behandelt, daß nach einer unradikalen Operation die wenig gefilterten Radiumträger unter die Lider gelagert wurden und außerdem noch von der Hautoberfläche mit Gammastrahlen bestrahlt wurde.

14. Sarkome

Über die Bestrahlungsergebnisse der Lidsarkome läßt sich bei der Seltenheit der Erkrankung nichts Endgültiges aussagen.

Ein großer Teil der einschlägigen Mitteilungen hat den Nachteil, daß entweder Angaben über die Dauer des Behandlungserfolges fehlen, oder die Nachbeobachtungszeit zur Beurteilung der Wirkung völlig ungenügend ist. Ein Zurückgehen, bzw. Verschwinden von Lidsarkomen nach Radiumbestrahlung beschrieben ABBE, RYERSON, CLAPP, DE SCHWEINITZ. In den Fällen der drei erstgenannten Autoren ist eine spätere Kontrolluntersuchung nicht erwähnt. DE SCHWEINITZ konnte nach einem Jahr feststellen, daß ein Rezidiv ausgeblieben war. Mangels genauer Angaben entziehen sich Heilungen von Lidsarkomen, über welche AIKINS Mitteilung machte, einer kritischen Beurteilung. Dagegen blieb in einer zweiten Beobachtung CLAPPs ein Unterlidsarkom bei einem 16 Monate alten Kind trotz Verwendung hoher Radiumdosen unbeeinflußt. Nach einer Mitteilung von SATANOVSKY konnte Radiumbestrahlung eines nach vergeblicher Röntgenbehandlung und Operation aufgetretenen Rezidives den tötlichen Ausgang nicht verhindern.

In einem eigenen Fall, einer 77jährigen Frau, erstreckte sich ein bohnengroßer Tumor von der Mitte des Unterlides bis zum inneren Augenwinkel. Er hatte die Bindehaut durchbrochen. Die Probeausschneidung ergab alveoläres Sarkom. Nach einer Radiumbestrahlungsserie von acht Sitzungen war von dem sich ständig verkleinernden Gewächs nichts mehr zu sehen. Es wurde noch viermal nachbestrahlt. Die Kranke blieb dann aus. Die zwölf Jahre später erfolgte Nachfrage ergab, daß Patientin gestorben war, woran blieb unaufgeklärt, so daß auch dieser Fall einen Schluß auf die Beständigkeit des günstigen Resultates nicht zuläßt.

In der Mehrzahl der bisher vorliegenden Beobachtungen ließ sich eine günstige Strahlenwirkung anfänglich wohl feststellen; wie es sich mit der Dauerwirkung des Erfolges verhält, bleibt aber nach den Aufzeichnungen der Literatur unentschieden. Auch sonst läßt sich aus denselben nicht viel ableiten, weil Angaben über die Form des Sarkoms, die Ausdehnung der Geschwulst wie über die Bestrahlungstechnik häufig fehlen. Unter den anfänglich sich schnell auf Radiumbehandlung verkleinernden Geschwülsten wurde je einmal ein Hämangiosarkom, ein alveoläres Sarkom und ein Spindelzellensarkom nachgewiesen. Das kleinzellige Rundzellensarkom des frühen Kindesalters (Fall SATANOVSKY) bestätigt auch am Lid seine Bösartigkeit. Ohne beweisendes Material zu veröffentlichen sind einzelne Autoren der Ansicht, daß spindelzellige Sarkome sich nach Bestrahlung eher verschlechtern. Die häufig verhältnismäßig gute Abgrenzbarkeit dieser Geschwulstform spricht unseres Erachtens für eine chirurgische Behandlung. Mitunter ist die gute Wirkung der Bestrahlung auf oberflächliche Teile der Geschwulst beschränkt, während tiefergelegene Teile unverändert bleiben. Diese strahlenresistenten Geschwulstreste dürfen nicht mit verdickten schwieligen Stellen verwechselt werden, welche gelegentlich nach Bestrahlung der genannten Lidgeschwülste zurückbleiben. Gewöhnlich ist in den letzteren Fällen eine Bestrahlung mit großen Strahlenmengen vorausgegangen; Fortführung der Therapie würde daher die Gefahr einer Schädigung wesentlich erhöhen. Anderseits ist die Möglichkeit, daß Geschwulstreste in den Narben zurückgeblieben sind, nicht völlig auszuschließen. Eine weitere augenärztliche Beaufsichtigung ist daher angezeigt.

Ob bei der Behandlung der Lidsarkome zunächst chirurgisch vorgegangen werden soll und die Bestrahlung nur als Hilfsmittel zur Vorbeugung eines Rezidivs heranzuziehen ist, oder ob die Radiumbehandlung besser vom Anfang und in ausgedehnterer Weise anzuwenden wäre, wird nach den Besonderheiten des Einzelfalles, namentlich nach der Ausdehnung der Geschwulst, verschieden beurteilt werden müssen. Eine Reihe von namhaften Ophthalmologen (BIRCH-HIRSCHFELD, ELSCHNIG und andere) würde wegen der bisherigen Unsicherheit der Bestrahlungswirkung bei umgrenzten Geschwülsten der operativen Entfernung den Vorzug geben; nicht mit Unrecht stehen diese Autoren der Dauer des Bestrahlungserfolges skeptisch gegenüber. Bei größerer Ausdehnung der Neoplasmen sind bekanntlich eingreifende plastische Operationen notwendig. Letztere erschweren eine Nachbehandlung mit Strahlen erheblich. Da auch alleinige Behandlung mit radioaktiven Substanzen bei solchen ausgedehnten Geschwülsten mitunter zum Ziele führen kann, schlug VON HIPPEL in diesen Fällen vor, die Behandlung mit der Bestrahlung zu beginnen. Die im Vergleich zu den Operationsnarben funktionell und kosmetisch günstigeren Narben nach Bestrahlungen würden im selben Sinne sprechen. Andere Autoren raten unter allen Umständen zur primären Bestrahlung, da sie zum Teil der Ansicht sind, daß ein vor der Bestrahlung vorgenommener operativer Eingriff eher Schaden bringe. Unseres Erachtens wäre zuerst die Durchführbarkeit einer Operation zu erwägen und diese, wenn möglich, vorzunehmen, danach zu bestrahlen. Wegen der großen Gefahr der Metastasierung könnte der bei primärer Bestrahlung unvermeidliche Zeitverlust schwer ins Gewicht fallen; besonders gilt dies von den Melanosarkomen, welche entsprechend den ungünstigen Erfahrungen an anderen Körpergebieten der sofortigen Operation zuzuführen sind. Allerdings ist hier die Prognose auch bei radikalem operativen Vorgehen meist eine ungünstige. Bei nicht operablen Sarkomen sollte die Geschwulst vor Einleitung energischer Bestrahlung durch Abtragen von Knoten und gröberen Tumormassen verkleinert werden. Es soll damit nicht eine allgemein gültige Behandlungsvorschrift gegeben werden, denn die besonderen Umstände des Falles lassen gelegentlich ein anderes Handeln richtig erscheinen.

Mangels großer vergleichender Statistiken läßt sich heute ein Überblick über die Resultate der alleinigen chirurgischen, der kombinierten chirurgischen Strahlenbehandlung und der alleinigen Bestrahlung nicht gewinnen. Namentlich die Frage der Rezidive und Metastasenbildung bei verschiedenem Vorgehen bleibt bei der Kürze der hiehergehörigen Beobachtungen durchaus offen.

Bezüglich Technik siehe Kapitel Lidkarzinom.

15. Seltenere Erkrankungen

Entsprechend den Erfahrungen in der Dermatologie kann die Radiumbehandlung auch bei manchen selteneren Erkrankungen der

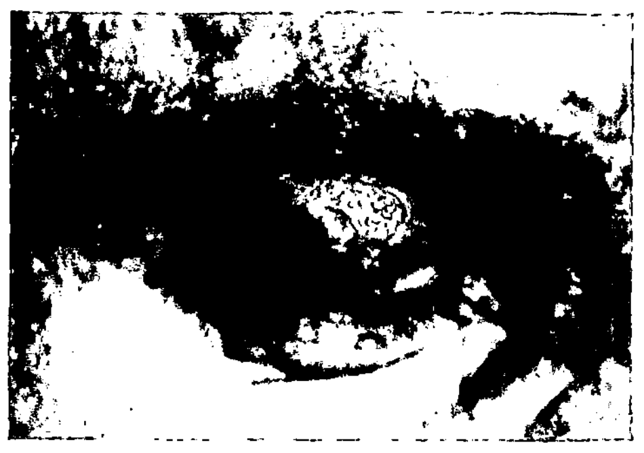

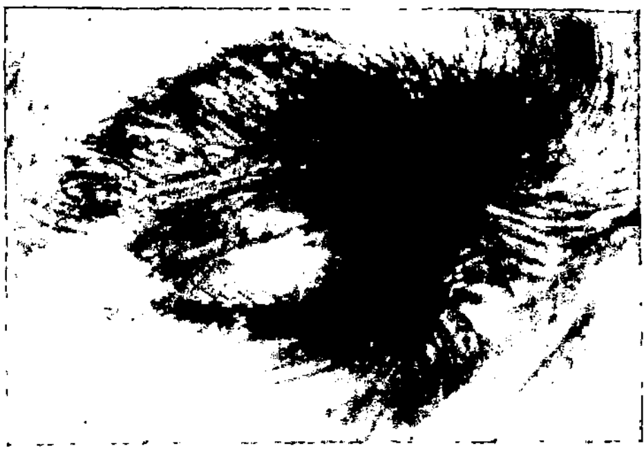

Abb. 57. Mycosis fungoides des Oberlides

Abb. 58. Fall 57 nach durchgeführter Radiumbehandlung

Lider, wie Aktinomykose, Lepra, Leukaemia cutis, Mycosis fungoides usw. oftmals mit Erfolg versucht werden.

III. Erkrankungen der Bindehaut

Bei drei Gruppen der Bindehautentzündung hat sich seit vielen Jahren eine große Zahl von Augenärzten bemüht, den ungenügenden Heilmittelschatz durch Einbeziehung der Radiumstrahlen zweckdienlich zu ergänzen. Es sind dies das Trachom, der Frühjahrskatarrh und die Tuberkulose. Dem umfangreichen Beobachtungsmaterial auf diesem Gebiete gegenüber treten die geringen Erfahrungen über Anwendung der Radiumbestrahlung bei follikulären Konjunktivitiden, chronischen Katarrhen, bei Conjunctivitis eccematosa usw. zurück.

1. Chronische Konjunktivitis

Bei hartnäckigen chronischen Bindehautentzündungen unbekannter Ätiologie wurde versucht, durch Radium „eine Umstimmung", einen Umschwung im schleppenden und mitunter jeder Behandlung trotzenden Verlauf zu erreichen.

In einigen Beobachtungen waren KOSTER wie FLEMMING von dem Ausfall dieser Therapie sehr befriedigt. KOSTER verwendete auch Radium bei chronischen eitrigen Bindehautentzündungen. Es ist hier hinzuzufügen, daß ein Einfluß von Radiumbestrahlungen auf Xerosebazillen, Pneumokokken und Staphylokokken von NEAPOLITANSKI im Experiment, wie zu erwarten, nicht nachgewiesen werden konnte.

In spärlichen eigenen Versuchen wurde außer einer subjektiven Erleichterung eine Wirkung der Bestrahlung vermißt.

Immerhin ist nicht auszuschließen, daß Bestrahlungen ähnlich wie die Abänderung der Therapie bei der chronischen Konjunktivitis überhaupt Gutes zu leisten vermag. Es frägt sich nur, wie lange die Besserung anhält; darüber läßt sich zurzeit nichts aussagen.

Technik: Siehe Trachom.

2. Trachom

Die Literatur über diesen Gegenstand ist ganz erheblich angewachsen. Daß die positiven Ergebnisse im Verhältnis zur aufgewendeten Mühe dürftig zu nennen sind, ist in der Art der Materie begründet. Vorerst sei die Schwierigkeit der Diagnosestellung als Hauptursache für die sich hinsichtlich des Wertes der Behandlung widersprechenden Angaben im Schrifttum hervorgehoben. Dies gilt namentlich auch bezüglich der neueren Arbeiten, während in den Anfängen der Radiumbehandlung des Trachoms technische Fehler und Unkenntnis der Strahlenwirkung hinzukommen; dadurch erübrigt sich eine eingehende historische Darstellung der Literatur.

Den ersten Versuchen mit Radiumbestrahlungen gingen solche mit Röntgenbehandlung voran. Die geringere Schädigungsgefahr bei Radiumanwendung und die leichtere Handlichkeit der Apparate führte aber später zu immer ausgedehnterem Gebrauch dieses Mittels. Eine Reihe von Autoren sah in der ausschließlichen Radiumbestrahlung ein Trachomheilmittel sensu strictiori, wobei vielfach auf Grund weniger Beobachtungen geurteilt wurde (COHN, FALTA, BECK, THIEBAULT, DINGER, DARIER, JACQUEAU, LEMOIN und ARCELIN, MÜLLER und HÖGLER). Nach DINGER soll die Heilung umso schneller und vollkommener eintreten, je jünger der Patient und je frischer die Krankheit ist, eine Ansicht, der unseres Erachtens nicht beizupflichten ist. Gleichfalls günstig lauteten die Mitteilungen russischer Autoren, doch verfügen diese zum Teil über ein sehr großes Krankenmaterial (SELENKOWSKY, MUSKHELHOW, KARDO-SISSOJEW, GREIZ u. a.). SELENKOWSKY teilte sein Material ein in rein granuläre, in papillogranuläre Trachome mit schweren katarrhalischen Erscheinungen und in chronische, mit Pannus komplizierte Formen. In den Fällen der ersten Gruppe schwanden die Körner ohne Narbenbildung und Rezidive blieben aus. Auch in der zweiten Gruppe verdiente die Radiumbehandlung gegenüber der üblichen medikamentös-mechanischen Therapie den Vorrang. In den Fällen der dritten Gruppe waren mitunter andere Mittel, mitunter die Radiumbestrahlung wirksamer. Gelegentlich führte in vergeblich vorbehandelten Fällen Radiumbestrahlung zum Ziel. In späteren Arbeiten sprach sich SELENKOWSKY unter Berücksichtigung von 300 Fällen im gleichen Sinne aus.

Demgegenüber berichteten andere Untersucher bei Anwendung einer ähnlichen Technik über völlige Mißerfolge (DA GAMA PINTO, HARMAN, BRAUNSTEIN und SAMKOWSKI, MAY u. a.). Gewissenhafte Nachuntersucher stellten einen unzweifelhaften Einfluß der Radiumbestrahlung auf die Trachomkörner fest (BIRCH-HIRSCHFELD, THIELEMANN, RYERSON u. a.). Nach BIRCH-HIRSCHFELD äußerte sich dieser Einfluß in Abflachung und Einsinken der Körner und begann 7 bis 24 Stunden nach der Bestrahlung. Individuelle Faktoren dürften die Ursache abgeben, daß

kein einfaches Verhältnis zwischen verabfolgter Bestrahlungsmenge und dem
Rückbildungsgrad nachzuweisen ist. Nach THIELEMANN nehmen die Körner
zuerst ein gelblichrötliches Aussehen an, verlieren dann unter Rötung der
Bindehaut ihre scharfe Begrenzung und fließen schließlich zu schmalen,
höckrigen Leisten zusammen, welche in normal durchsichtiger, noch hyperämi-
scher Bindehaut durch längere Zeit bestehen können. Die Augenärzte, welche
dieses Zurückgehen der Körner beobachteten, sind sehr in der Überzahl. Doch
scheint die Wirkung nicht immer, bzw. nicht immer nach kurzer Zeit einzu-
treten. So konnte FLEMMING in der Hälfte seiner Fälle keine regressiven
Veränderungen unter ausgiebiger Radium- und Mesothoriumbehandlung
erreichen. Bei der erwähnten, in der Regel auftretenden Wirkung auf Trachomkörner handelt es sich nach den Untersuchungen der früher genannten Autoren
und anderer (BRAUNSTEIN u. SAMKOWSKI, TERRIEN) nicht um eine Dauerwirkung; nicht nur bei einmaliger Bestrahlung, auch bei fortgesetzter Behandlung können die Körner sich wieder entwickeln. Es sei hier hervorgehoben,
daß die Autoren, welche von Heilung des Trachoms bei ausschließlicher
Radiumbehandlung sprechen, über längere Beobachtungszeit nicht berichten;
ein großer Teil dieser Mitteilungen ist daher hinsichtlich der Frage eines
Rezidivs, trotzdem anfänglich der Erfolg gut schien, unverwertbar.

Einige Untersucher fanden eine Besserung der Hornhautkomplikationen
des Trachoms nach Radiumbestrahlung, und zwar insbesondere des Pannus
(FALTA, PARDO, NEUSCHÜLER und STEINER, SELENKOWSKI, FLEM-
MING). PARDO versuchte die Beeinflussung des Pannus durch Radium mit
endarteritischen Prozessen und Thrombenbildungen zu erklären; MÜLLER
dagegen glaubt, der Pannus sei der Radiumbehandlung nicht zugänglich.
Auch Folgezustände des Trachoms wie der Mißwuchs der Zilien wurden der
Radiumbehandlung unterzogen; nach den Angaben BARMETTLERS mit gutem
Erfolg. Einige Untersucher erwähnten schließlich die Erweichung der
Trachomnarben mittels Radium. Doch sind diese Angaben wegen ihrer
Unvollständigkeit nicht verwertbar.

Histologische Untersuchungen stützen die von den meisten
Autoren angenommene Deutung der Strahlenwirkung auf das Trachomkorn;
sie gründen sich auf die theoretischen Arbeiten namentlich HEINECKES. Die
relative Elektivität der Wirkung von Radium und Röntgenstrahlen beruht
nach den heutigen Vorstellungen auf der spezifisch hohen Empfindlichkeit mancher Zellformen gegenüber anderen, erst auf große Dosen
reagierenden Zellarten. Bestrahlungen mit kleinen Dosen bringen Zell-
veränderungen bestimmter Art hervor. HEINECKE stellte fest, daß
minimale Röntgenstrahlenmengen in den Zellen des lymphadenoiden
Gewebes in kürzester Zeit zu einem gleichsam explosiven Zerfall der Kern-
substanz führen (lymphatisches Gewebe der Milz, der Lymphdrüsen, der
Payerschen Plaques usw.). Im Gegensatz zu dem bei höherer Dosis sich langsam abspielenden Absterbeprozeß — der Nekrobiose — anderer Zellarten,
setzt hier Pyknose des Kernes mit Zerfall in Chromatinschollen kurz nach
der Bestrahlung ein. Die Chromatinsubstanzen werden teils phagozytiert,
teils verschwinden sie in wenigen Stunden auf andere Weise. Nicht nur den
in Teilung begriffenen Zellen der Keimzentren, sondern den Lymphozyten
überhaupt kommt diese in ihrer Ursache unbekannte Reaktionsart zu. Bekanntlich bauen das Trachomkorn in seinen Randpartien vorwiegend Lymphozyten, im Zentrum einkernige Leukozyten auf, welch letztere in ein sehr
feines Bindegewebsgerüst eingebettet sind. Dieselben Zellformen beteiligen
sich auch an der diffusen Infiltration der übrigen Bindehaut. Dementsprechend

fanden alle Untersucher die von HEINECKE nachgewiesenen, regressiven Metamorphosen an den lymphoiden Zellen der trachomatösen Bindehaut. BIRCH-HIRSCHFELD schilderte die Veränderungen der Zellelemente ausführlich. Schon nach fünf Minuten nehmen nach seinen Mitteilungen die lymphoiden Zellen unregelmäßige, zackige oder hantelförmige Gestalt an. Überall lassen sich Kerntrümmer als intensiv färbbare Körnchen nachweisen; daneben finden sich Haufen dichtgedrängter, sich gegenseitig abflachender Herde; Mitosen fehlen. Nach zehn bis zwölf Stunden sind die Kerntrümmer spärlicher; lymphoide Zellen sind in größerer Menge zugrundegegangen. Die Kerne scheinen auseinandergerückt, wobei fraglich ist, ob sie nicht wuchernden Elemente des Stützgewebes zugehören. Nach drei bis fünf Tagen sind Lymphozyten und Mitosen wieder anzutreffen. THIELEMANN berücksichtigte mehr die Veränderungen des Trachomkornes als solchen. Bald werden aus den runden Körnern schmale, linsenförmige Zellhaufen. Die zellreiche, kräftig färbbare Randzone ist verschwunden. Am gleichen Präparat sind verschiedene Stadien der Rückbildung vorzufinden: Einkerbung und Lappung der Kornperipherie, Lockerung seines Zellbestandes, Auseinanderweichen der zelligen Elemente, Verkleinerung der Körner bis zum völligen Verschwinden. Als Rest der Körner bleiben Klümpchen von Zellen zurück, welche ein Bindegewebsring begrenzt, oder es wuchern verdickte Bindegewebsbündel in dichten Zügen ein. Zum Teil umschnüren Bindegewebszüge den Restkörper, zum Teil bilden sie sich nur einseitig. Die Gefäße sind zahlreich und erweitert. In der Nähe der Körner liegen mit Kernresten vollgepfropfte Phagozyten. SELENKOWSKY sah das sehr feine fibrilläre Bindegewebe an Stelle der Körner nicht als Anfangsstadium der Vernarbung an, da auch nach langer Beobachtung, wie SELENKOWSKY meinte, keine echte Vernarbung auftritt. Die in unserer Versuchsreihe mehrere Tage nach intensiver Bestrahlung zur Exzision gelangten wenigen Präparate konnten die von BIRCH-HIRSCHFELD und anderen beschriebenen Veränderungen an den lymphoiden Zellen bestätigen.

Die Theorie der Wirkung der Radiumstrahlen im weiteren Verlaufe ist bei der unklaren Pathogenese des Prozesses unsicher. In der Beeinflussung des Trachomkornes liegt offenbar die Bekämpfung einer Krankheitserscheinung, nicht die der Krankheitsursache vor. PROKOPENKO hat angenommen, daß durch die Radiumwirkung der hypothetische Trachomerreger unmittelbar vernichtet werde. Uns erscheint es wahrscheinlicher, daß durch die Bestrahlung die Bindehaut eine weitgehende Veränderung erfährt und dem Virus als Nährboden nicht mehr zusagt; denn die Angabe NEOPOLITANSKIS über das Verschwinden des Trachomerregers nach Bestrahlung in einzelnen Fällen ist bei der bekannten Unregelmäßigkeit dieses Befundes unverwertbar. Solche Untersuchungen müßten in großer Zahl vorgenommen und mit den Befunden an nicht bestrahlten Kontrollaugen verglichen werden. Es sei hervorgehoben, daß PILLAT jüngst in einem früher bestrahlten Fall lege artis untersuchte und zahlreiche Einschlüsse vorfand. Demnach ist die Frage der Beeinflussung der Einschlüsse durch Radiumstrahlen überhaupt, sei es mittelbar durch Veränderung des Nährbodens, sei es durch direkte Eliminierung, durchaus unentschieden. Da der Trachomerreger in die

Gruppe der filtrierbaren Virusarten zu zählen ist, sei hier auf die Ergebnislosigkeit eigener Bestrahlungsversuche an herpetischem Virus verwiesen (siehe S. 129), aus denen hervorgeht, daß sich filtrierbare Virusarten den Radiumstrahlen gegenüber ähnlich verhalten wie andere Keime.

Die Radiumbehandlungsversuche wurden, soweit es aus den Mitteilungen ersichtlich ist, meist an beiden Augen vorgenommen. Für die Frage, was die Radiumbestrahlung im Vergleich zur sonstigen Trachombehandlung leisten kann, schalten diese Arbeiten naturgemäß aus. Verschiedentlich behandelten die Untersucher aber nur an einem Auge mit Radium, am anderen zum Vergleich mit den gewöhnlichen medikamentösen und mechanischen Methoden; von der Mehrzahl der Verfasser wurde nun den letzteren bei weitem der Vorzug gegeben. Die russischen Autoren fanden hingegen die Radiumbehandlung der alleinigen Kupfertherapie durchaus überlegen. Diese Überlegenheit soll sich in einem schnelleren Abheilen und Ausbleiben von Rezidiven und in einer zarteren Vernarbung äußern.

Bei Sichtung der mitgeteilten Heilungen bei alleiniger Radiumanwendung fällt zunächst, wie schon erwähnt, die Kürze der Beobachtungszeit auf. Dies gilt auch von den ersten Mitteilungen SELENKOWSKYS. Erst in letzterer Zeit berichtete er über lang beobachtete Erfolge. PROKOPENKO verfügte über sechs ungefähr 1½ bis 4 Jahre beobachtete Fälle. Meist fehlen Angaben über die spätere Nachuntersuchung überhaupt. Dieser Umstand beeinträchtigt den Wert der mitgeteilten „Heilungen" ebenso, wie die anfänglich hervorgehobene Unsicherheit der Diagnose. Es kann heute, in einer Zeit, da der Kampf um die Abgrenzung des Trachoms gegenüber Follikulose und Follikularkatarrh wieder im Gang ist, mit voller Sicherheit angenommen werden, daß sich unter den geheilten, reinen Körnertrachomen eine erhebliche Zahl von Fällen befand, die in die Gruppe der ätiologisch unklaren Follikulosen, Follikularkatarrhe bzw. Schwellungskatarrhe mit Follikeln einzureihen gewesen wäre. Der Versuch einer bakteriologischen Identifizierung der zur Bestrahlungsbehandlung verwendeten Fälle wurde anscheinend kaum jemals durchgeführt; zum Teil weil die ätiologische Bedeutung der Prowazekschen Einschlüsse und der Lindnerschen Initialkörper nicht allgemein anerkannt ist, zum Teil weil die schwierige Technik des Nachweises derselben ihre diagnostische Verwertung erschwert. Man sieht sich also in der Beurteilung des Heilerfolges einer Krankheit gegenübergestellt, welche bis heute nicht einheitlich abgegrenzt ist. Schließlich scheint den optimistisch urteilenden Untersuchern die Tatsache entgangen zu sein, daß manche Trachome von selbst ausheilen. Die hinsichtlich Heilbarkeit des Trachoms mittels Radium ungünstigen Feststellungen namhafter Forscher und

Kliniker können nicht, wie es SELENKOWSKY tut, auf fehlerhafte Technik zurückgeführt werden, denn die Unterschiede in der Behandlungsart sind vielfach keine weitgehenden. Diese Mißerfolge sprechen vielmehr, ebenso wie der Umstand, daß sich die Radiumbehandlung trotz der 20 Jahre zurückliegenden ersten Anpreisung als Trachomheilmittel nirgends eingebürgert hat, für die anfängliche Überschätzung des Mittels.

Aus den obigen Ausführungen ist ersichtlich, daß den Literaturangaben, welche über günstigere Resultate mit der gewöhnlichen Behandlung berichten, eher Glauben zu schenken ist, denn ein vollgültiger Beweis einer Heilung des Trachoms durch Radiumstrahlen allein liegt in den so zahlreichen Veröffentlichungen des Schrifttums bisher nicht vor. Die fast allgemein anerkannte klinische Veränderung der trachomatösen Bindehaut nach der Bestrahlung, die Beeinflussung der trachomatösen Infiltration im histologischen Bilde weisen hingegen darauf hin, daß die Radiumbestrahlung als unterstützendes Mittel der übrigen Trachomtherapie von erheblicher Bedeutung sein kann. KUMER und SALLMANN berichteten, daß bei schweren papillogranulären Trachomen alleinige Radiumbehandlung viel ungünstigere Ergebnisse zeitigte, als die am Kontrollauge durchgeführte Kupferbehandlung, daß ferner bei leichten Körnertrachomen trotz Fortsetzung der Radiumbehandlung Rezidive auftreten.

Welche Vorteile die zugleich mit den gewöhnlichen Behandlungsmaßnahmen vorgenommene Radiumbestrahlung bietet, suchten KUMER und SALLMANN in ausgedehnten Untersuchungen klarzustellen.

Zu diesem Zwecke wurde in ungefähr 100 Trachomfällen die Radiumbestrahlung mit der Kupferbehandlung an einem Auge kombiniert, während das andere Auge einer reinen Kupferbehandlung, bzw. einer medikamentösen, mechanischen Therapie unterzogen wurde. Diese Kombination der Radium- und Kupferbehandlung erschien von vorneherein aussichtsreicher, da bei der sonst zweckmäßigen Kontaktbestrahlung Bindehautpartien, zum Beispiel die Bulbusbindehaut, einer entsprechenden Strahlenwirkung entgehen können, die Kupferkaustik aber einer von diesen Stellen ausgehenden Reinfektion entgegenzuwirken vermag. 60 von den 100 Fällen wurden von KUMER und SALLMANN statistisch zusammengestellt, doch blieb auch diese Untersuchungsreihe von dem Hauptmangel ähnlicher Statistiken an einem Material, das sich vorwiegend aus Angehörigen der Landbevölkerung zusammensetzte, nicht verschont. Bei ungefähr der Hälfte der Fälle war wegen Abreise der Patienten vor Abschluß der Behandlung eine spätere Nachuntersuchung unmöglich, immerhin sind solche Fälle innerhalb einer Beobachtungsreihe von vielen, lange in Kontrolle gehaltenen Kranken nicht ohne Wert. Es wurden ausschließlich Patienten, bei welchen im Epithelabstrich Einschlüsse oder Initialkörper nachweisbar waren, in Behandlung genommen. Ohne hier eine genaue, zahlenmäßige Darstellung zu geben, ist festzustellen, daß, wie bereits hervorgehoben, granuläre und papilläre Krankheitsformen in verschiedener Weise auf die Bestrahlung ansprechen. Bei den körnerreichen

Formen schien der Erfolg regelmäßiger und deutlicher. Wie von den meisten Untersuchern beschrieben, war kurz nach der ersten Sitzung bei genauer Beobachtung ein Kleinerwerden und Einsinken der Granula wahrzunehmen. Ein deutlicher Effekt trat gewöhnlich bei der unten geschilderten Bestrahlungsmethodik erst nach drei bis fünf Sitzungen in Erscheinung; bis zum völligen Verschwinden der Körner dauerte es mitunter noch länger. Manchmal erwiesen sich anfänglich schnell mit Rückbildungsvorgängen reagierende Bindehäute später schwerer beeinflußbar oder sie verhielten sich völlig refraktär; bei ungefähr zwei Drittel der 35 papillogranulären Trachome mußte im Vergleich zum Kontrollauge an den mit Kupfer und Radium behandelten Augen der Bestrahlungseffekt als sehr guter bezeichnet werden. Von dem restlichen Drittel fallen noch einige Fälle wegen zu geringer Sitzungszahl für die Beurteilung weg. Träger und weniger deutlich sprachen die papillären Formen (18 Fälle) auf die kombinierte Behandlung an. Namentlich leichter erkrankte Konjunktiven, deren Veränderungen auf Kupferstiftbehandlung rasch zurückgehen, ließen außer einer geringen Abkürzung der Behandlungszeit keinen Unterschied gegenüber der Kontrollseite erkennen. Allerdings war darunter eine Reihe von Kranken nur fünfmal bestrahlt. In anderen Fällen bestand am Vergleichsauge noch beträchtliche Hypertrophie, während auf der bestrahlten Seite die Bindehaut zwar etwas ödematös geschwollen und leicht hyperämisch, aber völlig glatt erschien. Das charakteristische Bild der leicht ödematös durchtränkten glatten Bindehaut geht allmählich in zarte Vernarbung über. Manchmal trat der Bestrahlungseffekt erst nach einer größeren Sitzungszahl zutage. In einem Fall war nach acht Sitzungen zwischen den beiden Augen noch kein Unterschied zu erkennen. Erst nach der neunten Radiumapplikation bot das bestrahlte Auge ein zunehmend besseres Aussehen als die mit Cuprum, Abrasio und Stäbchenmassage behandelte Bindehaut des anderen Auges. Zum großen Teil hielt sich der Erfolg beim papillären Trachom in mäßigen Grenzen, die Rauhigkeit der Bindehaut schwand früher als auf der anderen Seite.

Bei den in Vernarbung befindlichen Trachomen (7 Fälle) ließen sich Inseln von konfluierten Körnern unter Verwendung eines besonders geeigneten, tonnenförmigen Trägers durch wenige Sitzungen zum Verschwinden bringen. Mitunter konnten die Untersucher sich in solchen Fällen des Eindruckes nicht erwehren, daß die Narbenbildung selbst günstig beeinflußt wurde. Einige Male schien der Tarsus nach durchgeführter Bestrahlung besser streckbar und geschmeidiger und war weniger verkrümmt. Das Lid zeigte geringere Tendenz zum Entropium als auf der anderen Seite. Vielleicht spielte dabei die einige Minuten lange Dehnung bei dem Doppeltumstülpen über den Grönholmlöffel zwecks Bestrahlung der oberen Übergangsfalte eine gewisse Rolle. Bei Fällen, die in frischem Zustand zur Behandlung gekommen sind, dürfte bei Ausheilen des Prozesses die früher einsetzende Vernarbung zarter ausfallen.

Kombination der Radium- und Kupferbehandlung bei Pannus war in drei Fällen (bei Kontaktbestrahlung der Hornhaut) erfolglos oder von nur geringer Wirkung. Einmal konnte bei stärkerer Entwicklung des Pannus auf der bestrahlten Seite bei sonst gleicher Therapie an beiden Augen ein deutlicher Erfolg insofern erzielt werden, als die Augen nach der Behandlung das gleiche Bild boten; ob auf dem Wege über die Besserung des Bindehautleidens oder unmittelbar, bleibt dahingestellt. Ältere pannöse Trübungen reagierten auf die Bestrahlung nicht. In vier Fällen veränderten sich der Pannus und die Hornhautgeschwüre bei Radiumbestrahlung der Bindehaut in günstiger Weise, ohne daß die Hornhaut dabei direkt bestrahlt wurde. Im übrigen kann bezüglich der Radiumbehandlung von Hornhautgeschwüren auf das Kapitel der Bestrahlung ulzeröser Keratitiden verwiesen werden, da sich dieselbe nicht von der anderer Geschwüre unterscheidet.

In einzelnen Beobachtungen rezidivierte die trachomatöse Entzündung am nicht bestrahlten Auge, während das mit Kupfer und Radium behandelte von einem Rückfall verschont blieb. Bei durchaus ähnlichem, klinischen Bild erschien es mitunter auffallend, daß trotz einwandfreier gleichmäßig durchgeführter Technik die Erfolge verschiedene waren; es müssen hier noch besondere individuelle Verhältnisse hypothetischer Natur zur Erklärung herangezogen werden. Denn verschiedene Virulenz des Virus oder örtliche Krankheitsunterschiede, welche vielfach als Ursache der differenten Ergebnisse angeführt wurden, reichen nicht aus, um bei einer Reihe von Kranken die ungleichartige Bestrahlungswirkung zu erklären. Auch mit dem verschiedenen Alter der Kranken und der Infektion ist der Lösung der Frage nicht näher zu kommen. Fünf Patienten unserer Untersuchungsreihe in einem Alter von 17 bis 65 Jahren waren nachgewiesenermaßen von derselben Infektionsquelle zu gleicher Zeit angesteckt worden und boten ein recht ähnliches klinisches Bild eines schweren, papillogranulären Trachoms; sie kamen auch alle zu ungefähr gleicher Zeit in Behandlung. Bei gleicher Bestrahlungstechnik und sonstiger Behandlung heilte das Trachom bei einigen nach zirka acht Monaten, bei anderen nach $1^1/_2$ bis $2^1/_2$ Jahren ab. Solche Unterschiede der Heilungsdauer kennen wir bereits bei der gewöhnlichen Behandlung dieser Krankheit.

Zusammenfassend läßt sich nach unseren eigenen Erfahrungen feststellen, daß besonders bei papillogranulären Trachomen die Erfolge der kombinierten Behandlung recht erfreulich sind. Bei papillären und älteren bereits in Vernarbung begriffenen Formen waren die Resultate nur fallweise als gute zu bezeichnen. Mitunter sind sie bescheiden oder es läßt sich kein günstiger Einfluß erkennen. Unter den guten Erfolgen sind schnelleres Verschwinden der trachomatösen Bindehautveränderungen und vielleicht auch Verhindern oder Hinausschieben von Rezidiven zu verstehen. Die Abkürzung der Behandlungsdauer hält sich in mäßigen Grenzen. Mittels der im folgenden beschriebenen ungefährlichen Methode wird die Behandlungszeit um etwa ein halbes Jahr gekürzt. Vergleichsweise Behandlung von Radium und Kupfer einerseits und Kupfer kombiniert mit Rollung, Abrasio, Sublimatabreibung, Stäbchenmassage usw. fiel fast regelmäßig zugunsten der erstgenannten Behandlungskombination aus. Erwähnt sei, daß FORTUNATI und ESDRA 1909 darauf hingewiesen haben, daß nach einer vorangegangenen, an sich stark reizenden Radiumbestrahlung die nachfolgende Kupferstiftbehandlung zu auffallender Besserung und schneller Heilung führte.

Nach den obigen Darlegungen kommt also eine reine Strahlenbehandlung auch für die seltenen Fälle nicht in Frage, welche den Kupferstift nicht vertragen. Auch hier wäre eine Verbindung mit anderen Mitteln und mechanischen Maßnahmen geboten; doch dürfte der Radiumbehandlung in solchen Fällen eine besondere Bedeutung beizumessen sein.

Ohne Zweifel ist es einem Trachom bis jetzt nicht mit Sicherheit anzusehen, ob es auf Bestrahlung gut reagieren wird und ob sich die Mühe der Radiumanwendung lohnt. Im allgemeinen aber gelten die oben genannten Richtlinien. Schwere Körnertrachome und frischer sulziger Pannus berechtigen zu einem Versuch mit Radiumbestrahlung als unterstützendem Mittel. Die Fälle von frischen, papillogranulären Trachomen, bei denen nach Abschluß der Behandlung der geringe Unterschied im Heilungsverlauf bei Vergleich mit dem anderen Auge in keinem entsprechend günstigen Verhältnis zur aufgewendeten Zeit steht, sind selten. Mitunter kann trachomatöses Gewebe auf Kupfertherapie träge reagieren, der Beeinflussung durch Radium sich aber zugänglich zeigen. Die Frage, welche Zeit die Bestrahlungsbehandlung in Anspruch nehmen wird, läßt sich im allgemeinen in folgender Weise beantworten: Die Behandlung erstreckt sich auf lange Zeit. Gewöhnlich tritt ein deutlicher Erfolg nach fünf Sitzungen ein. Ist ein solcher dann· noch nicht erreicht, so darf kein großer Einfluß der Bestrahlung auf den Heilungsprozeß erwartet werden, doch kommen Ausnahmen von dieser Regel vor. Im Durchschnitt braucht man zehn bis zwölf Bestrahlungen in vierzehntägigen Intervallen (fünf bis sechs Monate). Abortivheilung von echten Trachomen, wie sie besonders von älteren Autoren berichtet wird, wurde an dem von KUMER und SALLMANN mitgeteilten Material nicht gesehen.

Schädigungen lassen sich vermeiden, wenn die technischen Vorschriften eingehalten werden. Die bei der transpalpebralen Methode beobachteten Schäden sind in dem Kapitel über Radiumschädigungen des Auges besprochen. Bei Kontaktbestrahlung kann es mitunter vorkommen, daß besonders empfindliche Patienten auf die in einer Sitzung vielleicht etwas hochgegriffene Dosis mit stärkerer Hyperämie oder Schwellung der Bindehaut reagieren. Durch entsprechende Abschwächung der Strahlenmenge kann diese stärkere, rasch abklingende Reaktion des weiteren ebenso vermieden werden wie das durch unvorsichtiges Annähern des Trägers an den Lidrand des Unterlides hervorgerufene Spärlicher- und Dünnerwerden der Zilien. Unter zirka 1000 Bestrahlungen traten dreimal in der Nähe des Limbus einzelne stecknadelkopfgroße Infiltrate auf. Sie verschwanden nach wenigen Tagen. Bekanntlich kommen solche Infiltrate auch ohne Radiumbehandlung im Verlaufe der Erkrankung häufig vor. Zwei dieser Patienten zeigten auch am anderen, nicht bestrahlten Auge dieselbe Veränderung. Bei anderen Kranken waren Infiltrate nur an dem mit Kupfer behandelten Auge hinzugekommen; es dürfte sich also nicht um eine Radiumschädigung handeln.

In einer Reihe von Fällen, namentlich solchen mit hohen Bestrahlungsziffern, sind Visus, Gesichtsfeld, Adaption und Hornhautsensibilität untersucht worden, ohne daß jemals eine Beeinträchtigung einer der Funktionen auch nach jahrelanger Beobachtung bemerkbar gewesen wäre, wie dies auch in anderen Mitteilungen angegeben wird. Der am Kornealmikroskop erhobene objektive Befund des vorderen Augenabschnittes (Bindehaut, Hornhaut, Iris, Linse) blieb immer durchwegs normal, obgleich ohne Prothesenschutz, nur mit Deckung des Auges durch das Lid bestrahlt wurde. Auch die ophthalmoskopische Untersuchung bot nichts Abnormes. Es kann daraus auf die völlige Ungefährlichkeit der Bestrahlung — richtige Technik vorausgesetzt — geschlossen werden.

Die von den meisten Autoren (SELENKOWSKY, JAKOBY, FLEMMING, FALTA, DINGER, COHN, BIRCH-HIRSCHFELD, THIELEMANN, MAY, FORTUNATI u. a.) befolgte Technik besteht darin, daß sie wenig gefilterte Apparate (Glasröhrchen oder mit Glimmerplättchen geschützte Träger) an die umgestülpte Bindehaut möglichst nahe heranbrachten, d. h. daß sie nicht nur harte, sondern auch weiche Betastrahlen zur Kontaktbestrahlung benutzten. Auch in der Bestrahlungsdauer bestehen zwischen diesen Autoren nicht allzugroße Unterschiede. Die Behandlung wurde in kurzen Zwischenräumen, meist täglich oder mit zwei- bis dreitägigen Pausen wiederholt, die Autoren nahmen also auf die Latenzzeit keine Rücksicht. Wenn die Bestrahlungsdauer auch nur wenige Minuten betrug und die Apparate ziemlich schwach waren, so sind die Dosen, welche hier zur Anwendung gebracht wurden, weil sie weiche Betastrahlen betrafen, relativ sehr groß zu nennen. Da eine Vernichtung des Trachomerregers durch Radium, wie schon vorher gesagt, nicht zu erwarten ist, würden zwei Wege für die Behandlung offen bleiben, und zwar entweder die Bestrahlung in einer Stärke vorzunehmen, daß es zu einer superfiziellen Nekrose kommt (ein Verfahren, das KARDO-SISSOJEW einschlug — dieses brutale und nicht ungefährliche Vorgehen ist von keinem Autor weiter verfolgt worden) oder die Radiumstrahlen nur als unterstützenden Faktor durch Veränderung des Mutterbodens (Zerfall der Körner) zur Behandlung des Trachoms heranzuziehen. Auch in der Therapie anderer bakterieller Infektionen, wie Tuberkulose, Aktinomykose, Lepra usw. bildet die Radiumbestrahlung nur ein unterstützendes Moment und wenn durch sie allein eine Ausheilung des Prozesses erfolgt, so leistet die Hauptarbeit wohl das Gewebe selbst, welches in einem Zustand versetzt wird, in dem es leichter den Kampf gegen den Erreger aufnehmen kann. Aus diesem Grunde ist es verfehlt, solche Dosierungen anzuwenden, welche auch nur die geringste Schädigung — und sei es auch nur eine stärkere Reizung der Bindehaut — hervorrufen könnten. Man hat also bei der Bestrahlung des Trachoms unbedingt unter der Erythemgrenze für die Konjunktiva zu bleiben und dieser Vorgang hat den Vorteil, daß einerseits Schädigungen vollkommen auszuschließen sind, anderseits die Bestrahlung relativ oft und lange fortgesetzt werden kann. Auch die von FORTUNATI angewendete Dosierung ist zu hoch gegriffen, es ist wohl möglich, daß die infolge der Bestrahlung auftretende Reizung, über die FORTUNATI berichtet, einen Einfluß auf die rasche Abheilung ausübt, so starke Dosen können aber nicht mehr als ungefährlich bezeichnet werden. Bei der von uns verwendeten Technik wurden vorwiegend harte Betastrahlen benutzt.

Behandlungsschema

(100 mg Radiumröhrchen 0,3 mm Platin Wandstärke, kein Metallfilter, sechsfache Lage Guttapercha als Sekundärfilter, Erythemdosis = 25 mgh direkt aufgelegt auf den zu behandelnden Bindehautteil)

1. IV.	Tarsalbindehaut / Fornixbindehaut	d. evertierten Ober- lides (2 Felder)	8 bis 10 mgh	harte Beta- strahlen, Kon- taktbestrahlung (Bestrahlungs- zeit bei obiger Anordnung je 5 bis 6 Minuten)
	Tarsal- und Fornixbindehaut	des evertierten Unterlides (1 Feld)	8 „ 10 „	
15. IV.	„	„	je 8 „ 10 „	
29. IV.	„	„	„ 6 „ 8 „	
14. V.	„	„	„ 5 „ 6 „	
28. V.	„	„	„ 5 „ 6 „	

usw. Dosen gleichbleibend wie 28. V. oder fallend; 10 bis 12 Bestrahlungen.

Die weichen Betastrahlen sind bei den modernen Trägern durch die Konstruktion derselben ausgeschaltet. Harte Betastrahlen erscheinen wegen ihrer größeren Tiefenwirkung gegenüber den in der oberflächlichen Schichte zur Absorption gelangenden weichen Betastrahlen zweckdienlicher. Sich nur auf die Gammastrahlen beschränken zu wollen, hätte den Nachteil, daß Bestrahlungen von längerer Dauer notwendig wären, welche größere Anforderungen an Zeit und Geduld des Patienten stellen, auch würde sich die Schädigungsgefahr erheblich vergrößern. Die von Müller und Högler neuerdings vorgenommene Bestrahlung durch das Lid arbeitet mit reinen Gammastrahlen. Der Vorteil dieser Technik liegt auf der Hand. Der Arzt ist jeder Mühe enthoben und auch den Patienten behindert diese Methode nicht im geringsten. Die Bestrahlungsart mit der angegebenen Dosis kann aber, wie erwähnt, nicht jede Gefahr mit Sicherheit ausschließen. Ob weiters die therapeutische Wirkung dieser Methode der von anderen Autoren und mit anderer Technik erreichten gleichgestellt werden kann, scheint schon aus theoretischen Gründen mehr als fraglich. Bei solchem Vorgehen werden Kornea und die übrigen Teile des Augapfels fast von derselben Dosis getroffen wie die erkrankte Konjunktiva, die Augenlider von einer noch größeren. Daß dabei Schäden entstehen und auch zur Beobachtung kamen, wurde schon ausgeführt.

Eine Sonderstellung nimmt die Strahlenanwendung in Form radioaktiver Kupfernitratsalbe ein, mit welcher Benedetti in 15% der Fälle in weniger als 1 Monat, in 40% im Verlauf von 40 bis 80 Tagen, in 39% in längerer Zeit Heilung erzielt haben will. Nur 6% der Fälle verhielten sich refraktär. Lawson und Russ, später Greeves, in jüngster Zeit Selenkowsky und Malischeff wendeten die bei anderen Bindehautleiden (Frühjahrskatarrh) als wirksam erprobte Methode der Radiumemanationsbehandlung bei Trachomen an und berichteten über gute Erfolge. Die Autoren bedienten sich hiebei eines entsprechend geformten Applikators, eines flachen Silberbehälters, in welchem das Gas eingefüllt war.

3. Follikularkatarrh, Follikulose

Beim Trachom wurde die von fast allen Untersuchern bestätigte Beeinflußbarkeit der Bindehautkörner mit Radiumbestrahlung genau besprochen. Die Durchführung dieser Behandlung vermag auch in gleicher Weise die Follikel harmloser Katarrhe zum Schwinden zu bringen.

In dem einschlägigen Schrifttum wurde fast immer mit Röntgen gearbeitet. Die von uns der Radiumbestrahlung zugeführten Fälle von Follikularkatarrh und Follikulosis (6 Fälle), reagierten zum großen Teil — bei Bestrahlung nur eines Auges — in eindeutiger Weise günstig. Aber auch resistente Fälle, bei welchen sich die Behandlung sehr langwierig gestaltete, beobachteten wir, ohne daß es möglich wäre, die Ursache der verschiedenen Auswirkung der Bestrahlung anzugeben.

Wieder ist es ein Krankheitssymptom, welches ähnlich wie beim Trachom bekämpft wird. Seine pathogenetische Bedeutung mag bei den verschiedenartigen mit Follikelbildung einhergehenden nicht trachomatösen Entzündungen eine sehr verschiedene sein; darüber ist noch völliges Dunkel gebreitet. Aber eine Anzeige, dieses Krankheitszeichen zum Schwinden zu bringen, ist — von Ausnahmsfällen abgesehen — gewöhnlich nicht gegeben. Solche Ausnahmsfälle würden die in der Kriegszeit vielfach als Trachome geführten Follikulosen darstellen. Durch Radiumbestrahlung könnten die Follikel zum Schwinden gebracht und solche „Pseudotrachome" geheilt werden. Bei dieser Gelegenheit sei nochmals darauf hingewiesen, daß es sich unseres Erachtens bei den im Schrifttum mitgeteilten Heilungen von Trachomen unter reiner Radiumbehandlung meist um derartige Follikulosen gehandelt haben dürfte. Radiumbehandlung käme ferner in den hieher gehörigen Bildern von besonders ausgebreiteten Wucherungen des adenoiden Gewebes in Betracht, welche als lokalisierte Lymphomatose der Bindehaut von der Folliculosis conjunctivae abgetrennt wurden.

Hinsichtlich der im histologischen Bilde feststellbaren Wirkung der Radiumstrahlen auf die Follikel ist auf die Ausführungen im Kapitel Trachom zu verweisen.

Die Technik ist dieselbe, welche beim Trachom der Bindehaut gute Dienste leistet. BENEDETTI empfahl die Anwendung radioaktiver Salben. Bei der angewendeten Dosierung läßt sich eine Wirkung auf die Follikel nicht recht vorstellen.

4. Frühjahrskatarrh

Mit einer gewissen Übereinstimmung wird von den einzelnen Untersuchern die Wirksamkeit der Radiumbehandlung beim Frühjahrskatarrh anerkannt. Die sehr geringe Beeinflußbarkeit der Krankheit durch sonstige medikamentöse und chirurgische Maßnahmen — sie beschränkt sich auf vorübergehende Erleichterung der Beschwerden —

hält zunächst die Erwartungen und Ansprüche hinsichtlich der Wirkung einer neuen Therapie in bescheidenen Grenzen. Die Berichte aus der Literatur wie auch eigene Erfahrungen weisen aber immer mehr darauf hin, daß der Radiumbestrahlung in der Behandlung der Conjunctivitis vernalis eine bedeutende Rolle zukommt. Der Wegfall diagnostischer Schwierigkeiten bei der Erkennung dieses Bindehautleidens spricht für die Verläßlichkeit der mitgeteilten Erfolge.

Von einer genauen Aufzählung der ersten Bestrahlungsversuche (GUGLIANETTI, DARIER, CASEY u. WOOD u. a.) kann wegen der Unvollständigkeit der Mitteilungen abgesehen werden. Für die Verwendbarkeit der Bestrahlungsbehandlung spricht die Tatsache, daß neuere Versuche mit einer besseren Technik fast ausnahmslos gute Ergebnisse zeitigten, wenngleich das relativ seltene Vorkommen der Bindehautaffektion einer Vereinigung von größerem Material in der Hand eines Untersuchers auch späterhin im Wege stand. MACKENZIE DAVIDSON und LAWSON sprachen ebenso wie später LANE von einer geradezu spezifischen Wirkung der Radiumstrahlen bei Conjunctivitis vernalis.

Folgende, kurz mitgeteilte Krankengeschichten veranschaulichen den klinischen Verlauf der Erkrankung unter der genannten Behandlung. Ein Fall von DAVIDSON MACKENZIE und LAWSON wurde als dauernd geheilt angesehen. Nachbeobachtung zwei Jahre. SHINE bestrahlte einen durch zehn Jahre bestehenden vorher vergeblich behandelten Frühjahrskatarrh (palpebrale Form) durch ein Jahr und erzielte Heilung. Ähnliches berichtet SCHNAUDIGEL: Chirurgische Behandlung, Kauterisation und Medikamente vermochten die jährlich wiederkehrenden Rückfälle nicht nennenswert zu erleichtern; Radiumbestrahlungen bewirkten endgültige Heilung. PFINGST erreichte nach drei in vier- bis sechswöchentlichen Intervallen vorgenommenen Sitzungen in einem Falle mit besonders großen Papillen eine Abheilung des Prozesses in den äußeren zwei Dritteln der Tarsalbindehaut, nasal blieben noch einige Reste der Veränderung zurück; am anderen Auge, das nicht bestrahlt wurde, blieb unterdessen das Bild eines Frühjahrskatarrhs in voller Entwicklung bestehen. HERNANDEZ bestrahlte zunächst nur an einem Auge, kam aber vorerst zu keinem positiven Ergebnis; als sich der Kranke jedoch nach sechs Monaten mit der Bitte, das andere, unverändert gebliebene Auge in Radiumbehandlung zu nehmen, wieder vorstellte, war von den Wucherungen an der bestrahlten Seite nichts mehr zu erkennen. Manchmal bleibt nach Abklingen der dem Frühjahrskatarrh eigenen Zeichen eine uncharakteristische, chronische Bindehautentzündung zurück (BUTLER). Hinsichtlich der Frage des Rezidivs ist ein Fall von GRIFFITH von Bedeutung: Ein Frühjahrskatarrh, der wie gewöhnlich auf verschiedene Weise erfolglos behandelt worden war, heilte nach Radiumbestrahlungen ab. Nach drei Jahren aber stellte sich ein leichtes Rezidiv ein; es konnte durch weitere Radiumbehandlung unschwer beseitigt werden. Auch andere Autoren meinen, daß gelegentlich eine Fortsetzung der Behandlung in späteren Jahren notwendig sei. PUSEY hebt mit Recht hervor, daß die gute Wirkung beziehungsweise Heilung gänzlich unbeeinflußbar scheinender Fälle gewöhnlich erst nach langer Fortsetzung der Bestrahlung (mehrere Bestrahlungsserien im Verlaufe eines Jahres) zu erreichen ist. Dieser von den meisten

Autoren geteilten Ansicht steht JANEWAYS Angabe gegenüber, daß es bei Behandlung mit radioaktivem Niederschlag gelinge, Frühjahrskatarrhe in einer einzigen Sitzung zur fast völligen Heilung zu bringen. OUFRAY, DUCLOS, GAGEY bevorzugten gleichfalls die einmalige Verabfolgung einer hohen Dosis, beobachteten aber als Schädigung eine leichte Leukoplasie.

Günstig lauteten die Urteile MACKAYS, BUTLERS und anderer. Von neueren Autoren bestätigen ALLPORT, TERRIEN, NEW BENEDICT, FIELD, HORNER, MARIN AMAT, WITHERS, REYMOND, BROEMAN, CAMERON, SHUMWAY und andere die gute Wirkung der Radiumbehandlung bei dieser Krankheit. Nicht immer erfolgreich fand GOULDING die Radiumbestrahlung bei Frühjahrskatarrh, LEVIN sah nur Besserung und fürchtete Rezidive. In ROBINSONS Fällen, welche mit Platinnadeln behandelt wurden, schwanden neunmal unter 14 Fällen die Wucherungen nicht vollständig; wegen leichter Rezidive war meist neuerliche Bestrahlung im nächsten Jahr erforderlich.

Soweit aus den Angaben der genannten Verfasser hervorgeht, handelt es sich bei den ausgeführten Bestrahlungsversuchen um die palpebrale Form der Conjunctivitis vernalis. Aber auch die Wucherungen am Limbus wurden von einzelnen Autoren radiotherapeutisch angegangen.

In einem Falle BUTLERS konnte der Erfolg als nicht so prompt wie bei der tarsalen Form bezeichnet werden, doch verkleinerten sich die Wucherungen, die Injektion schwand und schließlich war auch dieser Kranke als praktisch geheilt zu erklären. Welche Rolle die Bestrahlung mit kleinsten Dosen hier spielte, ist nicht zu entscheiden.

Wir schließen hier unsere eigenen Erfahrungen an: Bei einem Patienten mit besonders großen papillären Exkreszenzen an der oberen Tarsalbindehaut bildeten sich dieselben trotz wiederholter operativer Entfernung stets von neuem, auch die Radiumbehandlung wollte anfänglich nicht zum Ziel führen. Es bedurfte einer vielmonatlichen Bestrahlungsdauer, um an dem stärker befallenen Auge weitgehende Rückbildung und Abheilung zu erreichen, jedoch trat ein halbes Jahr später ein Rezidiv auf. Am anderen Auge wird die hier später eingeleitete Radiumbehandlung fortgesetzt. Zwei weitere Fälle boten leichtere Bilder; palpebrale Wucherungen waren nicht stark ausgesprochen, diffuse milchweiße Verfärbung deutlich entwickelt. Einmal hatte die Radiumbestrahlung geringe Wirkung auf obige Veränderungen, der Kranke fühlte sich auch nur vorübergehend erleichtert; allerdings konnte die Behandlung hier nur kurze Zeit fortgesetzt werden. Im anderen Falle war schon nach der dritten Bestrahlung mit verzettelten Dosen von 6 mgh (harte β-Strahlen) die Bindehaut von besserem Aussehen und auch die Beschwerden hörten auf. Beide Kranke waren von auswärts und konnten nicht nachuntersucht werden. Weitere Beobachtungen betrafen Patienten, bei denen die Entwicklung von Limbusknoten mehr oder minder im Vordergrund stand. Bei einem Kind, das sich noch in Bestrahlungsbehandlung befindet, reagierten die limbären Veränderungen bisher nicht. Bei einem zweiten Kinde wurden sie kleiner und blaßten ab, konnten aber bisher nicht zum Verschwinden gebracht werden. In Wien ist der Frühjahrskatarrh in schwerer Form bei der bodenständigen Bevölkerung eine seltene Erkrankung, so daß unsere Beobachtungen nicht zahlreich sind.

Der oberflächliche Sitz der Erkrankung eröffnet analog dem Trachom der Radiumtherapie mit β-Strahlen von vorneherein ein geeignetes Anwendungsgebiet. Die Zerstörung der die Erkrankung kennzeichnenden

Plasmazellenanhäufungen dürfte kurze Zeit beanspruchen; das sklerotisch und hyalin veränderte, verdichtete Stroma des epitarsalen Gewebes — sei es, daß es vorwiegend aus kollagenen oder aus gewucherten elastischen Fasern besteht — wird eine Strahlenwirkung spät und schwer in Erscheinung treten lassen. Je nachdem welcher Anteil überwiegt, ist ein Erfolg früher oder später zu erwarten. Reis machte 1908 auf eine eigenartige Veränderung an den präkapillaren Gefäßen des subtarsalen Netzes aufmerksam, welche lediglich die Intima betrifft. Sie zeigt die größte Ähnlichkeit mit der von Birch-Hirschfeld bei Röntgen- und Radiumschäden beschriebenen vakuolisierenden Degeneration der Intima. Es wäre in Erwägung zu ziehen, ob nicht auch diese Gefäßästchen als Angriffspunkte der Strahlenwirkung in Betracht kommen.

Auch wenn man berücksichtigt, daß Mißerfolge der Therapie nicht in gleicher Weise zur Mitteilung gelangen wie günstige Resultate, so geht aus der Literatur doch hervor, daß in einer Reihe von Fällen die Radiumbestrahlung einen unverkennbar günstigen Einfluß auf die Wucherungen der Tarsalbindehaut beim Frühjahrskatarrh übte. Das Verschwinden der subjektiv lästigen Symptome der Krankheit ist bei der Länge der durchschnittlichen Behandlungsdauer naturgemäß kein Beweis für den Erfolg, ebensowenig das Zurückgehen geringgradiger Veränderungen. Nach den meisten Verfassern sind mehrere Sitzungsreihen erforderlich, so daß das Fortschreiten der Jahreszeit gleichfalls zum Abklingen der subjektiven Klagen der Patienten ohne Änderung des objektiven Befundes führen könnte. Gelingt es aber, mächtige Wucherungen und breite Papillen zur Abheilung zu bringen, worüber Angaben in der Literatur berichten und wie es eigene Erfahrungen bestätigen, so ist dies mit Recht der Strahlenwirkung zuzuschreiben. Es besteht also aller Grund, die Strahlenbehandlung bei der palpebralen Form der Conjunctivitis vernalis aussichtsreich und erfolgversprechend zu nennen. Hinsichtlich der Beeinflußbarkeit der Limbuswucherungen sind die Erfahrungen zwar nicht ungünstig, doch zu gering, um allgemeine Bedeutung zu haben.

Wie aus der Zusammenstellung der Berichte im Schrifttum und eigenen Feststellungen zu erkennen ist, sind die gut und lange Zeit beobachteten Fälle nicht zahlreich. Gerade auf sie kommt es an, denn fast nur an ihnen ist mit Sicherheit oder hoher Wahrscheinlichkeit zu entscheiden, was an Erfolg der Heilkraft der Natur, bzw. anderen therapeutischen Eingriffen, und was der neuen Behandlungsmethode zuzuschreiben ist. Solche Fälle sind die Wegweiser in jedem therapeutischen Neuland; sie zu vermehren wird in den nächsten Jahren Aufgabe der strahlentherapeutischen Bemühungen auf diesem Gebiete sein. Die kleine Zahl der mitgeteilten Fälle, bei denen das Ausbleiben von Rezidiven in den der Behandlung folgenden Jahren vermerkt ist, erlauben trotz ihres großen Wertes noch keine allgemein gültigen Schlüsse. Bei der Beurteilung der Strahlenwirkung ist zu berücksichtigen, daß der Frühjahrskatarrh nach einer Reihe von Jahren auch ohne Behandlung auszuheilen pflegt.

Ähnlich wie im Kapitel Trachom ausgeführt wurde, sind auch bei diesem Bindehautleiden Schädigungen sicher zu vermeiden. Wenn MAC DANNALD in einem Falle eine schwere Augenschädigung (Hornhautnekrose) in Kauf nehmen mußte, so liegt dies ohne Zweifel an der unrichtigen Dosierung des Mittels.

Soweit die namentlich bezüglich der Filterung oft unvollständigen Angaben über die Bestrahlungstechnik der Literatur zu beurteilen erlauben, wurde mit allen Strahlen des Radiums gearbeitet; mit reinen Gammastrahlen sowohl (FIELD, HORNER u. a.) wie mit Betastrahlen (GOULDING, MARIN AMAT, BROEMAN). Harte Betastrahlen scheinen POMEROY und STRAUSS u. a. verwendet zu haben. Daß die vorwiegende Benutzung von Gammastrahlen Gefahrenmomente birgt, wie sie bei harten und weichen Betastrahlen in therapeutischer Dosis nicht bestehen, lehren die Erfahrungen bei Trachom und die Röntgenstrahlenschädigung bei dem Falle DORS. Wie die Art der Filterung, schwankt natürlich auch die applizierte Strahlenmenge in weitem Umfange. Gewöhnlich bestand die Behandlung in einer Kontaktbestrahlung der ektropionierten Bindehaut; nur ausnahmsweise wurde durch das Lid oder auf Entfernung bestrahlt. Die Verwendung so großer Strahlenmengen, daß sich die Wucherungen unter fortschreitender Nekrose bei starker Reaktion der Bindehaut abstoßen (MARIN AMAT), ist wegen sonstiger Schädigungsgefahr abzulehnen.

JANEWAY u. a. redeten der einmaligen Anwendung einer großen Dosis das Wort. Neben dem Gebrauch von Radiumsalzen wurde auch Radiumemanation und radiumaktiver Niederschlag (JANEWAY) verwendet. Als Applikator dienten letzterem zwei biegsame, dünne Bleiplatten, welche, mit dem Niederschlag beschickt, eine besonders gleichmäßige Verteilung der Strahlen bewirken sollten. Die Anordnung der weichen Bleiplättchen erlaubte ein Einschieben derselben zwischen Bulbus- und Lidbindehaut und ein Abfiltern der Strahlen gegen den Bulbus. Schließlich versuchte GUILLEUMA Radiumbromid als Elektrolyt jontophoretisch in das Gewebe einzutreiben und hier zur Wirkung zu bringen.

Die von uns gewählte Bestrahlungsform hielt sich an mittlere, durchaus unschädliche Mengen vorwiegend harter β-Strahlen, wie sie sich bei der Trachombehandlung als geeignet erwiesen haben. Es ist damit dem Grundsatz, Schädigungen unter allen Umständen zu vermeiden, Rechnung getragen, wenngleich bei höherer Dosierung das Ziel vielleicht schneller erreicht werden könnte. Bei den mit schwersten papillären Wucherungen der Tarsalbindehaut einhergehenden Formen nimmt nach den eigenen Beobachtungen die Behandlung lange Zeit in

Anspruch (mehr als ½ Jahr). Bei leichteren Erkrankungen ist ein Erfolg schon nach wenigen Sitzungen feststellbar. Wie lange sich ein solcher erhält, können wir bei der Kürze der Beobachtungszeit unserer Fälle nicht sagen, doch scheint nach Angaben der Literatur eine Wiederaufnahme der Behandlung im folgenden Jahre gelegentlich notwendig zu sein. Die Bestrahlungsmethode der limbären Form wäre, wenn neue Mitteilungen den günstig lautenden Berichten rechtgeben sollten, technisch noch weiter auszubauen.

5. Tuberkulose

Die tuberkulösen Augenerkrankungen stellen, wie bekannt, meist die einzige manifeste Erscheinung einer chronischen tuberkulösen Infektion dar, welche zur Zeit der Augenerkrankung keine anderen Zeichen zu machen pflegt. Bei den tuberkulösen Erkrankungen der Iris und Aderhaut erschwert die häufig feststellbare Gutartigkeit dieses Augenprozesses mit Neigung zur Spontanheilung die Beurteilung des therapeutischen Erfolges. Diese Schwierigkeiten vermindern sich dagegen bei der Tuberkulose der Bindehaut, denn es gelingt gewöhnlich, je nach dem klinischen Bilde das voraussichtliche Verhalten gegenüber therapeutischen Maßnahmen abzuschätzen. Dieser Umstand hat bei der ausgeprägten Polymorphie der Erscheinungsformen der Bindehauttuberkulose wiederholt Anlaß gegeben, eine Unterteilung in verschiedene Krankheitsgruppen vorzunehmen, ein Bemühen, das wegen der vielen Übergänge zwischen den einzelnen Gruppen und der Abweichungen vom typischen Bilde zu keinem Ziele geführt hat. Sie stellt daher keine brauchbare Unterlage für die vergleichsweise Verwertung von Bestrahlungserfolgen dar. Zu diesem Zwecke ist die ausführliche Mitteilung der Krankengeschichte nötig; es sei dies hier betont, weil im Schrifttum diese Forderung vielfach unberücksichtigt blieb.

Die Behandlung des Lupus conjunctivae mit radioaktiven Substanzen gewann von den ersten Anfängen der Bestrahlungstherapie an ständig neue Anhänger. DARIER, WICKHAM und DEGRAIS, CASALI (7 Fälle), KOSTER und CATH, WETTERER, MAC KEE, KOPP, TAKAHASHI TAKEHIRA, SCOTT und CORDS, BIRCH-HIRSCHFELD, LANE, WITHERS, REYMOND, MYLIUS u. a. bestrahlten den Lupus conjunctivae und andere Formen der Bindehauttuberkulose mit gutem Erfolg. Manchmal wendeten die Untersucher neben der Bestrahlung chirurgische und chemische Behandlungsmaßnahmen an. So kombinierte UHTHOFF in einem genau geschilderten Fall die Mesothoriumbehandlung mit Exzision des erkrankten Bindehautabschnittes. Die Schwellung und Verdickung der Übergangsfalte klang mit den übrigen Bindehautveränderungen unter mäßiger Narbenschrumpfung bei gutem Allgemeinbefinden ab. KÖHNE entfernte in zwei Fällen von Bindehauttuberkulose vom Eyretypus (Tuberkulose der Bindehaut mit gestielten Geschwülsten) die Geschwülste an der Tarsalbindehaut, verätzte mit Milchsäure und bestrahlte mit Radium nach (1 Jahr Beobachtungszeit). Wie weit an der erreichten Abheilung die Radiumbestrahlung beteiligt war, läßt sich naturgemäß nicht entscheiden. Hervorzuheben ist ein Fall JENDRALSKIS, bei welchem sich die tuberkulösen Veränderungen unter Quarzlichtbehandlung nur besserten und erst nach dreimaliger Mesothoriumanwendung in drei Monaten abheilten.

In vier Fällen von KUMER und SALLMANN wurde — unter Zugrundelegung der Erfahrungen mit anderen Behandlungsarten an verschiedenen Typen der Bindehauttuberkulose — der Bedeutung der therapeutischen Wirkung der Radiumbestrahlung gerecht zu werden versucht.

Im ersten Falle, welcher das Bild einer zirkumskripten tuberkulösen Geschwürsbildung in der Lid- und Bulbusbindehaut bot, war der volle Erfolg der Radiumbehandlung als nichts Ungewöhnliches anzusehen, da in solchen Fällen auch Exzision, Ätzmittelbehandlung, Jodoformeinstaubung und Tuberkulinanwendung erfahrungsgemäß einen guten Ausgang gewährleisten. Der im zweiten Falle vorliegende schwere Lupus conjunctivae erwies sich entsprechend den klinischen Erfahrungen mit anderen Behandlungsmethoden als viel hartnäckiger. Es war die gesamte Tarsalbindehaut von groben Unebenheiten, zum Teil von hahnenkammartigen Wucherungen eingenommen; daneben bestanden große speckig belegte Geschwüre mit buchtigen Rändern. Die untere Übergangsfalte erschien derb infiltriert und mit kleinen, grauroten Knötchen und Geschwürchen besetzt, welche später zu ausgedehnten Ulzerationen konfluierten. Der Behandlungserfolg äußerte sich in einer weitgehenden Besserung und teilweiser Ausheilung unter unbeträchtlicher narbiger Verkürzung. Vermutlich wäre der Ausgang ein günstigerer gewesen, wenn die Bestrahlungen regelmäßig hätten vorgenommen werden können. Ein später aufgetretenes Rezidiv darf wohl zum Teil auf letzteren Umstand zurückgeführt werden. — Im dritten Fall, einem beginnenden Lupus conjunctivae führten Kombination von Kaustik und Radium zum gewünschten Ziel. Der vierte Fall bot das Bild der schwersten Form von Bindehaut-, Hornhaut-, Lid- und Tränensacktuberkulose. Zur Zeit, in welcher die Liderkrankung in Behandlung genommen wurde, fand sich bei starker Schwellung der regionären Drüsen und ausgebreiteten Lymphomata colli ein großer, durch ein typisches tuberkulöses Geschwür verursachter Defekt am Oberlid. Schwere Infiltration der Bindehaut machte es unmöglich, die Lidspalte auch nur künstlich zu öffnen. Die — soweit sichtbar — rissig aussehende Bindehaut war von ausgedehnten, flachknotig vorspringenden Wucherungen und typischen Geschwüren eingenommen. Dichte, pannöse Trübungen mit kleinen Infiltraten und xerotischen Flecken bedeckten die Hornhaut. Die Radiumbestrahlung wurde mit Allgemeinbehandlung und Ätzung mit 50%iger Milchsäure nach AXENFELD kombiniert. Nach neun Sitzungen in vier Monaten glatte Vernarbung der Bindehaut unter Schrumpfung des Fornix. Das Auge konnte jetzt gut geöffnet werden. Die xerotischen Veränderungen der Hornhaut breiteten sich aus und auch an der Bindehaut entwickelte sich Xerose. Der indolente Patient entzog sich dann der weiteren Behandlung und kam erst nach zehn Monaten auf eine Zuschrift wieder an die Klinik: Xerophthalmus. Der Defekt am Oberlid verursachte Lagophthalmus. Die Bindehaut aber war glatt vernarbt und ließ kein Zeichen eines Rezidivs erkennen. Plastische Operation zur Behebung des Koloboms. Es ist nicht zu bezweifeln, daß bei diesem schweren Prozeß eine sehr energische Einwirkung der Radiumbestrahlung auf die tuberkulös erkrankte Bindehaut anzunehmen ist und diese die spezifischen Veränderungen mit zur glatten, narbigen Ausheilung brachte. — Als fünfter Fall sei eine weitere, nicht abgeschlossene Beobachtung, eine schwere geschwürige Form von Bindehauttuberkulose, hier deshalb eingefügt, weil erst nach acht Sitzungen Zeichen des Bestrahlungserfolges auftraten. Acht weitere Fälle stehen in Behandlung.

Die hier wiedergegebenen Beobachtungen sprechen zugunsten der Auffassung, daß die Radiumbestrahlung eine sehr wertvolle Bereicherung der therapeutischen Mittel zur Bekämpfung der Bindehauttuberkulose darstellt. Bemerkenswert ist die zarte Vernarbung; Entropium oder zusammenziehende Narben traten auch bei sehr ausgebreiteten Prozessen nicht auf.

Leider sind die Fälle der Literatur nicht lange genug beobachtet, um das Auftreten späterer Rezidive auszuschließen. Ob in allen bestrahlten Fällen die oft schwierige Diagnosestellung eine einwandfreie war, bleibt dahingestellt. In mehreren Fällen des Schrifttums und in zwei von unseren Fällen fiel der Tierversuch positiv aus.

Die Publikationen über Finsenbehandlung des Lupus conjunctivae heben hervor, daß mit dieser Behandlung bessere Erfolge erzielt werden, doch zeigten uns spärliche eigene Erfahrungen der letzten Zeit, daß diese Überlegenheit der Finsenbehandlung nicht für alle Fälle zutrifft. Wir haben vielmehr unzweifelhafte Mißerfolge mit Finsen festgestellt, in welchen Radium wirksam war.

Über Schädigungen liegen keine Berichte vor.

Die Technik unterscheidet sich nicht von der bei Trachom und Frühjahrskatarrh angewendeten. Auch hier sei wieder auf die Nachteile der transpalpebralen Behandlung (PISARELLO) aufmerksam gemacht. Zirkumskriptere Veränderungen in Knoten- oder Geschwürform können durch entsprechend kleinere Träger mit intensiv wirksamen Präparaten neben der Bestrahlung der übrigen Bindehaut behandelt werden. Naturgemäß ist die gleichzeitige Vornahme einer Allgemeinbehandlung und je nach der Form der Tuberkulose auch die Unterstützung durch chirurgische Eingriffe durchaus empfehlenswert.

6. Pemphigus

Der Vollständigkeit wegen seien die Radiumbestrahlungen, welche OGIN und IMAI bei Pemphigus conjunctivae vornahmen, erwähnt. Erfolge wurden naturgemäß nicht erreicht.

7. Pterygium

Die Radiumapplikation bei Pterygien dürfte nur auf Ausnahmsfälle beschränkt bleiben.

LAWSONS, MACKENZIE-DAVIDSONS Erfolge an zwei sehr ausgebreiteten entzündeten Pterygien ermutigen zu weiteren Versuchen. WITHERS beobachtete rasche zum Teil vollkommene Rückbildung des Flügelfelles bei

Radiumbehandlung eines Lidkarzinoms. Lane empfahl gleichfalls diese Behandlung.

In einem eigenen Fall, einem schweren Rezidivpterygium vermochten wiederholte Eingriffe nach Czermak, Reymond und Knapp das immer neue Auftreten des Flügelfelles nicht zu verhindern. Die Konjunktiva der inneren Bulbushälfte war stark geschrumpft, im ganzen beträchtlich verdickt und von sehr derber Beschaffenheit; die Verkürzung erstreckte sich auch auf die Übergangsfalten. Nach einer plastischen Operation, welche mangels normaler Bindehaut nicht sehr erfolgversprechend schien, wurde bestrahlt, und ein Rezidiv in einer allerdings nur wenige Monate betragenden Beobachtungszeit nicht wahrgenommen.

Die operative Beseitigung der rezidivierenden Formen ergibt gewöhnlich Dauerheilung; nur in sehr wenigen Fällen sind größere Eingriffe (plastische Deckung u. ähnl.) notwendig. Für solche Patienten könnte bei ungenügend wirkender Operation die Bestrahlung des wulstig verdickten Randes vorgenommen werden. Außerdem kämen messerscheue Kranke in Betracht.

Die Technik bestand in Anwendung harter Betastrahlen, Kontaktbestrahlung, 50 bis 60% Erythemdosis, 2 wöchentliche Pausen.

8. Angiome

Bestimmte Arten der Bindehautangiome lassen sich durch Radiumbestrahlung in überraschender Weise zur Abheilung bringen; bei anderen Formen bleibt ein Erfolg aus.

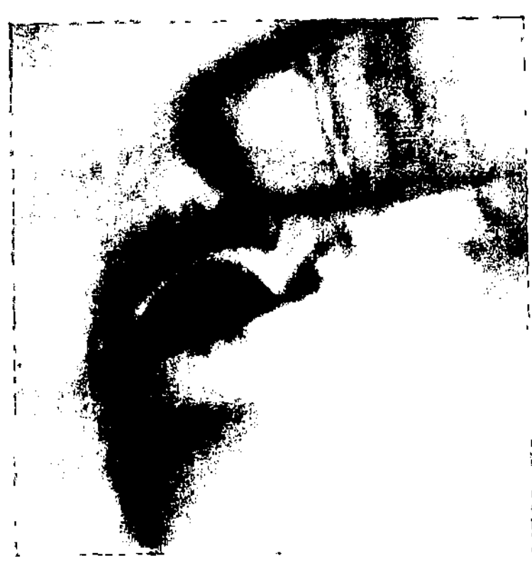

Abb. 59. Hämangiom der Bindehaut

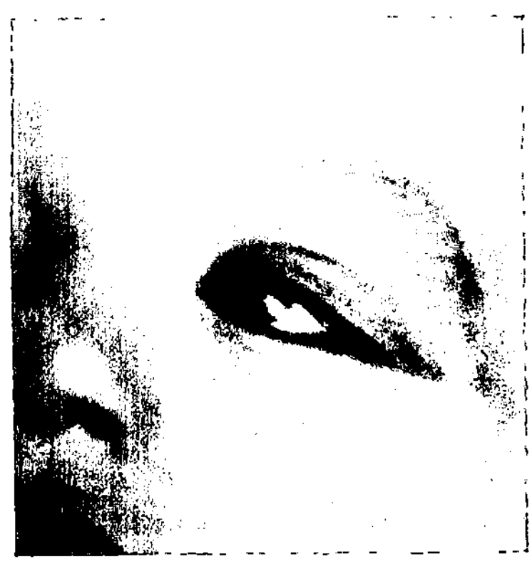

Abb. 60. Fall 59 nach durchgeführter Radiumbehandlung. Völlige Rückbildung

Das Schrifttum scheint keine einschlägigen Mitteilungen zu enthalten. Eine eigene Beobachtung betraf ein sieben Monate altes Kind mit einem kavernösen, im linken, oberen Fornix gelegenen Angiom, welches in Form eines ausgedehnten Sackes herunterhing und noch einen Teil der Hornhaut bedeckte. Die mit kleinen Dosen von Gammastrahlen durch die Lider durchgeführte Behandlung führte zum gänzlichen Verschwinden der Geschwulst.

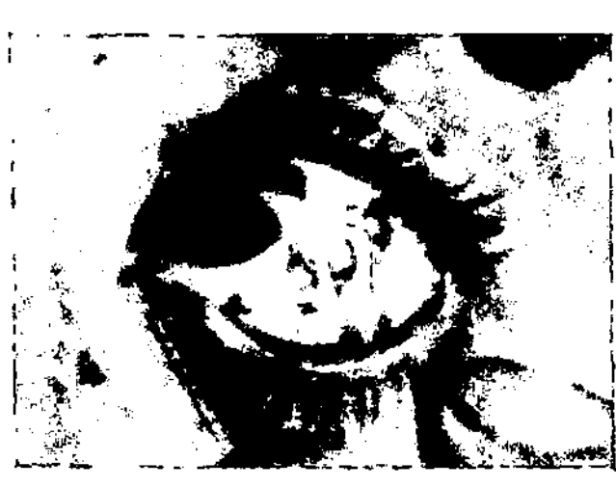

Abb. 61. Angiomatös erweiterte vordere Ziliargefäße. Zur Radiumbehandlung nicht geeignet

Bei der vier Jahre nach der Behandlung durchgeführten Kontrolluntersuchung war die Bindehaut bis auf ein erweitertes Gefäß im Fornix völlig normal. Bei einem anderen Fall, einem 18jährigen Mädchen, bestand das Angiom aus zahlreichen mächtig erweiterten vorderen Ziliargefäßen in der unteren Bulbushälfte; es konnte durch Bestrahlung nicht beeinflußt werden.

Die Ergebnisse der Radiumbestrahlung bei Bindehautangiomen entsprechen also den Erfahrungen mit dieser Behandlung beim Lidangiom (s. S. 64).

9. Naevus

Von verschiedener Seite wurde die prophylaktische Bestrahlung der Naevusbildungen der Konjunktiva, bzw. der Episklera in Vorschlag gebracht, da, wie bekannt, die überaus bösartigen, pigmentierten epibulbären Karzinome vielfach von Naevusbildungen ihren Ursprung nehmen.

In einem eigenen Fall eines angeborenen, deutlich prominenten Naevus pigmentosus reagierte die Geschwulst auf Bestrahlung mit leichter Abflachung, änderte aber ihr Aussehen und ihre Größe im übrigen nicht. Zum Vergleich sei erwähnt, daß mit Röntgenstrahlen behandelte Naevi nach den Mitteilungen Stocks rezidivierten.

Ob die Bestrahlung in solchen Fällen prophylaktisch zu wirken imstande ist, läßt sich nach den heutigen Kenntnissen nicht entscheiden, wie denn das Problem der prophylaktischen Bestrahlung bei drohendem Auftreten oder Wiederauftreten bösartiger Geschwülste zur Zeit überhaupt keine einheitliche Lösung findet. Die große Häufigkeit der Pigmentierung der Bindehaut und Episklera würde naturgemäß diese Behandlung nur auf Fälle beschränken, bei denen der Naevuscharakter der Veränderung klinisch feststellbar ist. Die Bösartigkeit maligen entarteter Naevi erfordert bei sicherem Wachstum derselben energische Maßnahmen. Nach den Untersuchungen Waetzolds ist in solchen Fällen auch die radikale operative Entfernung der Geschwulst nicht ausreichend, und Enukleation, bzw. Exenteration selten zu umgehen. Über größere Erfahrungen mit Strahlentherapie verfügte der Autor nicht. Technik s. Kapitel „epibulbäre Tumoren".

10. Epibulbäre Karzinome

Die Behandlung der epibulbären Karzinome bestand früher in der operativen Entfernung der Wucherung, der vielfach die Verschorfung des

Geschwulstbettes angeschlossen wurde. Dieses Vorgehen führte sehr oft zu Rezidiven; trotz erhaltenen Sehvermögens war eine Enukleation des Bulbus nicht immer zu umgehen. Die Strahlentherapie bedeutet daher für diese Karzinomform einen wesentlichen Fortschritt.

Die epibulbären Karzinome sprechen auf alle Behandlungsarten ganz verschieden an, aber weder der klinische Befund, noch auch die histologische Untersuchung läßt immer mit Sicherheit erkennen, ob diese Geschwülste einen mehr gutartigen Verlauf nehmen werden oder ob sie die Neigung haben, schrankenlos weiterzuwuchern und auf die tieferen Teile des Augapfels überzugreifen.

Häufiger als Röntgen wurde Radium zur Behandlung der epibulbären Karzinome herangezogen. Das Schrifttum verzeichnet über 30 mit Radium behandelte Fälle (AGRICOLA, DIMMER, HERTEL, WESSELY, KÖLLNER, MATTICE, COLLINS, PLOCHER I, PLOCHER II, NEW-BENEDIKT, HEYERDAHL, JANEWAY, SATTLER, DUNCAN, KEITH D. V.-KEITH P., TAKAHASHI-TAKEHIRA, WITHERS, PINCH, JOHNSON 7 Fälle, REGAUD-COUTARD-MONOD-RICHARD 4 Fälle). Meist erfolgte die Bestrahlung primär, seltener schloß sie sich der operativen Abtragung der Geschwulst an. Unter diesen Fällen befinden sich einzelne Rezidive nach wiederholten Operationen. Die im Schrifttum gemeldeten Erfolge der Bestrahlung sind als sehr gute zu bezeichnen, gelang es doch in einem außerordentlich großen Prozentsatz die Geschwulst zu beseitigen. Leider fehlt allerdings in den meisten Fällen eine entsprechend lange Nachbehandlung, um feststellen zu können, ob nicht in späterer Folge die Geschwulst von neuem aufgetreten ist; ein Teil der Fälle ist überhaupt nicht nachbeobachtet, bei anderen erstreckt sich die Kontrolle durch den Arzt nur auf ein paar Monate und nur bei ganz wenigen Kranken ist vermerkt, daß die Rezidivfreiheit über zwei Jahre anhielt. (Fälle von DUNCAN, TAKAHASHI-TAKEHIRA.) Daß aber trotz Radiumbestrahlung nicht immer ein Erfolg zu erzielen ist, beweisen zwei Fälle von PLOCHER und ein Fall von HEYERDAHL, in denen die Enukleation des Bulbus schließlich nicht zu umgehen war.

Ganz besonders wäre eine Arbeit von JOHNSON hervorzuheben, nicht nur weil sie sieben Fälle betrifft, von denen einzelne bis zu sechs Jahren nachbeobachtet sind, sondern auch, weil die Bestrahlung am Memorial Hospital for cancer in New-York, wo die Technik der Radiumbestrahlung auf ganz besonderer Höhe steht, vorgenommen wurde. Unter JOHNSONs sieben Fällen wurden fünf Fälle geheilt, ein Fall bekam nach zwei Jahren ein kleines Rezidiv, das einer neuen Radiumbestrahlung wich, bei einem anderen, nicht zu Ende behandelten Falle wurde in einem anderen Spital der Bulbus enukleiert; doch auch nach diesem Eingriff kam es nach fünf Monaten zu einem Rezidiv, das die Exenteratio und Nachbestrahlung notwendig machte.

Auch REGAUD, COUTARD, MONOD und RICHARD berichten aus dem Pariser Radiuminstitut über vier Fälle von epibulbären Karzinomen, die histologisch den Befund verhornender Plattenepithel-Karzinome aufwiesen; davon wurden zwei geheilt, ein Fall rezidivierte nach drei Jahren. In einem weiteren Fall war Röntgen, Radium und Enukleation von Rezidiven gefolgt.

An der Wiener Radiumstation kamen 16 Fälle von epibulbären Karzinomen zur Behandlung.

Primär wurden vier Fälle bestrahlt. Davon sind zwei Kranke geheilt. Nachbeobachtung 1½ und 5 Jahre, zwei Patienten haben das Ende der Behandlung nicht abgewartet und wurden anderwärts operiert.

Die Nachbehandlung nach Abtragung des Karzinoms wurde an der Radiumstation in 12 Fällen vorgenommen; davon sind sechs geheilt. Nachbeobachtung 1, 3, 3½, 5½, 6 und 6 Jahre. In einem Falle kam es nach ungenügender Bestrahlung zum Auftreten zweier neuer Knötchen, die auf neuerliche Bestrahlung abheilten, der Kranke ist seitdem 5½ Jahre rezidivfrei. Bei drei weiteren Fällen wurde die Behandlung erst kürzlich beendet, so daß sich ein endgültiges Urteil noch nicht abgeben läßt, ein Patient, der geheilt war, ist an einer interkurrenten Erkrankung gestorben, in einem weiteren Falle kam es trotz dreimaliger Operation und sich anschließender Radiumbehandlung immer wieder zu einem Rezidiv.

Man ersieht aus dieser Zusammenstellung, daß es sowohl durch alleinige Bestrahlung als auch insbesondere durch Abtragung des Epithelioms und Nachbestrahlung gelingt, viele epibulbäre Karzinomfälle dauernd zu heilen, und zwar mit Dosen, welche keine Schädigung des Auges im Gefolge haben. Man muß auch berücksichtigen, daß viele der aufgezählten Fälle aus der Anfangszeit der Radiumtherapie stammen und daß man mit der wachsenden Erfahrung die wirksamste und dabei am wenigsten gefährliche Technik und die zur Behandlung dieser epibulbären Karzinome notwendigen Dosen erst kennen lernen mußte.

SATTLER gibt folgende Richtlinien für die Indikationsstellung: Wenn das Sehvermögen dauernd verloren ist: Enukleation. Bei erhaltenem Sehvermögen ist es gerechtfertigt, auch bei ausgedehnten epibulbären Karzinomen zunächst nur die Abtragung zu versuchen. Ist das Karzinom nicht in die Tiefe gedrungen, so schließt man an die Abtragung eine Bestrahlung an, im gegenteiligen Falle soll enukleiert werden. Bei nicht zu umfangreichen und wenig über die Oberfläche des Bulbus sich erhebenden Tumoren und ganz besonders bei der flachen Form des Epithelioms ist die Strahlentherapie die schonendste und in funktioneller wie kosmetischer Beziehung beste Art der Behandlung. Radium verdient vor Röntgen den Vorzug.

Mit dieser Indikationsstellung SATTLERS kann man sich vollständig einverstanden erklären. Wenn auch die alleinige Bestrahlung von epibulbären Karzinomen oft gute Erfolge gibt, so wäre doch der Radiumanwendung in Form der postoperativen Nachbestrahlung der Vorzug zu geben.

Die auch bei den flachaufsitzenden, leicht operierbaren Tumorfällen so häufig folgenden Rezidiven machen es nötig, der Operation immer eine Bestrahlung folgen zu lassen; dies um so mehr, als sie bei guter Technik ohne Schädigungsgefahr für den Bulbus erfolgen kann. Auch bei jenen Fällen, bei denen das Karzinom in die Tiefe gewachsen ist, wäre vielleicht eine unradikale Operation und Nachbestrahlung dann zu versuchen, wenn noch gute Lichtempfindung und Projektion besteht

und kein Anhaltspunkt vorliegt, daß der Tumor in das Innere des Auges
oder in die Orbita eingewuchert ist. Natürlich müßte der Kranke in
weiterer Beobachtung bleiben. Die Gefahr der Metastasierung ist beim
epibulbären Karzinom so gering, daß einige Wochen Zeitverlust wohl
kaum eine Gefahr darstellen.

Zur Behandlung der epibulbären Karzinome wurden entsprechend
der Entwicklung der Radiumtherapie die verschiedensten Methoden der
Technik herangezogen. Anfänglich wurde mit Kontaktbestrahlung und
ganz weichen Strahlen gearbeitet, schließlich ging man dazu über,
γ-Strahlen den Vorzug zu geben. Auch die Fernbestrahlung, vielfach
durch die geschlossenen Lider verabreicht, wurde oft angewendet (PLOCHER,
SATTLER). Selbst die neueste Technik, die Behandlung mittels Radiumnadeln, wurde von KEITH in einem Falle versucht.

In einzelnen Fällen wurden sehr große Dosen verabreicht (PLOCHER I
in sechs Sitzungen mit 7- bis 14 tägigen Pausen und einer eingeschobenen
Röntgenbestrahlung 7150 mgh γ-Strahlen auf 2 cm Distanz, darauf folgend
220 mgh γ-Strahlen, Kontaktbestrahlung in sieben Sitzungen im Verlauf
von drei Wochen; PLOCHER II annähernd die gleiche Dosis. TAKAHASHI-
TAKEHIRA 200 Stunden mit 50 mg Radiumbromid durch geschlossene
Lider γ-Strahlen). Es ist nicht Wunder zu nehmen, daß auf solche Dosen
Reaktionen und Schädigungen der Lider und der Hornhaut, ja selbst der
Iris auftraten. Und trotz dieser großen Dosen kam es gerade in den zwei
Fällen von PLOCHER zu keinem günstigen Ausgang.

JOHNSON arbeitete anfangs mit γ-Strahlen-Kontaktbestrahlung. Zwei
Katarakte, die in den ersten Fällen auftraten und auf diese Technik zurückzuführen sein dürften, veranlaßten ihn, zur Kontaktbestrahlung mit weichen
Strahlen überzugehen. Er verabreichte durchschnittlich ein bis zwei Bestrahlungen mit je 400 Millicurie-Minuten.

Welches ist nun die geeignete Technik zur Bestrahlung der epibulbären Tumoren ? Das leitende Grundprinzip muß sein, an den Tumor
eine große Strahlendosis heranzubringen und die übrigen Bulbusteile
den Strahlen möglichst wenig auszusetzen.

Am besten wird dies durch die Kontaktbestrahlung mit harten
Betastrahlen erreicht. Weiche Betastrahlen wirken zu oberflächlich,
um vielleicht schon tief in die Kornea eingedrungene Tumorzellen ebenso zu
schädigen wie oberflächlich gelegene Karzinomteile, auch setzen sie zu
starke Reaktionen, Gammastrahlen dringen zu tief ein und treffen die
empfindliche Linse fast ebenso stark wie den Tumor.

Insbesondere ist die Fernbestrahlung zu verwerfen, da bei dieser Methode
die tieferen Augenanteile fast ebenso von den Strahlen getroffen werden wie
die Konjunktiva. Kleine Dosen bringen das Karzinom nicht mit genügender
Sicherheit zum Schwinden, große würden zuviel Gefahren für den Bulbus
verursachen. Wenn trotzdem, wie im Falle SATTLER und in den Fällen
REGAUDS und seiner Mitarbeiter auf die Fernbestrahlung eine Heilung ohne
Schädigung erzielt wurde, so ist dies nur ein Zeichen, daß manche dieser
Geschwülste sich ganz außerordentlich strahlensensibel erweisen.

Die Behandlung mit harten Betastrahlen hat auch den Vorteil, daß bei Vorhandensein stärkerer Träger die einzelne Bestrahlung nur wenige Minuten dauert und so alle Apparate, die zur Fixierung dienen und nicht nur unbequem, sondern auch recht unsicher sind, dabei entfallen. Auch mit Radiumnadeln zu arbeiten, empfiehlt sich nicht. Selten wird wohl der Tumor mehrere Millimeter dick sein, daß die Anbringung der Nadeln sicher erfolgen kann; die Methode der Radiumnadelbehandlung ist für diese Form der Epitheliome viel zu gefährlich; man kann dasselbe mit der weniger Erfahrung erfordernden Oberflächenbestrahlung erzielen. Schließlich ist die Radiumnadelbehandlung kein viel kleinerer Eingriff wie die chirurgische Abtragung des Tumors, und bezüglich Infektion gefährlicher als die Operation. Natürlich gelingt es, wie auch die Literatur zeigt, mit jeder Methode gute Erfolge zu erzielen, es wird sich aber doch empfehlen, jene Technik zu wählen, welche die geringsten Gefahren und die größte Leistungsfähigkeit verbindet.

Über die Dosierung bestehen in der Literatur die größten Widersprüche. Von verhältnismäßig kleinen bis zu maximalen Dosen, die von schweren Schädigungen gefolgt waren, finden sich alle Übergänge. Bei einigen Kranken wurde die Behandlung nur einmal vorgenommen, bei anderen wurde durch Jahre hindurch fast jede Woche eine Bestrahlung ausgeführt.

Ein für alle Fälle geltendes Schema der Dosierung anzugeben, ist unmöglich, da die einzelnen Karzinome sehr verschieden radiosensibel sind. Manche epibulbären Tumoren schmelzen unter kleinsten Dosen weg, andere wiederum zeigen nach viel größeren nur geringe oder keine Rückbildungserscheinungen.

Das Ansprechen eines Tumors auf die Bestrahlung läßt sich aus den klinischen Erscheinungen meist nicht erschließen, sondern muß in der Praxis erprobt werden. Wie bei allen anderen therapeutischen Bestrahlungen wird auch bei epibulbären Tumoren die Hauterythemdosis eine scharfe Grenze darstellen, die man nur im vollen Bewußtsein der Gefahr überschreiten darf. Fast immer wird man mit viel kleineren Dosen sein Auslangen finden. Reaktionen sind zu vermeiden. Man wird mit mittleren Dosen beginnen und sich im weiteren Verlaufe von der Ansprechbarkeit des Tumors auf die Bestrahlung leiten lassen. Selbst heute liest man noch ab und zu, wie z. B. bei WITHERS, daß das Epithelioma corneae mit ungefilterten Strahlen in kaustischer Dosis in einer Sitzung bestrahlt werden soll, weil die Kornea zehn- bis fünfzehnmal radioresistenter sei als die Haut der Lider! Daß eine solche Ansicht eine vollkommen falsche Auffassung der Strahlentherapie beinhaltet, wurde schon in einem früheren Kapitel ausgeführt. In den meisten Fällen schwindet das Epitheliom auf viel kleinere Dosen.

Bestrahlungsschema:

80% HED harte Betastrahlen, Sekundärfilter, Kontaktbestrahlung, zwei bis drei Wochen Pause; weitere Bestrahlungen in zwei- bis vierwöchentlichen Zwischenräumen mit 50 bis 80% HED, insgesamt fünf- bis sechsmal.

Auch die Serienbestrahlung ist zu empfehlen:

10. II. 20% HED harte Betastrahlen, Sekundärfilter, Kontaktbestrahlung.

12. II. 20% ,,

14. II. 20% ,,

16. II. 20% ,,

18. II. 20% ,,

Zwei bis drei Wochen Pause;

2. etwas schwächere Serie, zwei bis drei Wochen Pause.

Wenn notwendig, 3. Serie wie 2.

Drei bis vier Bestrahlungen nach Abheilung des Tumors in zwei- bis dreiwöchentlichen Pausen (30 bis 40% HED).

Man kann auch mit nur einer Bestrahlung auskommen und damit gute Erfolge erzielen. Viel angezeigter ist es, mit kleineren Dosen zu arbeiten, dafür aber öfters zu bestrahlen. Ein Großteil der epibulbären Tumoren wird auf diese Bestrahlung abheilen. Es wäre aber falsch, sich damit begnügen zu wollen; zur Verhütung von Rezidiven empfiehlt es sich, auch nach klinischer Heilung noch drei bis vier Bestrahlungen mit kleinen Dosen vorzunehmen. Was macht man aber mit jenen Fällen, die auf die Bestrahlung noch nicht abgeheilt sind? Daß solche Fälle tatsächlich vorkommen, konnten wir auch an dem Material der Radiumstation erfahren. Sieht man auf zwei bis drei Bestrahlungen oder auf die erste Bestrahlungsserie, daß ein Epitheliom keine Tendenz zur Rückbildung zeigt, so wäre es verfehlt, einen Erfolg durch die Strahlentherapie erzwingen zu wollen. Eine unradikale Abtragung des Tumors und Nachbestrahlung wird in solchen Fällen noch oft eine völlige Heilung bewirken. Überhaupt ist dieses kombinierte Verfahren vielleicht erfolgreicher als die alleinige Strahlentherapie; ein weiterer Vorteil ist, daß zur Vernichtung der nach der Abtragung zurückgebliebenen Tumorreste kleinere Dosen genügen, als wenn man nur mit Radium arbeiten würde. Man wird dieses Verfahren der alleinigen Strahlentherapie, wenn angängig, voranstellen.

11. Epibulbäre naevogene Tumoren und Sarkome

Wegen der Schwierigkeit der Differentialdiagnose zwischen epibulbären Melanosarkomen und melanotischen Naevuskarzinomen werden die strahlentherapeutischen Ergebnisse bei diesen beiden Geschwulstformen hier gemeinsam besprochen; auch in den in Betracht kommenden Berichten ist eine diesbezügliche Trennung meist nicht durchgeführt.

Im ganzen sind die Bestrahlungsresultate auf diesem Teilgebiet ermutigend, wenn es sich auch nur in Ausnahmsfällen beurteilen läßt, ob die erzielte Heilung von Dauer war.

Einzelne Mitteilungen beziehen sich auf vorübergehende Erfolge der Radiumbehandlung (TERSON, melanotischer epibulbärer Tumor). Hierher müssen auch die Berichte von Heilungen gezählt werden, in denen nach anfänglichem Kleinerwerden und Verschwinden der Geschwulst eine entsprechend lange und weitere Beobachtung nicht zur Verfügung stand (ein Fall MATAGNES, melanotischer Limbustumor, zwei Melanosarkome von KLOCK, ein Melanosarkom von TOUSEY). Nähere Angaben fehlen in drei von AIKINS als geheilt angeführten Fällen von bestrahlten Konjunktivalsarkomen und einem von SATTLER mitgeteilten Fall von Naevuskarzinom. Andere Autoren konnten in ihren Veröffentlichungen auf das Ausbleiben eines Rezidivs innerhalb von ein bis zwei Jahren hinweisen (FLEMMING, QUICK, MATAGNE mit je einem Fall von Melanosarkom). Auch diese Beobachtungszeit genügt zur Beurteilung des endgültigen Erfolges nicht. Deutlich geht dies aus einer Mitteilung FLEMMINGs über ein epibulbäres Spindelzellensarkom bei einer 62jährigen Patientin hervor: Bestrahlung mit 10 mg Radium in Glasröhrchen in Abständen von drei Tagen, Sitzung von je fünf Minuten bewirkte zunächst keine Besserung. Nach Entfernung des Neoplasmas entstand vier Wochen später ein Rezidiv. Jetzt wurde mit hohen Dosen von Radium- wie Mesothoriumstrahlen gearbeitet. Nach zweieinhalb Monaten konnte von Heilung gesprochen werden, welche sich zwei Jahre später noch unverändert nachweisen ließ. An der Stelle der Geschwulst war eine zarte Hornhauttrübung geblieben. Nach einem Bericht von FLASCHENTRÄGER war in diesem Fall die Geschwulst zehn Jahre nach der Behandlung örtlich nicht rezidiviert; doch traten Metastasen am Unterkiefer auf. An dieser Erfahrung gemessen, können auch die folgenden länger beobachteten Fälle des Schrifttums und des eigenen Materials nicht als sichere Dauerheilungen angesehen werden.

In einem Falle KOBYs reichte ein epibulbäres Riesenzellensarkom vom Limbus bis zum Lidwinkel. Die möglichst radikale Entfernung vermochte ein Rezidiv einer Tumorzellen enthaltenden pterygiumartigen Auflagerung nicht zu verhindern. Röntgenbestrahlungen führten zu keinem Erfolg. Nach sieben Radiumbestrahlungen in achttägigen Intervallen flachte sich der Tumor immer mehr ab und verschwand schließlich ganz. Vier Jahre nach der Bestrahlung war das Resultat ein unverändert gutes. In vielen der mitgeteilten Fälle lagen Rezidive vor, welche nach vorangegangener chirurgischer Behandlung (TERSON, FLEMMING, KOPP, TOUSEY) oder kaustischer Zerstörung der Geschwulst (KLOCK) auftraten, und den Radiumbestrahlungserfolg besonders wichtig erscheinen lassen. Zum Teil wurde die Entfernung der Geschwulst mit Bestrahlung kombiniert (QUICK). Diesen Weg schlugen auch wir in folgenden eigenen Fällen ein:

Bei einer 60jährigen Patientin bestand die seit einem Jahr wachsende Geschwulst aus einem linsengroßen pigmentierten und einem ebenso großen nicht pigmentierten Anteil (Melanosarkom). Nach operativer Entfernung wurden durch drei Monate in sechs Sitzungen harte Betastrahlen und zwar 30 mgh appliziert. Innerhalb von dreieinhalb Jahren kein Rezidiv.

Bei einem 10jährigen Mädchen reichte die seit langem bestehende, histologisch als Melanosarkom erkannte Geschwulst vom inneren Augenwinkel bis zum Hornhautrand. Nach Abtragung wurde durch sechs Monate prophylaktisch in ähnlicher Weise wie im vorhergehenden Fall bestrahlt. Nachbeobachtungszeit über fünf Jahre. Kein Rezidiv.

Zwei weitere Fälle wurden zweieinhalb Jahre rezidivfrei befunden.

Aus dem vorliegenden Beobachtungsmaterial läßt sich feststellen, daß die Radiumtherapie imstande ist, epibulbäre Melanosarkome nicht nur zur Rückbildung, sondern auch zur Abheilung zu bringen. Dabei ist jedoch der Eigenart dieser Tumoren Rechnung zu tragen, daß sie einerseits nach langer Zeit noch rezidivieren und daß anderseits nach vielen Jahren der lokale Erfolg durch das Auftreten von Metastasen hinfällig werden kann. Die Prognosestellung hat daher auch bei Abheilung der ursprünglichen Geschwulst mit größter Vorsicht zu erfolgen.

Bei der Bösartigkeit dieser Gewächse erscheint uns als relativ sicherste Behandlungsmethode die operative Entfernung, soweit sie durchführbar ist, mit nachfolgender Bestrahlung, denn die nach alleiniger Bestrahlung zurückbleibenden Pigmentreste (Beobachtungen von FLEMMING, KLOCK, WILDER) lassen auch nach erfolgreicher Behandlung ein sicheres Gefühl nicht aufkommen. Bei ungenügender Verabfolgung von Radiumstrahlen kann die Neubildung unverändert bleiben oder zunächst weiter wachsen (MATAGNE, FLEMMING, KLOCK); trotzdem kann die Fortsetzung der Bestrahlung erfolgreich sein; Wird die Geschwulst zuerst — wenn auch nicht radikal — operiert, so brauchen die Dosen der prophylaktischen Nachbestrahlung nicht so groß zu sein, als wenn die ganze Geschwulst mit Strahlen zu beseitigen wäre; dieser Vorteil ist wegen der Gefahr einer Bulbusschädigung nicht zu unterschätzen. Greifen die Tumormassen weit nach rückwärts, und schieben sich orbitalwärts vor, dann sollte mit der Enukleation, bzw. mit der Exenteratio orbitae nicht gewartet werden.

Bei der Bösartigkeit dieser Geschwülste würden geringgradige, auch dauernde Schädigungen nicht gegen die Anwendung der Bestrahlungsbehandlung sprechen, noch weniger die vorübergehende Trübung der Hornhaut, welche TOUSEY, SATTLER u. a. an erfolgreich behandelten Fällen als Bestrahlungsfolge erwähnten.

Die Technik ist dieselbe wie beim epibulbären Karzinom, das ist Anwendung von Kontaktbestrahlung mit harten Betastrahlen, wobei die Dosen etwas höher zu nehmen sind als bei der letztgenannten Geschwulst.

IV. Erkrankungen der Tränenorgane

1. Tränenträufeln

Die Behandlung des Tränenträufelns bei gestörter Tränenableitung oder bei normalem Abflußweg in Fällen von idiopathischer Erkrankung der Tränendrüse stellt den Augenarzt oft vor eine schwierige Aufgabe. Vor wenigen Jahren wurde bei Kranken, welche erfolglos mit den gewöhnlichen Maßnahmen behandelt worden waren, Röntgenbestrahlung vorgeschlagen und über günstige Wirkung derselben berichtet.

Versuche mit Radiumbestrahlungen sind im Schrifttum nicht erwähnt. Unsere eigenen Erfahrungen lauten ungünstig (das gilt allerdings auch von unseren mit Röntgenstrahlen behandelten Fällen).

Wir wählten vier Fälle mit hartnäckiger, Monate bis Jahre unter Behandlung stehender Epiphora aus. Zweimal war die Entfernung der unteren Tränendrüse ohne nennenswerten Erfolg vorangegangen, bei einem Kranken hatte das sehr heftige Tränen auch nach Entfernung der großen Tränendrüse unvermindert angehalten. Bei keinem unserer Kranken war ein günstiger Einfluß der Bestrahlung wahrzunehmen, auch nicht nach mehreren Sitzungen. Einige Patienten gaben an, daß das Tränen nach der Bestrahlung sogar zunahm und sie ein leichter Reizzustand belästige. Nach diesen Mißerfolgen gaben wir die Behandlung auf, denn die verabfolgte Strahlenmenge überschritt bereits etwas die Erythemdosis; eine weitere Erhöhung der Dosis kam also wegen Schädigungsgefahr nicht in Frage. Es ist hier auf die Tatsache hinzuweisen, daß auch die den Tränendrüsen anatomisch nahestehenden Speicheldrüsen, welche wegen Mikuliczscher Erkrankung mit Röntgen bestrahlt worden waren, keine Veränderungen an den spezifischen Drüsenzellen erkennen ließen.

Die Aussichten der Radiumbehandlung bei Tränenfluß sind also keine guten. (Keiner der in der Röntgenliteratur mitgeteilten Erfolge wurde längere Zeit beobachtet.) Jedenfalls führen solche Radiumdosen, die ohne Schädigung verwendet werden können, zu keinem Ziel. Größere Strahlenmengen können wegen der hohen Durchdringungskraft der Radiumstrahlen nicht angewendet werden, so daß für diesen Zweck die besser richtbaren Röntgenstrahlen den Vorzug verdienen.

Unsere Technik bestand darin, daß wir ein Dominiciröhrchen unter den Orbitalrand einschoben und einen zweiten Träger supraorbital anlegten. Es wurden Gammastrahlen verwendet, und zwar in einer Menge, die die Erythemdosis etwas überschritt.

Die Durchführung des naheliegenden Gedankens, zur Verödung der Tränendrüse Radiumsalze zu injizieren oder mit Radiumnadeln zu arbeiten, stößt auf Schwierigkeiten, welche vor allem durch die Lage der Drüse gegeben sind. Die Einführung von Radiumnadeln wäre eigentlich nur nach operativer Freilegung der Drüse sicher durchführbar. Die Injektion von Radiumsalzen in der Nähe des Bulbus birgt wiederum solche Gefahren, daß von einem derartigen Vorgehen besser abzusehen ist.

2. Morbus Mikulicz

Der Mikuliczsche Symptomenkomplex, d. i. symmetrisches Anschwellen der Speichel- und Tränendrüsen, hat sich als ein überaus geeignetes Anwendungsgebiet für Röntgenstrahlen erwiesen.

Bekanntlich stellt der Morbus Mikulicz keine einheitliche Krankheit dar. In zusammenfassenden Arbeiten haben sich in den letzten Jahren eine Reihe von Forschern bemüht, auf Grund der Fortschritte klinischer Erfahrungen, hämatologischer Kenntnisse wie histologischer und serologischer

Diagnostik die Abgrenzung verschiedener, unter dem Namen der Mikulicz-schen Krankheit zusammengeworfener Affektionen allgemeiner lymphomatöser und entzündlicher Natur von dem lokalisierten Prozeß vorzunehmen. Die Stellung der reinen Form des Morbus Mikulicz im Verhältnis zu diesen allgemeinen Erkrankungen ist ebensowenig eindeutig geklärt, wie die Frage der Ätiologie. Unter dem grob klinischen Bild des genannten Symptomen-komplexes finden sich nach NAEGELI, wenn von den seltenen doppelseitigen Tumoren, Plasmomen usw. abgesehen wird, neben chronischen Lympho-zytomatosen und aleukämischen Lymphadenosen auch häufig doppelseitige, entzündliche, auf Tuberkulose und Lues beruhende Prozesse eingereiht. Namentlich die Kombination mit allgemeinen Lymphomatosen ist in den in der Literatur mitgeteilten Fällen, welche hier wegen der unternommenen Bestrahlungsbehandlung interessieren, häufig, ohne daß es wegen unge-nügender Untersuchung oder mangelhaften Angaben möglich wäre, eine Gruppierung vorzunehmen.

Gleichgültig, ob es sich um die reine Form des Morbus Mikulicz oder um eine allgemeine lymphomatöse Erkrankung, um chronische Lymphozytosen und aleukämische Lymphadenome handelt, oder ob spezifische, entzündliche Prozesse in den genannten Drüsen vorliegen, lauten die Angaben des Schrifttums über örtliche Erfolge nach Röntgen-bestrahlung außerordentlich zufriedenstellend. Wegen der Ausdehnung der Veränderung, d. i. des zu bestrahlenden Bezirkes, erscheint die Anwendung von Röntgenstrahlen zweckmäßiger, weil diese eine bessere räumliche Homogenität ermöglicht. Bei geringer Ausbreitung der Drüsenschwellung kann hingegen mit den Strahlungen radioaktiver Substanzen gearbeitet werden.

So wählten CHNITON und AUBINEAU in einem Fall von reinem Mikulicz zur Behandlung der Tränendrüsenschwellung die handlichere Radiumbestrahlung, während sie an den Speicheldrüsen Röntgenstrahlen anwendeten. Die Vor-wölbung an den Oberlidern war nach drei Sitzungen auf die Hälfte verkleinert, nach wenigen weiteren Bestrahlungen bei Besserung des Allgemeinbefindens völlig geschwunden. BATRLETT gebrauchte Radium in anderer Weise. Er führte 6 mc enthaltende Glastuben in die Tiefe der allein befallenen Parotis. Nach acht Wochen war die vor vielen Jahren aufgetretene Parotisschwellung beseitigt. Eine ein Vierteljahr nach der Bestrahlung hinzugekommene, akute Schwellung und Rötung der Drüsengegend konnte durch große Dosen von Jodkali und warme Umschläge beseitigt werden. Auch mit Mesothorium wurden analoge gute Erfolge erreicht. MARCOTTY verwendete in einem Fall von doppelseitigen aleukämischen Lymphadenomen an einem Auge Meso-thorium, am anderen Röntgen und erreichte beiderseits Dauerheilung.

Auch histologisch wurde die Wirkung der Bestrahlung und zwar der Röntgenbestrahlung, verfolgt. Die wesentliche Gleichartigkeit der Gewebs-veränderung der Milz, des Knochenmarks usw. nach Bestrahlung mit radio-aktiven Substanzen, wie mit Röntgenstrahlen läßt die Annahme berechtigt erscheinen, daß sich auch nach Behandlung mit Radium das histologische Bild der erkrankten Drüse gleich dem klinischen Bild in ähnlicher Weise wie nach Röntgenbehandlung ändert. Die Probeexzision der hier besprochenen Fälle ergab fast durchwegs Wucherungen von lymphozytenähnlichen Rund-zellen zwischen den Läppchen der Speichel- und Tränendrüse. Daneben fanden sich Epitheloidzellen. PFEIFFER stellte an dem nach der Bestrahlung exzidierten Präparat fest, daß breite, derbe Bindegewebszüge die Drüse durchzogen. Die massenhafte Anhäufung von Lymphozyten zwischen den Azini war bis auf vereinzelte Reste geschwunden. Die normale Drüsensubstanz blieb spärlich, doch erschienen die Azini nicht mehr zusammengedrückt; die spezifischen Drüsenzellen zeigten keinerlei Veränderungen. Der Autor schloß aus der späteren Herstellung der Funktion, daß doch von einer Art Heilung zu sprechen sei, obgleich die Regeneration der zerstörten, spezifischen Drüsensubstanz im histologischen Präparat nicht nachweisbar war. Er hatte den Eindruck, daß die Bestrahlung das erreichen kann, was die Natur in der nicht bestrahlten Drüse vorbereitet, aber nicht vollendet hat, d. i. die Ersetzung der Lymphozyteninfiltration durch Granulations- und Bindegewebe.

Aus den Angaben des Schrifttums ist zu erkennen, daß ein Unterschied in der Wirkung der radioaktiven Substanzen und Röntgenstrahlen im klinischen Bild nicht besteht. Bei Befallensein der Speicheldrüse stellt die Röntgenbehandlung aus den oben genannten Gründen die Methode der Wahl vor. Der lokale Erfolg kann, soweit die bisherigen Mitteilungen ein Urteil erlauben, überraschend schnell eintreten, und vermag bei den Systemerkrankungen mitunter auch auf den Allgemeinzustand günstig einzuwirken. Bezüglich der Dauer der Wirkung bei umgrenzten Prozessen ist zunächst vorsichtig zu urteilen. BARTLETTS Kranker blieb 2½ Jahre völlig gesund. In MARCOTTYS Fall von beiderseitigen aleukämischen Lymphadenomen der Tränendrüsen und der Orbita war der Bestrahlungserfolg nach zwei Jahren als unverändert zu bezeichnen. Die Beobachtung von mitunter vorkommenden Spontanheilungen oder von vorübergehenden Abschwellungen der Drüsen bei interkurrenten fieberhaften Erkrankungen können wegen ihrer Seltenheit das günstige Urteil über die Wirksamkeit der Radiumbestrahlung bei dieser Krankheit nicht abschwächen. Gelegentlich haben die Untersucher vor Anwendung der Strahlentherapie zu den üblichen Mitteln wie Jod, Arsen usw. gegriffen, aber erst die Bestrahlung führte zu raschem Umschwung und zur Besserung. Bekanntlich vermag auch die medikamentöse Behandlung zuweilen Gutes zu leisten, so daß eine Kombination derselben mit Bestrahlung unter gleichzeitiger Beobachtung hygienischer und diätetischer Maßnahmen am besten allen Möglichkeiten Rechnung trägt.

Die von BARTLETT gewählte, oben erwähnte Technik der Versenkung von Glastuben mit Radiumemanation in die Ohrspeicheldrüse dürfte an der Tränendrüse wegen Blutung und Infektionsgefahr nicht unbedenklich sein und gegenüber dem einfachen Auflegen des Trägers (CHNITON-AUBINEAU, MARCOTTY) bei entsprechender Filterung hinsichtlich Wirksamkeit keine Vorteile bieten. Die Dosen haben sich natürlich unterhalb der Erythemgrenze zu halten, man arbeitet mit Gammastrahlen und bedient sich, wenn notwendig, der Distanzierung.

3. Tränensackentzündungen

Chronische Dakryozystitis. Einzelne Autoren wie Koster u. a. halten bei der chronischen Dakryozystitis Radiumbestrahlung für leistungsfähig. Worin der Erfolg bestand, ist aus den kurzen diesbezüglichen Bemerkungen nicht zu ersehen. Auf Grund eigener Erfahrungen ist gegenüber diesen günstigen Ergebnissen große Skepsis geboten. Es ist bekannt, daß eine Reihe von frischen Tränensackeiterungen unter konservativen Maßnahmen (Spülen, Ausdrücken usw.) oder auch ohne Behandlung zur Ausheilung kommen können.

Tränensackfisteln. Ein heute nur selten in Betracht kommendes Anwendungsgebiet für Radiumbestrahlung wären die chronischen Tränensackleiden, bei welchen nach mißglückter Operation Drainage nach außen notwendig war. Störende Granulationen können dann durch Bestrahlung verhindert und beseitigt werden (Lane, Withers). Im Tatsächlichen wäre diesen Autoren beizustimmen, aber hinzuzufügen, daß kaum unterschieden werden kann, wie weit die Heilkraft der Natur, wie weit die Bestrahlung am guten Ausgang beteiligt war.

Akute Dakryozystitis. Es macht den Eindruck, daß bei den subakuten Dakryophlegmonen die entzündlichen Erscheinungen unter Radiumbestrahlung schneller schwinden können. Aber abgesehen davon, daß darin kein großer Vorteil gelegen ist, erfolgt das Abklingen dieser Symptome bei gewöhnlicher, antiphlogistischer Behandlung in so verschiedenen Zeiten, daß eine sichere Beurteilung der Wirksamkeit des Mittels nicht möglich ist. Die neuerdings von Haidenhain, Freund, Holzknecht und seinen Schülern u. a. empfohlene Röntgenbehandlung zirkumskripter eitriger Prozesse bietet eine gewisse Analogie dazu.

Tuberkulose. Nach den sonstigen Erfahrungen mit der Radiumbehandlung bei tuberkulösen Augenerkrankungen ist von vorneherein ein guter Erfolg dieser Therapie bei der Tränensacktuberkulose zu erwarten. Der Erkrankungsherd ist hier besonders gut zugänglich, wobei noch als weiterer Vorteil der örtlichen Verhältnisse die Gefahr einer Bulbusschädigung nicht in Betracht kommt.

Auch hier stellt sich einer exakten Beurteilung des Behandlungserfolges neben dem unkontrollierbaren Einfluß des Allgemeinzustandes die Unsicherheit der klinischen Diagnose entgegen. Die vorgeschrittene, geschwürig zerfallene Form mit Fistelbildung und typischem, tuberkulösem Geschwür, mit bläulich livider Farbe der Umgebung und geringer Schmerzhaftigkeit der erkrankten Partie läßt zwar an der Diagnose kaum einen Zweifel aufkommen. Als Stütze der Diagnose kommen oft noch eindeutige Veränderungen im Naseninneren, der benachbarten Haut, der Lider und der Bindehaut dazu. Diese wohlcharakterisierte Form liegt aber nur in einem kleinen Bruchteil der Fälle vor. Wagenmann, Axenfeld und andere haben vor Jahren auf die erst mikroskopisch diagnostizierte Tränensacktuberkulose aufmerksam gemacht, welche klinisch das Bild einer harmlosen Dacryocystitis chronica bot. In anderen Fällen erlaubt die klinische Untersuchung die Erkennung der Erkrankung mit größerer Wahrscheinlichkeit in der von Axenfeld beschriebenen Form: sie besteht in einer livid verfärbten, nicht wegdrückbaren, teigig elastischen, kaum schmerzhaften Auftreibung der Gegend des Tränensackes. Beim Durchspülen bläht sich der Sack zuerst stark auf, erst nach einigen Sekunden läuft die Flüssigkeit bei fortgesetztem Spritzendruck im Strahl aus der Nase, ein Befund, der diese Krankheitsform von dem Tumor praelacrimalis der Franzosen unterscheiden läßt. Die Affektion wurde genauer beschrieben, weil sie hinsichtlich eines Bestrahlungserfolges günstige Aussichten gibt. Dem Kliniker ist im übrigen die Verschiedenartigkeit der Erscheinungsformen der Tuberculosis sacci lacrimalis ebenso bekannt, wie die Insuffizienz des hier verwendeten diagnostischen Rüstzeuges. Die bakteriologische Untersuchung des Eiters läßt in gleicher Weise im Stich wie der Ausfall der Tuberkulinreaktion. Probeexzision und Tierversuch, wie mikroskopische Untersuchung ist nur bei exulzerierten Formen möglich, führt jedoch oft zu keinem Ziel. Mitunter wird, worauf Axenfeld und seine Schüler hinweisen, einerseits die Sacktuberkulose auf Grund spezifischer Veränderungen der Umgebung (Nase, Bindehaut und Haut) irrtümlicherweise angenommen. Andererseits braucht sich, wie oben erwähnt, das klinische Bild nicht von einer einfachen, chronischen Tränensackentzündung zu unterscheiden. Man ist also nicht selten auf Vermutungs- bzw. Wahrscheinlichkeitsdiagnosen angewiesen und muß sich dessen bei der Beurteilung des Strahlenerfolges um so mehr bewußt sein, als nach unseren Erfahrungen die nicht spezifische chronische eitrige Tränensackerkrankung der Bestrahlungstherapie kaum zugänglich ist.

Koster hat kurz auf eine im Sackinneren angreifende Radiumbehandlung aufmerksam gemacht, welche bei den mit Fistelbildung einhergehenden Tränensackleiden, namentlich in den Fällen erfolgreich sein soll, bei denen Tuberkulose zugrunde liegt. Koster benützte zur Einführung des radiumhältigen Glasröhrchens in das Sacklumen die Fistelöffnung oder das geschlitzte Tränenröhrchen. Als Nachbehandlung exstirpierter oder möglichst radikal entfernter Tränensäcke empfahlen verschiedene Autoren Radium-, besonders aber Röntgenbestrahlungen.

Von Kumer und Sallmann wurde seinerzeit auf die Leistungen der Radiumtherapie bei Fällen von Tränensacktuberkulose hingewiesen, bei denen andere lokale Eingriffe unterblieben waren. Es war nicht nur ein Stillstand des tuberkulösen Prozesses, sondern auch Abheilung der klinischen und anatomischen Veränderungen zu erreichen. Die Erfolge haben ihre Analogie bei der Tuberculosis colliquativa cutis (Skrofuloderm); es ist dies eine Form der Hauttuberkulose, welche sich in mancher Beziehung der Tränensacktuberkulose ähnlich und verwandt zeigt. Das Material bestand ungefähr zur Hälfte aus sicheren Tränensacktuberkulosen, die übrigen Patienten wiesen Erkrankungen auf, bei welchen der Verdacht auf Tuberkulose begründet war. Keiner dieser 21 Fälle erwies sich als unbeeinflußbar.

Bezüglich des Erfolges lassen sich drei Gruppen unterscheiden: 1. Bei zehn Fällen (48%) kam es zum völligen Verschwinden der spezifischen Veränderungen und Abklingen der akut entzündlichen Erscheinungen. Doch war weiters eitriger oder schleimiger Inhalt ausdrückbar, es blieb also eine chronische Dakryozystitis zurück. In diesen Fällen war auch vor dem Behandlungsbeginn reichlich eitriges Sekret zu exprimieren. Übrigens handelte es sich in der Hälfte dieser Fälle nur um die Vermutungsdiagnose einer Sacktuberkulose. Die zurückgebliebene, chronische Sackeiterung wurde durch Entfernung des Tränensackes operativ behoben, ohne daß sich bei der Operation irgendwelche Schwierigkeiten ergeben hätten. Auch traten nach Exstirpation in keinem Falle Tuberkelknötchen in der Wunde oder deren Umgebung auf, noch stellte sich jemals bei mehrjähriger Nachbeobachtungszeit ein Rezidiv ein.

2. Bei sieben weiteren Fällen (33% der Gesamtzahl) war, wie in der ersten Gruppe, der tuberkulöse Prozeß rasch zur Ausheilung gebracht worden. Auch hier blieb nach der Radiumbestrahlung ein Verschluß des Tränennasenganges zurück, so daß der Durchspülungsversuch negativ ausfiel. Doch ließ sich bei den bis zu sechs Jahren nach der Behandlung vorgenommenen Nachuntersuchungen nichts ausdrücken, obgleich bei mehreren Fällen

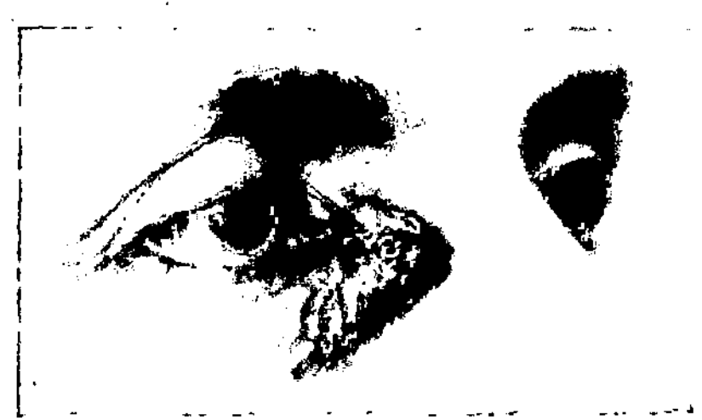

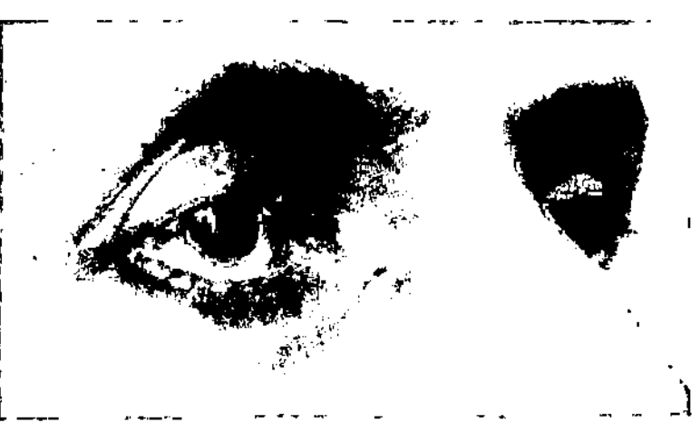

<table>
<tr><td>Abb. 62. Exulzerierte Tränensack-
tuberkulose</td><td>Abb. 63. Fall 62 nach durchgeführter
Radiumbestrahlung. Keine sonstige Be-
handlung; ausdrückbarer Tränensack
(Gruppe II). Nachbeobachtung $3^{1}/_{2}$ Jahre</td></tr>
</table>

mittels Sondenuntersuchung ein tiefer Sitz der Stenose festgestellt worden war. Die Spülflüssigkeit floß klar aus dem oberen Tränenröhrchen ab. Weder einseitige Lidrand- oder Bindehautentzündungen, noch stärkerer Tränenfluß belästigten die Kranken. Hier konnte demnach von einer Exstirpation des Tränensacks abgesehen werden, ohne daß sich bisher bei einem der Fälle ein Rezidiv eingestellt hätte, oder der Tränensack ausdrückbar geworden wäre.

Das Ausbleiben einer Tränensackeiterung trotz Fortbestehens der Stenose, wie es in diesen Fällen beobachtet wurde, würde theoretisch für den Nutzen der Radiumbestrahlung bei chronischer Dakryozystitis sprechen; praktisch konnten wir uns jedoch von einem solchen, wie oben erwähnt, nicht überzeugen.

3. In einem immerhin nicht ganz kleinen Bruchteil (19% der Gesamtzahl) wurde ein überraschend günstiges Ergebnis erreicht. Auch hier konnte nach der Behandlung, welche äußerlich zur Abheilung geführt hatte, niemals Sekret ausgedrückt werden. Dazu erwies sich der Tränennasengang als durchspülbar. Die klare Spülflüssigkeit floß in zwei Fällen glatt, bei den zwei anderen nach stärkerem Spritzendruck ab. Die erstgenannten zwei Kranken waren beschwerdefrei, die letzteren vorübergehend durch leichten Tränenfluß gestört. Die Nachbeobachtungsperiode hielt sich zwischen zwei bis fünf Jahren. In drei dieser Fälle handelte es sich um eine ausgesprochene Tuberkulose mit mehr oder minder ausgebreiteter Fistelbildung und reichlich matschen Granulationen. Es konnte also nicht eine prälakrimale tuber-

kulöse Geschwulst im Sinne der französischen Schule vorgelegen sein, bei welcher ein so günstiges Resultat eher zu erwarten gewesen wäre. Bei einem Falle war in der kosmetisch befriedigenden, zarten Narbe eine Haarfistel vorhanden. Sie mußte während der Versuche verschlossen werden, um die Durchspülbarkeit in die Nase nachzuweisen. Bei dem vierten Fall mit einem Lupus der Nase lag die AXENFELDsche Form vor.

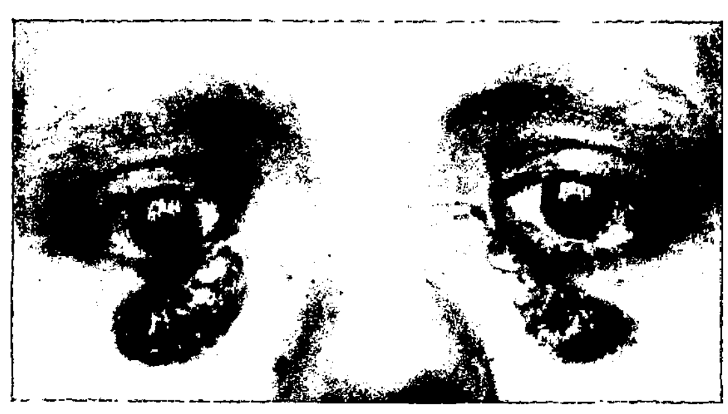

Abb. 64. Beiderseitige exulzerierte Tränensacktuberkulose

In der letztgenannten Gruppe führte allein die Radiumbehandlung neben Allgemeinmaßnahmen zu dem günstigsten Erfolg, der überhaupt erreicht werden kann. Der verschiedenartige Ausgang der therapeutischen Bemühungen dürfte sowohl in der Lokalisation der Erkrankung — ob in der Mukosa oder Submukosa gelegen — als auch in der Ausbreitung des entzündlichen Prozesses zu suchen sein.

Nach diesen Erfahrungen wurde die Behandlung in einer größeren Anzahl von Fällen fortgesetzt. Unter allen bestrahlten Kranken kam es ein einziges Mal nach zwei Jahren zu einem Rezidiv, das auf eine neuerliche Bestrahlung abheilte. Auch nach Radiumbehandlung kann, wie häufig nach Totalexstirpation, ab und zu ein oder das andere Lupusknötchen in der Haut über dem Tränensack auftreten; bis auf einen Fall, der lebhafte Tendenz zur Ausbrei

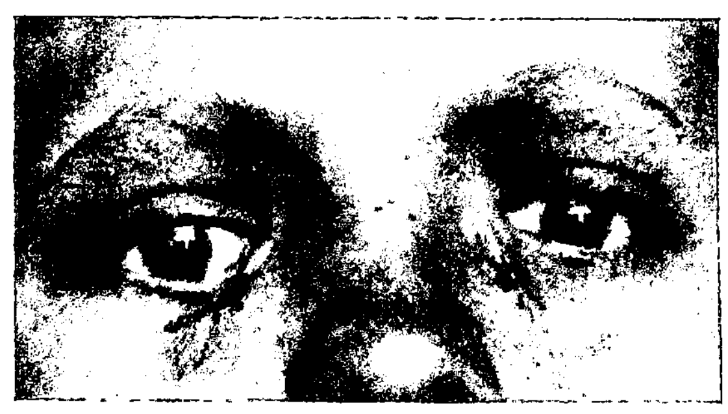

Abb. 65. Fall 64 nach der Radiumbehandlung. Zweimal chirurgische Spaltung. Rechts: Tränensack gut durchgängig; links: vorübergehend schleimiges Sekret ausdrückbar. Nachbeobachtung 4 Jahre.

tung zeigte, ließen sich jedoch diese Lupusknötchen leicht durch die Glühbrenner beseitigen.

Wie bei allen anderen lokalisierten tuberkulösen Affektionen sollten dabei jene Allgemeinmaßnahmen, welche den Organismus widerstandsfähiger zu machen imstande sind, mit verwendet werden.

Anatomische Befunde von WIRTZ, BRIBAK u. a. zeigen, wie nicht selten die tuberkulöse Infiltration auf Teile der Sackwand beschränkt bleibt und keine Geschwüre auftreten. Auch der den pathologischen Anatomen bekannte Umstand, daß ausgebreitete tuberkulöse Geschwüre in der Mukosa des Darmes oft sehr zart, ohne jede Schrumpfung vernarben, läßt die günstigen Resultate verstehen. Die Topographie der Veränderungen wird es mit sich bringen, ob bei der auch zarten Narbenbildung sich einmal eine Verengerung entwickelt, in anderen, selteneren Fällen die Tränenabflußbahn wegsam bleibt. Auffallend ist, daß in einem sehr erheblichen Prozentsatz trotz Fortbestehens des Verschlusses der Eintritt einer chronischen Dakryozystitis ausblieb.

Wenn es in allen diesen Fällen gelang, den Prozeß nach Radiumbestrahlung zur Ruhe zu bringen, die entzündlichen Erscheinungen zu beseitigen und bei geschwürig zerfallenden, fistelnden Formen eine kosmetisch sehr befriedigende Narbe zu erzielen, so sind dies sicher Vorteile gegenüber der bisher üblichen Therapie.

Zur Beurteilung des Wertes der Radiumbehandlung bei diesem Tränensackleiden erscheint es zweckmäßig, kurz auf die sonstigen Behandlungsmöglichkeiten hinzuweisen. Im allgemeinen kam als einzige Therapie die radikale Entfernung des tuberkulös erkrankten Gewebes in Anwendung, und zwar bei den geschlossenen, noch auf den Sack beschränkten Formen Totalexstirpation, soweit sie bei der Brüchigkeit der Sackwand möglich ist. Die gründliche, galvanokaustische Verschorfung des Sackbettes wurde von einigen Autoren (AXENFELD u. a.) zur Verhütung der Impftuberkulose nachgeschickt. Bei Mitbeteiligung der Hautdecke wurde nach Allgemeinbehandlung die Spaltung und Exkochleation vorgenommen; bei letzterem Vorgehen namentlich waren die Resultate wegen der häufigen Rezidive wenig befriedigend. Die Einführung der Dakryozystorhinostomie vor 15 Jahren brachte darin keine wesentliche Änderung. Denn auch jetzt wird meist die Exstirpation des tuberkulös erkrankten Sackes vorgeschlagen (KUHNT, HÖTTE, NOVAK u. a.). Die Autoren, welche mit der Westschen Operation bei diesem Tränensackleiden gute Resultate erzielt haben wollen, sind sehr in der Minderheit (POLYAK, KOFLER-URBANEK). Aber wenn in Zukunft auch eine größere Zahl von Rhinologen sich zur Westschen Operation bekehren würde, so sollte man doch primär mit der Bestrahlung beginnen. Bei den dann noch stark ausdrückbaren Formen wird nach Abklingen der entzündlichen Veränderungen der endonasale Eingriff leichter vorzunehmen sein, in anderen Fällen aber sich als überflüssig erweisen. Bei exulzerierten Sacktuberkulosen ist in keiner anderen Weise eine kosmetisch so günstige Narbenbildung zu erreichen als mit Radiumbestrahlung.

Die von uns gehandhabte Technik bereitet keine Schwierigkeiten. Die immerhin nicht ganz einfache Einführung des Trägers in das Sacklumen (KOSTER) ist überflüssig. Der Radiumträger wird bloß an die erkrankte Stelle angelegt, nachdem er zur Ausschaltung der β-Strahlen mit einem entsprechenden Filter umgeben und zur Unschädlichmachung der Sekundärstrahlen mit einem metallfreien Stoff (Zellstoff, Gaze, Gummi usw.) umhüllt wurde. Die Dosen, welche zur Behandlung der tuberkulösen Tränensackerkrankungen genügen, liegen weit unter der Reaktionsgrenze. Mit 20 bis 30% der HED reiner Gammastrahlen findet man sein Auslangen, so daß eine nennenswerte Reizung der Haut nicht zu befürchten ist. Die Bestrahlungen werden alle zwei Wochen wiederholt. Wie die Behandlung tuberkulöser Hauterkrankungen, dauert auch die Radiumbestrahlung der Sacktuberkulose mit diesen kleinen Dosen gewöhnlich längere Zeit. Vor fünf bis acht Bestrahlungen ist kaum ein Erfolg zu erwarten. In manchen Fällen war es sogar notwendig, bis auf 15 bis 20 Bestrahlungen zu gehen. Lieber soll einmal zu viel bestrahlt, als die Therapie zu früh abgebrochen werden. Einer unserer Patienten, der infolge Besserung seines Zustandes sich nach einigen Sitzungen der weiteren Behandlung und Beobachtung entzog, kam nach einem Jahre zwar mit der ausgeheilten Tränensacktuberkulose, aber mit einer schweren Lid- und Hornhauttuberkulose von neuem an die Klinik. Dieses Vorkommnis wird bekanntlich nach Exstirpation tuberkulöser Säcke nicht selten angetroffen und hat in früherer Zeit zur Ausarbeitung der genannten vorbeugenden Maßregeln geführt (Kauterisation nach Entfernung des Sackes usw.).

4. Tränensacktumoren

Die Berichte über Radiumbehandlung bei Tumoren des Tränensackes sind sehr spärlich, wenn von den in der Tränensackgegend gelegenen Geschwülsten, die nicht sicher dem Sack angehörten, abgesehen wird.

PRAWOSSUD berichtete über einen Mißerfolg mit Radiumbestrahlung bei einem Adenokarzinom eines 62jährigen Kranken. Angaben über die Technik fehlen, so daß daraus nichts geschlossen werden kann. Der Fall stammte aus der ersten Zeit der Radiumanwendung. FENTON vermochte bei einem auf den Tränensack übergreifenden Epitheliom der Nasenhaut trotz Radikaloperation und Radiumnachbestrahlung ein zehn Monate später im deckenden Hautlappen auftretendes Rezidiv nicht zu verhindern. Es kam durch Radiumbestrahlung zum Stillstand. Keine Nachbeobachtungszeit.

Die Frage über die Zweckmäßigkeit der Nachbestrahlung radikal exstirpierter Karzinome ist noch unentschieden. Hierauf soll bei der Besprechung der Orbitaltumoren nochmals eingegangen werden.

Ein eigener hieher gehöriger Fall verlief ungünstig. Bei einem 59jährigen Patienten wurde der Tränensack wegen einer derben Geschwulst exstirpiert. Bei der Operation stellte sich heraus, daß das Gewächs in die vorderen Siebbeinzellen eingebrochen war: Ausräumung der befallenen Siebbeinzellen von der Wunde aus und Radiumbestrahlung durch Einlegen eines Trägers. Die histologische Untersuchung der Geschwulst ergab Basalzellenkarzinom. Die weitere Ausbreitung des Tumors gegen die Narbe zu erforderte eine nochmalige endonasale Radikaloperation mit nachfolgender Radiumbestrahlung. Nach Jahresfrist hatten sich die Tumormassen in die Orbita ausgebreitet und den Oberkiefer und die Kieferhöhle durchwuchert.

Nach den bisher geringen Erfahrungen sind also die Ergebnisse der Radiumbehandlung bösartiger Geschwülste des Tränensackes auch nach Operation keine günstigen. Das Übergreifen einer derartigen Geschwulst auf die Nasennebenhöhlen trübt nach der Erfahrung der Rhinologen die Aussichten, mittels Bestrahlung und Operation dieses Prozesses Herr zu werden. Läßt die Geschwulst die knöcherne Umgebung frei, so verspricht die Behandlung eher Erfolg.

Die Technik der Bestrahlung hängt so sehr von der Ausbreitung der Geschwulst ab, daß sich allgemeine Vorschriften nicht geben lassen. Siehe Radiumnadelbehandlung im Kapitel Orbitaltumoren.

V. Erkrankungen der Hornhaut

Die gegenwärtigen Vorstellungen über die biologische Wirkung der Radiumstrahlen geben, wie am Ende des Kapitels ausgeführt werden soll, eine brauchbare Unterlage für Versuche, das Mittel bei Erkrankungen der Hornhaut zu verwenden. Die meist geringe Ausdehnung des erkrankten Gebietes läßt das Arbeiten mit Radium gegenüber der Röntgenbestrahlung vorteilhafter erscheinen.

Vor allem können harte Betastrahlen in ausreichender und sehr bequemer Weise zur Wirkung gebracht werden, ohne daß die Gefahr einer Strahlenschädigung tiefer gelegener Augenteile wie etwa bei Anwendung von Gammastrahlen bestünde. In der Tat wurden im Laufe der zirka zwei Jahrzehnte umfassenden Anwendungsperiode des Radiums in der Augenheilkunde — abgesehen von der Behandlung der Hornhautgeschwülste —, Bestrahlungen der verschiedensten entzündlichen, dystrophischen und narbigen Kornealveränderungen vorgenommen.

Bei den entzündlichen Prozessen sind, wenn auch eine durchgreifende Unterteilung nicht möglich ist, die oberflächlichen Hornhautaffektionen mit und ohne Geschwürbildung getrennt von den tiefen, parenchymatösen Entzündungen besprochen. Am Ende folgen die Erfahrungen mit der Bestrahlung der Hornhautdystrophien, der Kornealnarben, wie der Hornhautgeschwülste.

1. Oberflächliche Entzündungen

Ulcus serpens Von den Hornhautgeschwüren würden von vorneherein als geeignete Bestrahlungsobjekte solche erscheinen, denen entweder keine bakterielle Ursache zugrundeliegt oder deren Erreger geringe Virulenz zeigen, bzw. Geschwüre, bei welchen das Verhältnis zwischen den natürlichen Abwehrkräften der Gewebe und der Virulenz der Keime kein zu ungünstiges ist. Nichtsdestoweniger finden sich schon in der älteren Literatur Angaben über Bestrahlungen bösartiger, kriechender Hornhautgeschwüre.

Aus folgenden Mitteilungen des Schrifttums läßt sich mangels genauer Schilderung der Krankheitsbilder nichts Sicheres ableiten. Nach LAWSON und DAVIDSON sollen Hypopyonkeratitiden mit wenigen kurz dauernden

Radiumbestrahlungen deutlich in günstigster Weise zu beeinflussen sein
(17 Fälle). FLEMMING bestätigte, daß in einzelnen seiner Fälle von Ulcus
serpens nach der Radiumbehandlung Heilung eintrat; in anderen Beobachtungen blieb ein Erfolg aus. CUPERUS bestrahlte mit Mesothorium und
berichtete über die rasche Abheilung eines Ulcus corneae e lagophthalmo mit
Hypopyon, welches vergeblich mit den üblichen Mitteln und mit Parazenthese
behandelt worden war. Schließlich verwendete LACAPÈRE bei mehreren
Ulcera serpentia und bei einer Reihe infizierter Hornhautwunden radioaktive Salben; er gibt an, in diesem Fall wie auch bei anderen Geschwüren und
hartnäckigen Hornhautentzündungen eine überaus günstige Wirkung erzielt
zu haben. Tatsächlich könnten diese Salben trotz ihrer sehr geringen Radioaktivität infolge ihrer Alphastrahlung einen wesentlichen Einfluß auf den
entzündlichen Hornhautprozeß ausüben.

Eigene Versuche der Radiumanwendung bei Ulcus serpens an Augen
mit absolutem Glaukom ergaben ungleichmäßige Resultate.

In einem Fall war die Infiltration der Hornhaut und das Hypopyon
am Tage nach der Bestrahlung fast geschwunden; bald darauf brach das
Geschwür doch durch ohne Bildung eines neuen Infiltrates und Hypopyons.
In einem anderen Falle konnte das Ulkus, welches den Großteil der Hornhaut
eingenommen hatte, mit Radiumbestrahlungen nicht am Fortschreiten verhindert werden, sodaß die ganze Hornhaut dem Geschwür zum Opfer fiel.
Es hatte den Anschein, daß auch bei dieser Beobachtung der Zerfall infil-
trierter Hornhautlamellen beschleunigt wurde. Bei einem dritten Kranken
mußte die einmal versuchsweise vorgenommene Radiumbestrahlung wegen
offensichtlicher Wirkungslosigkeit durch andere therapeutische Maßnahmen
ersetzt werden. In allen drei Fällen wurden bakteriologisch Pneumokokken
festgestellt.

Bekanntermaßen gehören die Leukozyten zu den radiosensiblen
Zellen. Man kann, wie obige Erfahrungen erweisen, unter Umständen
das Verschwinden der Eiterzellen als Frühreaktion der Bestrahlung erreichen und damit den von der Natur eingeleiteten Heilungsvorgang
stören. Daß bei dem Zerfall der Leukozyten Antikörper frei werden und
den bakteriellen Erreger zu schädigen vermögen, ist andererseits als
Möglichkeit in Betracht zu ziehen, da experimentelle Untersuchungen
in diesem Sinne sprechen. Auch die bei dem Zellzerfall auftretenden
proteolytischen Enzyme könnten bei dem Reinigungsvorgang eine Rolle
spielen. Unsere sonstigen therapeutischen Maßnahmen aber vermeiden
im allgemeinen die Vernichtung der Leukozyten. Trotz der berichteten
Erfolge dürfte bei schweren, progredienten Ulcera serpentia die Radiumbehandlung von vorneherein abzulehnen sein. Eine bakterizide Wirkung
der Radiumstrahlen ist in den therapeutischen Dosen nicht nachweisbar.
Bei gutartigeren Geschwüren mit torpidem Charakter wäre einer der
besser erprobten und sicherer wirkenden Methoden der Vorzug zu geben.
Daneben könnte Strahlenbehandlung mit kleinsten Dosen als unterstützendes Agens bei besonders langwierigem Verlauf zur Anwendung gelangen.

Atypische Geschwüre. Trotz des Ausbaues unserer Kenntnisse und
Vorstellungen über die theoretischen Grundlagen der Strahlentherapie,

d. i. der biologischen Wirkung der Strahlen auf Zellteile (Protoplasma
und Kern), auf die Funktion der Zelle im ganzen, über die Grenzen der
Strahlenempfindlichkeit verschiedener Zelltypen und über die Strahlen-
beeinflussung der Zelle im Zellverband, sind wir letzten Endes in unserer
Indikationsstellung der Strahlenbehandlung der Hornhautaffektionen
auf klinische Erfahrungen angewiesen. Leider sind die einschlägigen Mitteilungen vielfach von einem wenig nützlichen Optimismus gefärbt. Werden
aber die Berichte verschiedener Autoren zusammengenommen, so erhellt
daraus, daß Radiumbestrahlung in der Behandlung von bestimmten
Hornhautgeschwüren unbekannter Ursache im Durchschnitt Gutes zu
leisten scheint. Bei der Bewertung der Bestrahlungsresultate muß man
sich vor Augen halten, daß erfahrungsgemäß therapeutische Mißerfolge
selten veröffentlicht werden und daher die Wiedergabe der günstigen
Ergebnisse leicht ein unrichtiges Bild von dem Wert einer Behandlungsmethode ergibt.

In der einschlägigen Literatur berichteten RYERSON, LANE u. a. über
gute Wirkung der Radiumbehandlung bei verschiedenen Geschwürs-
formen. FLEMMING demonstrierte ein durch Radiumstrahlen geheiltes,
ausgedehntes Hornhautulkus und hob die Zartheit der erreichten Narbenbildung hervor. LAUBER behandelte in einem Falle kleine randständige
oberflächliche Hornhautinfiltrate unbekannter Herkunft, welche starke
Schmerzen verursachten, und alle zwei bis drei Wochen wiederkehrten, mit
kleinsten Dosen von Radium und erzielte volle Heilung. Nach SELENKOWSKY
bewirkte Radiumbehandlung bei eitrigen, torpiden Hornhautgeschwüren
Schmerzlinderung. Abklingen der Reizung, Abgrenzung des Prozesses und
beschleunigte Reinigung.

Marantische Geschwüre. Von bestimmten Krankheitsbildern ulzera-
tiver Hornhautprozesse bezeichnete FLEMMING tiefe marantische Geschwüre älterer Leute als sehr geeignetes Bestrahlungsobjekt. Er erreichte nach erfolgloser Anwendung anderer Mittel in solchen Fällen
rasche Abheilung. Die zurückbleibende Trübung war eine sehr geringe.

Nach unseren bisherigen Erfahrungen ist tatsächlich mitunter in
dem trägen Verlauf torpider Geschwüre und oberflächlicher Keratitiden
nach Radiumbestrahlung ein Umschwung zum Besseren zu beobachten.
Häufig bleibt das klinische Bild aber völlig unverändert, so z. B. in den
von uns bestrahlten Fällen von Keratitis nummularis.

Fisteln. Drei Beobachtungen von KUMER und SALLMANN betreffen
Hornhautfisteln, bei welchen ein günstiger Einfluß der Radiumbestrahlung auf den Krankheitsverlauf als sehr wahrscheinlich bezeichnet
werden muß.

Es handelte sich um durchgebrochene Ulzera, einmal um ein rand-
ständiges, sichelförmiges Geschwür ohne Konjunktivitis, in einem zweiten
Fall um ein nicht mehr progredientes Ulcus serpens, im dritten Fall um ein
atypisches, die ganze Hornhaut einnehmendes Ulkus. Nach längerer Beobachtung hatte sich die Hornhautfistel nicht geschlossen. Die Vorderkammer

war trotz Bettruhe und den sonstigen, üblichen Maßnahmen sieben bis elf
Tage aufgehoben geblieben. Von einem operativen Verschluß durch Bindehautplastik wurde wegen der bekannten Gefahr des Auftretens von Sekundärglaukom abgesehen. Nach Applikation kleinster Radiumdosen (4 mgh harte
Betastrahlen, Kontaktbestrahlung) war in allen Fällen am nächsten oder
übernächsten Morgen die Kammer hergestellt. Der Heilungsverlauf vollzog
sich dann ohne weitere Komplikationen und ohne Eintritt von Drucksteigerung. In einem vierten Fall, einem in breiter Ausdehnung durchgebrochenen
Geschwür wurde der Verschluß des großen Defektes durch Bestrahlung
nicht erreicht.

Keratitis eccematosa. Von verschiedener Seite wurden Radiumbestrahlungsversuche bei Keratitis eccematosa vorgenommen.

Während FLEMMING keine auf die Bestrahlung beziehbare Wirkung
feststellen konnte, sah CUPERUS bei einer lange vergeblich vorbehandelten,
tiefen skrophulösen Keratitis nach Anwendung von Mesothorium eine deutliche Besserung.

Unsere spärlichen eigenen Erfahrungen lassen ebensowenig wie die
Angaben der Literatur eine Beurteilung der Strahlenwirkung bei ekzematösen Hornhautprozessen zu. Bei einem Krankheitsbild, das auch ohne
Therapie nicht selten weitgehende Schwankungen im Verlauf und unvorhergesehene Besserungen aufzuweisen pflegt, müssen von vorneherein
solche „Erfolge der Therapie" mit aller Vorsicht gewertet werden. Den
erreichten Endvisus nach der Behandlung eines tiefen ekzematösen Hornhautinfiltrates als günstiges Zeichen der Bestrahlungstherapie anzusehen,
geht gewiß nicht an, da die weitgehende Resorbierbarkeit derartiger
Infiltrationen ohne Hinterlassung nennenswerter Trübungen eine allen
Augenärzten bekannte Erscheinung ist.

Keratitis e acne rosacea. Bemerkenswerter sind die Resultate, welche
bei den so hartnäckigen und oft rezidivierenden Hornhautinfiltraten
bei Acne rosacea erreicht wurden.

ELSCHNIG hat einen derartigen Fall einer Radiumbehandlung unterzogen und mit anscheinend kleinsten Dosen (keine genauen Angaben) ein
aufgetretenes Rezidiv rasch und restlos zur Abheilung gebracht. Eine ähnliche Beobachtung stammt von LAUBER. Auch dieser Autor erreichte eine
rasche Resorption der schmerzhaften Infiltrate und glaubt durch vorbeugende Bestrahlungen das Auftreten weiterer Nachschübe verhindert
zu haben.
Auch ein eigener Fall, eine besonders schwere Acne rosacea wurde durch
Bestrahlung in bemerkenswerter Weise beeinflußt. Wenn der Erfolg auch
kein so überzeugender war wie bei LAUBER, so gelang es doch bei der
seit Jahren in Behandlung der Klinik befindlichen Kranken, das Auge
zur Ruhe zu bringen. Durch zwei Jahre traten keine schweren Rückfälle
mehr auf. Allem Anschein nach leistet die Bestrahlungsbehandlung hier
Gutes.

Herpes corneae. Bei den herpetischen Erkrankungen liegen außer
einer kurzen Bemerkung DARIERS über die guten Aussichten der Radium-

behandlung bei dieser Hornhauterkrankung nur Versuche mit Röntgenbestrahlung vor.

In einigen eigenen Beobachtungen konnte kein einwandfreier Erfolg festgestellt werden. Auch in den von uns vorgenommenen Tierexperimenten, in welchen bei größerer Erfahrung mit der herpetischen Impfkeratitis ein Vergleich mit dem Kontrollauge eine bessere Beurteilung erlaubt, waren größere Unterschiede im Heilungsverlauf zwischen bestrahltem und unbestrahltem Auge nicht zu erkennen. Impfversuche am Kaninchen mit verdünntem Virus, welches vorher mit der zwei- bis dreifachen Menge mit der von uns an der Hornhaut therapeutisch verwendeten Dosis bestrahlt worden war, ließen ebenfalls keine nennenswerte Änderung des Krankheitsablaufes gegenüber dem mit dem nicht bestrahlten Virus geimpften Auge feststellen. Bei diesen Experimenten wurde der von uns gemachten Erfahrung Rechnung getragen, daß es viel leichter gelingt, eine gleich starke Impfkeratitis bei zwei gleichaltrigen Tieren desselben Wurfes, als an beiden Augen desselben Tieres zu erreichen. Es kommt also gegenüber filtrierbaren Virusformen eine bakterizide Wirkung der Radiumstrahlen in Dosen, welche in der Therapie Verwendung finden, nicht in Betracht, wie dies in gleicher Weise von den Bakterien bekannt ist.

Keratitis vesiculosa. Dem Herpes corneae sind bläschenbildende Keratitiden unbekannter Ursache anzuschließen.

LAUBER erzielte bei einer rezidivierenden, sehr schmerzhaften Blasenbildung an einem Auge mit einer abgelaufenen Sklerokeratitis einen zufriedenstellenden Bestrahlungseffekt. Vielleicht gehören auch die von LAWSON und DAVIDSON erwähnten Fälle von kleinen, punktförmigen Hornhauterosionen hierher. Auch bei ihnen war die Radiumbehandlung erfolgreich. Ob diese Therapie sich bei rezidivierenden Erosionen als leistungsfähig erweist, ist nicht bekannt.

Wir können folgenden eigenen Fall anschließen:

Eine 47 Jahre alte Kranke litt seit Jahren an einer überaus lästigen Bläschenkeratitis unbekannter Ätiologie. Unter beträchtlichen Schmerzen und starkem Reizungszustand traten immer wieder flüchtige, kleine, intraepitheliale Bläschen auf, die rasch platzten. Die nach verschiedensten Richtungen hin unternommene Behandlung (Dionin, verschiedene Salben, Schwitzen, Organotherapie usw.) brachte keine Hilfe. Nach Aussage der Patientin und eigener Beobachtung gelang es allein durch Radiumbestrahlung den Zustand wesentlich zu bessern. Wenn die Rückfälle auch nicht ganz aufhörten, verliefen sie doch unvergleichlich milder und wiederholten sich seltener. Andererseits versagte in anderen eigenen Fällen von Keratitis bullosa die Behandlung völlig.

Infizierte Wunden. Der Vollständigkeit wegen seien die Bestrahlungsversuche bei infizierten Hornhautverletzungen erwähnt.

Nach FLEMMING sei eine Wirkung der Bestrahlung im Tierexperiment nicht abzuleugnen. Der Autor brachte dieses Ergebnis in Parallele zu den Bestrahlungserfolgen bei chronischen Geschwüren der menschlichen Hornhaut. Auch TERRIEN untersuchte an der Kaninchenhornhaut die Wirkung des Radiums auf infiziertes Gewebe. Wenn überhaupt eine bakterizide Wirkung vorhanden war, dürfte sie nach diesem Autor so schwach sein, daß ihr für die praktische Anwendung eine Bedeutung nicht zukommt.

2. Tiefe Entzündungen

Keratitis parenchymatosa. Unter den tiefen Hornhautentzündungen wurden ausgedehntere Bestrahlungsversuche bei Keratitis parenchymatosa e lue hereditaria vorgenommen. Der gewöhnlich über Monate sich erstreckende Verlauf dieser Erkrankung ließe die Radium- (und Röntgen-) Therapie als ausführbar erscheinen, andererseits ist hier die Beurteilung jedes Behandlungserfolges selbst an einem größeren Material sehr schwierig; sind sich doch heute alte Kliniker mit reichlichster Erfahrung nicht einig, ob die unvergleichlich häufiger angewendete Allgemeinbehandlung (Roborantia, Quecksilber, Neosalvarsan usw.) auf den Ablauf der Hornhautaffektion irgend einen Einfluß habe oder nicht. Wie bei früherer Gelegenheit hervorgehoben, ist auch hier die Besserung des Sehvermögens, welche so oft als Zeichen des guten Bestrahlungserfolges angeführt wird, kein verwertbares Maß, da eine Reihe von Faktoren, wie die Art des Beginnes und der Ausbreitung, Komplikationen von seiten der Iris usw. eine wichtige Rolle spielen. Das Stehenbleiben der Hornhautinfiltration in einem Anfangsstadium gehört ebenso zu den ohne Behandlung beobachteten Erscheinungen wie überraschend schnelle Aufhellung der getrübten Hornhaut. Bei der oft unter unseren Augen entstehenden Entzündung des zweiten Auges ist bekanntlich manchmal mit einer kürzeren Krankheitsdauer zu rechnen. Mitunter läßt sich der tatsächliche Beginn der Entzündung nicht mit Sicherheit feststellen, weil die am Hornhautrand einsetzenden Formen längere Zeit keine Beschwerden zu machen brauchen. Für die Beurteilung des Verlaufes, bzw. des Wertes der Behandlung wäre aber die Kenntnis des Alters der Erkrankung von größtem Wert. Es zeigt sich somit, daß sich hier die in der Wertung des strahlentherapeutischen Effektes bei anderen Augenerkrankungen vorhandenen Schwierigkeiten besonders häufen und dem subjektiven Empfinden des Untersuchers so viel überlassen ist, daß nur bei Anwendung strengster Kritik größere Irrtümer zu vermeiden wären.

Gegenüber den reichlichen, meist günstig lautenden Erfahrungen mit Röntgenbestrahlungen bei Keratitis parenchymatosa liegen nur wenige Untersuchungen über Radiumbehandlung vor.

Unter den Mitteilungen fallen noch die nach DARIER mit homöopathischen Dosen gemeldeten günstigen Resultate als unverwertbar weg. Die im vorstehenden angeführten Schwierigkeiten der Bewertung erkennen LAWSON und DAVIDSON an, glauben jedoch im Vergleich mit dem nicht bestrahlten Auge eine gute Wirkung feststellen zu können. Raschere Resorption der Infiltrate will KOSTER bei Keratitis parenchymatosa unter gleichzeitig vorgenommener antiluetischer Behandlung beobachtet haben, mangels genauer Angaben über die Zahl der behandelten Fälle, über die Versuchsanordnung und Beobachtungszeit büßen diese Mitteilungen sehr an Wert ein. Dasselbe gilt auch von dem günstigen Urteile LANES; allerdings findet dieses eine Stütze in dem im wesentlichen gleichfalls guten Resultate mit der Röntgentherapie dieser Erkrankung; denn hier wurde die Versuchsanordnung so getroffen, daß die raschere Abheilung auf der bestrahlten Seite mit großer Wahrscheinlichkeit der Strahlenwirkung zuzuschreiben war.

Wenn in einigen Mitteilungen die Resultate als um so günstigere bezeichnet werden, je jünger die Erkrankung und der Erkrankte war, so ist dem entgegenzuhalten, daß gerade in Anfangsstadien über den voraussichtlichen Verlauf auch ohne Behandlung nichts ausgesagt werden kann, solange es sich nur um Einzelfälle handelt. Auch bei der relativ gut verwertbaren vergleichsweisen Bestrahlung eines Auges und Behandlung des anderen in der üblichen Weise sind Irrtümer möglich, wie die folgende, eigene Beobachtung zeigt:

Ein 16jähriger Knabe wurde vom behandelnden Augenarzt wegen seiner seit vielen Monaten durchaus stationären Keratitis parenchymatosa an beiden Augen mit geringen Reizerscheinungen an die Klinik geschickt. Auswärts war die übliche lokale und antiluetische Behandlung vorgenommen worden. Es fand sich beiderseits eine zum Teil diffuse, zum Teil fleckige, in den Randpartien dichtere Hornhautinfiltration, rechts mehr ausgesprochen als links. Gefäße fehlten. Das schlechtere Auge wurde mit Kontakttechnik bestrahlt. Tatsächlich besserte sich der Zustand in den nächsten Wochen recht erheblich. Die infiltrative Hornhauttrübung zog sich immer mehr gegen den Limbus zurück. Dieser Erfolg trat aber vielleicht noch deutlicher am anderen Auge in Erscheinung, kann also nicht mit der Bestrahlung in Zusammenhang gebracht werden. Vielleicht hatte die vorher eingeleitete Malariatherapie den etwas verspäteten Erfolg. Nach den Bestrahlungen konnte ein Einwachsen von Gefäßen in die Hornhaut nicht beobachtet werden. Es sei dies hervorgehoben, weil von anderen Untersuchern nach Bestrahlung aufgetretene Gefäßeinsprossung als Strahlenwirkung aufgefaßt wurde. Eine weitere Beobachtung zeigt einen analogen Befund. Einen zweiten Typus schwerer, langdauernder Parenchymatosa mit reichlicher Vaskularisation und Iridozyklitis mit Drucksteigerung bei gleicher Ausprägung des bösartigen Krankheitsbildes an beiden Augen wurde von uns als ultimum refugium mit Radium zu behandeln versucht; doch versagte hier die Strahlentherapie, es kam zu Applanatio corneae und Atrophia bulbi.

Auf Grund dieser ungünstigen Beobachtungen kann naturgemäß das gelegentliche Vorkommen eines Bestrahlungserfolges bei Parenchymatosa nicht in Abrede gestellt werden, obgleich derartige Fehlresultate mehr ins Gewicht fallen als eine nach der Behandlung aufgetretene Besserung der so verschiedenartig verlaufenden Krankheit. Mit der Möglichkeit eines günstigen Effektes wäre vor allem in den Fällen zu rechnen, in welchen der Hornhauttrübung eine stärkere lymphozytäre Infiltration zugrundeliegt; doch sind solche infiltrative Prozesse nach IGERSHEIMER besonders am erwachsenen Menschen sehr selten. Bei höhergradiger Destruktion der Hornhautlamellen und Schädigung der Hornhautkörperchen, bei ausgedehnten Nekrosen — unter Umständen mit Bindegewebsentwicklung — läßt sich eine nennenswerte Wirkung der Bestrahlung nicht gut vorstellen. Klinisch ist eine Differenzierung der Fälle,

bei welchen die Infiltration im Vordergrund steht und solchen mit vorwiegend nekrotischen Veränderungen nicht möglich, so daß es immer
auf den Versuch ankäme, mit dem bei Einhaltung bestimmter Richtlinien nach den allgemeinen Erfahrungen nicht geschadet werden kann.
Doch sollten die Erwartungen hinsichtlich eines Erfolges nicht zu hoch
gestellt werden.

Tuberkulose. Mehr Aussicht gäbe Radiumbestrahlung bei tuberkulösen Erkrankungen der Hornhaut, welche in seltenen Fällen unter dem
Bilde der heredoluetischen Parenchymatosa einhergehen. Bei der mitunter beträchtlichen Schwierigkeit der Abgrenzung der beiden Prozesse
ist es fraglich, wieviel von den mit auffallend gutem Resultat bestrahlten
Parenchymatosen tuberkulöser Herkunft waren.

Hierher gehören ferner einzelne, dem Erscheinungskomplex der
Keratitis eccematosa zugehörige Bilder. In einer Reihe der bekanntgewordenen Fälle handelte es sich um sekundäre, diffuse Infiltrationen
der Hornhaut bei tuberkulöser Uveitis.

Nach vergeblicher Vorbehandlung mit den üblichen Mitteln erzielte
Koster bei tuberkulöser interstitieller Keratitis mit kombinierter Radium-
Tuberkulinbehandlung ein rasches Einsetzen und Fortschreiten des Heilungsprozesses. Bei diffuser, skrophulöser Keratitis verzeichnete Cuperus günstige
Erfolge bei Verwendung von Mesothoriumbestrahlungen trotz Versagens
verschiedener anderer Maßnahmen. Es ist hier festzuhalten, daß diese
Hornhautentzündungen mitunter auch ohne besondere Behandlung auffallend schnellen Rückgang zeigen können. Mylius bestrahlte ein röntgenrefraktäres Rezidiv einer Hornhauttuberkulose mit Radium und berichtete
über eine recht wirksame Beeinflussung des Krankheitsbildes durch diese
Behandlung.

Einer eigenen Beobachtung kommt einige Beweiskraft zu.

Eine schwere Iridozyklitis — trotz des positiven Wassermann-Befundes
nach dem klinischen Bild wohl tuberkulöser Herkunft — hatte im weiteren
Verlaufe zu einer tiefen Infiltration der linken Hornhaut geführt. Alle Sorgfalt der Behandlung konnte das geschwürige Einschmelzen der Hornhaut
und dichte Vernarbung nicht verhüten. Bald darauf erkrankte das rechte
Auge in derselben bedrohlichen Weise. Von unten setzte eine mit starker
Aufquellung der Hornhaut einhergehende gelbe Infiltration ein. Es bestand
wenig Hoffnung, den so bösartig verlaufenden Prozeß zum Stillstand bringen
zu können. Täglich nahm Sättigung und Ausdehnung der Trübung zu.
Nach der ersten Radiumbestrahlung bot die Hornhaut ein viel günstigeres
Bild. Nach einem vorübergehenden Rückfall hielt bei Fortsetzung der Behandlung die Aufhellung an, es trat zunehmende Beruhigung des Auges ein.
Abheilung mit relativ zarter Narbenbildung.

Seit zwei Jahren kein Rezidiv.

Wenn die Zahl der günstigen Beobachtungen auch noch eine kleine
ist, so scheint auf Grund der sonstigen Erfahrungen mit Radium- und
Röntgenbestrahlungen bei Augenerkrankungen dieser Ätiologie und der
Einhelligkeit der guten Resultate die Radiumbehandlung bei Tuberkulose
der Hornhaut aussichtsvoll.

Keratitis, von der hinteren Hornhautfläche ausgehend. Auch bei den von der Hornhautrückfläche her sich entwickelnden Keratitiden bei massiger Ansammlung speckigen Exsudates in der Vorderkammer vermag die Radiumbehandlung Erhebliches zu leisten, wie folgende eigene Beobachtung zeigt:

Eine seit Monaten bestehende Iridozyklitis hatte reichlich plastisches Exsudat in dicker Schicht an die Hornhauthinterfläche abgelagert, so daß die ganze untere Korneahälfte grau erschien. Der Belag sowohl, wie der von ihm ausgehende tiefe Hornhautprozeß trotzte durch viele Wochen jeder Behandlung. Das hartnäckige Krankheitsbild änderte sich nach der eingeleiteten Radiumbehandlung in so auffallender Weise, daß an der ursächlichen Bedeutung der Bestrahlung in diesem Falle kaum zu zweifeln ist. Ähnliches gilt von einem zweiten eigenen Falle.

Keratitis profunda, Keratitis disciformis und sklerosierende Keratitis. Bei anderen Formen von tiefer Keratitis ließ in einigen eigenen Fällen die Radiumbehandlung völlig im Stiche. So zweimal bei einer Keratitis profunda im engeren Sinne, welche sich bekanntlich auch anderen therapeutischen Versuchen gegenüber als hartnäckig erweist. Desgleichen blieben eigene Bestrahlungsversuche bei Keratitis disciformis ohne greifbares Ergebnis. Während in zwei eigenen Fällen ein Bestrahlungserfolg bei sklerosierender Keratitis ausblieb, teilte uns GUIST persönlich eine Beobachtung mit, derzufolge das Rezidiv einer sklerosierenden Keratitis nach dreimaliger Bestrahlung wesentlich gebessert wurde.

3. Dystrophische Erkrankungen

Bei den dystrophischen Hornhauterkrankungen wurde bisher aus naheliegenden Gründen eine Strahlenbehandlung nur selten versucht. Soweit es sich um Verbrauchserkrankungen des Alters handelt, kommt eine solche von vorneherein nicht in Frage, aber auch die Dystrophia epithelialis FUCHS, die knötchenförmige Hornhauttrübung, wie die gittrige Hornhautentartung, Krankheiten also, deren Pathogenese bisher keineswegs geklärt ist, erscheinen mit ihrem refraktären Verhalten jeglicher Therapie gegenüber der Radiumstrahlenwirkung nicht zugänglich. Das pathologisch-anatomische Bild spricht, soweit es bekannt ist, im gleichen Sinne. Man findet in ihm keinen eigentlichen Angriffspunkt für die Bestrahlung.

In der Tat konnten eigene Versuche mit Radiumbestrahlung in dem von PILLAT publizierten Fall von gittriger Hornhautentartung keinerlei Besserung hervorrufen. Auch in einem Fall von knötchenförmiger Hornhauttrübung vermißten wir eine günstige Wirkung. Überraschend erschien hingegen die Aufhellung der getrübten Hornhaut in zwei Fällen von atypischer Dystrophia epithelialis an dem mit Radium bestrahlten Auge. Unter Fortsetzung der Behandlung machte sie weitere Fortschritte, später wurde auch das zweite Auge mit gutem Erfolge bestrahlt. In einem der beiden Fälle, einem 20jährigen Patienten, ist es wohl möglich — vor allem im Hinblick auf die Jugend des Kranken —, daß es sich doch um eine entzündliche Hornhauttrübung handelte, wenngleich die Reizlosigkeit der Augen, das Fehlen von Schmerzen, die Herabsetzung der Sensibilität, das langsame Fortschreiten, bzw. Stationärbleiben sonst für die Diagnose einer Dystrophie sprechen würden. Im zweiten Falle aber lag klinisch eine Dystrophia epithelialis Fuchs im Anfangsstadium vor. Dieser Einzelbeobachtung ist deshalb ein größerer Wert beizumessen, weil die Erkrankung zu den Seltenheiten gehört.

Eine andere seltene, zu den Hornhautentartungen gezählte Erkrankung, die Endotheldystrophie, wurde von uns ohne jeden Erfolg der Radiumbestrahlung unterworfen.

Aus den wenigen Beobachtungen auf diesem Gebiete läßt sich schließen, daß entsprechend den angeführten theoretischen Erwägungen eine Wirkung der Bestrahlung bei Hornhautdystrophie in der Regel ausbleibt. Der günstige Verlauf in einem Einzelfall läßt weitere Versuche ratsam erscheinen.

4. Narben

Der Kampf gegen die narbige Hornhauttrübung wurde auch mittels Radiumbestrahlung aufgenommen. Die Erfolge sind ebenso schwer zu beurteilen, wie bei den meisten bisher in dieser Richtung unternommenen Heilversuchen.

Gegenüber den ungünstigen Erfahrungen von Lawson und Davidson, von Rochat, dem unentschiedenen Urteil Flemmings sprach der auch sonst in der Beurteilung des Strahlenerfolges sehr optimistische Koster von günstigen Ergebnissen der Radiumbehandlung bei Maculae corneae. Wenn die von diesem Autor beschriebene Zunahme der Durchsichtigkeit der Hornhaut, die Glättung der unregelmäßigen Oberfläche und das Kleinerwerden der Trübung die vorangegangene Radiumbehandlung zur Ursache hätten, dann wäre diese Therapie heute weit verbreitet. Gänzlich unverständlich erscheint die Ansicht Kosters, daß auch bei Leukomen ausgezeichnete Bestrahlungsresultate vorkommen. Ebenso kritiklos dürfte Corbett eine fast völlige Aufhellung von Hornhautnarben auf die angewendete Radiumbestrahlung bezogen haben. Wir gründen diesen ablehnenden Standpunkt nicht nur auf theoretische Überlegungen, sondern auch auf zahlreiche, vor vielen Jahren hier angestellte Bestrahlungsversuche, welche mangels überzeugender Erfolge bald völlig aufgegeben wurden.

Von verschiedener Seite wurde auf Grund der günstigen Erfolge der Radiumbehandlung bei Hautkeloiden diese Therapie auch bei hypertrophischer Narbenbildung an der Hornhaut in Erwägung gezogen, anscheinend ohne zu bedenken, daß die Radiumbestrahlungserfolge bei Keloiden mit hohen, für das Auge nicht ungefährlichen Dosen erreicht wurden. Ob kleine Dosen bei dieser Narbenbildung an der Hornhaut wirksam sein können, ist nicht untersucht.

Im ganzen sind die im Schrifttum mitgeteilten Erfolge der Radiumbestrahlung bei Hornhautnarben durchaus nicht beweisend. Daß gelegentlich bei jungen Narben eine leichte Aufhellung nach der Behandlung auftreten kann, soll nicht bestritten werden. Doch läßt sich bekanntlich über die voraussichtliche Intensität einer Narbenbildung, bzw. über die Möglichkeit einer spontanen Aufhellung nichts Bestimmtes voraussagen. Es ist daher nicht zu entscheiden, ob eine auffallend zarte Narbenbildung nicht auch ohne Behandlung erreicht worden wäre. Solange nicht eine größere Statistik über ein nach allen Seiten sehr kritisch untersuchtes und gewertetes Material vorliegt, ist eine objektive Stellungnahme zu dieser Frage nicht möglich, da die über viele Monate bis Jahre sich erstreckende Behandlung die Deutung des Erfolges in einem Einzelfalle nicht zuläßt.

Der Versuch einer Erklärung für die Art der Strahlenwirkung bei Hornhauterkrankungen überhaupt (die Geschwülste ausgenommen) ist schwierig, da wir über die Natur der vorliegenden Krankheitsprozesse zum Teil nicht genügend unterrichtet sind. Vielleicht kann sich in Hinkunft die Tierkornea wie bei Klärung anderer Fragen für die Deutung strahlentherapeutischer Wirkungen besonders bei entzündlichen Erkrankungen als ein geeignetes Versuchsobjekt erweisen. Bisher ist in dieser Richtung wie in dem Abschnitt über die biologische Strahlenwirkung dargelegt wird, noch wenig getan. Die experimentellen Untersuchungen über die Radiumbestrahlungen der erkrankten Hornhaut von Tieren beschränken sich auf wenige Mitteilungen (BIRCH-HIRSCHFELD, FLEMMING, TERRIEN, LÖHLEIN u. a.). Ein Teil der bei der Hornhautbestrahlung beobachteten Erscheinungen kann unseres Erachtens mit der primären Reaktion der durch höherer Radiosensibilität ausgezeichneten Zellen erklärt werden. Der Zerfall von Lymphozyten und Leukozyten veranlaßt das beschleunigte Verschwinden infiltrativer Veränderungen. Hinsichtlich des Bestrahlungserfolges bestimmter eitriger Hornhautprozesse wäre auch an die Möglichkeit zu denken, daß die bei der selektiven Zerstörung der Leukozyten freiwerdenden Abbauprodukte zur Wirkung gelangen. Zweifellos spielen auch die gegenseitigen Beziehungen von Zellen, Geweben und Flüssigkeiten des Auges untereinander eine Rolle, was uns auf allgemeine Probleme der Biologie führen würde. Nach HOLTHUSEN bedeutet die Veränderung der Zelle, die sie unter dem Einfluß der Strahlen eingeht, für das umgebende Gewebe als Abänderung der gegenseitigen Lebensbedingungen einen Reiz, auf den dieses mit bestimmten in dem Zusammenleben der Zellen untereinander vorgesehenen Regulationsmechanismen antwortet. Der örtliche Zelluntergang, ja auch nur die lokale Zellschädigung mit ihrem Funktionsausfall, der Übergang von Abbauprodukten der Zelle in den Kreislauf sind Vorgänge, die nicht nur als Bestrahlungsfolge, sondern auch sonst häufig im Getriebe des Organismus entstehen und daher als ähnliche Reize anzusehen sind. Dieser sekundären Strahlenwirkung dürfte bei den Erkrankungen der Hornhaut

eine Hauptrolle zukommen; doch sind wir auf Grund unserer diesbezüglichen geringen Kenntnisse nicht imstande, das Zusammenspielen
zwischen direktem und indirektem Strahleneffekt aufzuzeigen.

Ohne hier auf grundsätzliche Erörterungen des Reizproblems einzugehen, sei hier angeführt, daß nach Ansicht einiger Untersucher
auch ein beschleunigtes Wachstum nach Radiumbestrahlungen auftreten kann. So konnte LÖHLEIN im Tierversuch durch Einstreichen von
Mesothoriumsalben in den Bindehautsack eine raschere Verkleinerung
und Heilung künstlich gesetzter Epithelverluste einwandfrei feststellen.
Wie weit der „vermehrte Zuwachs in der Zeiteinheit" als Ausdruck des
Wachstumsreizes bei der rascheren Abheilung bestimmter torpider Geschwüre unter Radiumeinwirkung in Frage kommt, wie weit die Schädigung oder der Zerfall gewebsfremder Zellen eine Rolle spielt, entzieht
sich unserer Kenntnis. Dasselbe gilt von der Beeinflussung der Hornhautfisteln wie auch der oberflächlichen Hornhauterkrankungen, bei
welchen Radiumbehandlung wirksam gefunden wurde. Bei der Tuberkulose der Hornhaut kämen alle die Momente in Betracht, welche bei der
Besprechung der Strahlentherapie der Uvealtuberkulose angeführt
werden. Bei den dystrophischen Prozessen der Hornhaut ist jeder
Deutungsversuch mitunter vorkommender günstiger Resultate müßig,
solange man über das Wesen dieser Erkrankung nicht genauer unterrichtet ist. Die von einzelnen Autoren ausgesprochene Ansicht, daß die
Radiumstrahlen auf neugebildetes Narbengewebe als Kaustikum wirken,
ist bei der üblichen Dosierung abzulehnen.

Auch eine Beeinflussung des Chemismus der Augenflüssigkeiten
wäre bei intensiverer Bestrahlung eine Bedeutung beizumessen, kaum
aber bei Anwendung der kleinen Dosen, wie sie meist bei Hornhautprozessen ausreichen. Diese kleinen Strahlenmengen sind nicht einmal
imstande, eine nachweisbare Hyperämie zu erzeugen, welche sonst in
der Therapie von Hornhautaffektionen erstrebt wird. Vielleicht vermögen in Hinkunft einschlägige experimentelle Untersuchungen mehr
Licht in diesen Fragenkomplex zu bringen. Zurzeit muß man sich
mit den Hinweisen auf die im Schrifttum und in eigenen Fällen beobachteten praktischen Bestrahlungsergebnisse begnügen und zur weiteren
Klärung vor allem solche Erkrankungen der Strahlenbehandlung zuführen, welche durch ihre Verlaufsart und Dauer die Möglichkeit
bieten, die Wertigkeit der Therapie mit einiger Wahrscheinlichkeit abzuschätzen.

Zur besseren Übersicht sei hier nochmals hervorgehoben, daß sich
unter den oberflächlichen Hornhautentzündungen und Hornhautgeschwüren an dem vorliegenden Material ergibt, daß sich diese Therapie
bei Akne rosacea, rezidivierender Blasenbildung, bei marantischen Geschwüren und Hornhautfisteln bewährt und zu weiteren Versuchen zu

empfehlen ist. Auch bei Geschwüren hartnäckiger Art und unbekannter Ätiologie kann die übliche Behandlung durch Radiumbestrahlung unterstützt werden. Für das Ulcus serpens ist die Radiumbehandlung nicht geeignet. Von herpetischen Prozessen kämen nur die besonders lange währenden in Frage. Für die gutartig verlaufenden besitzen wir bessere Behandlungsmöglichkeiten. Zu erwähnen ist, daß von einer Reihe von Autoren die schmerzstillende Wirkung der Radiumbestrahlung bei ulzerativen Hornhautprozessen hervorgehoben wurde.

Unter den tiefen Hornhautentzündungen erscheint die Radiumbestrahlung nur bei tuberkulösen Prozessen aussichtsvoll. Bei der Keratitis parenchymatosa e lue hereditaria dürften die Erfolge weniger häufig und eindeutig sein.

Die Erfahrungen mit dieser Therapie bei Hornhautdystrophie sind zu spärlich, um zu einem Urteil zu berechtigen.

Auch die Frage der Beeinflußbarkeit von Hornhautnarben durch Radiumbestrahlungen ist zur Zeit mangels entsprechender genau geführter Statistiken nicht zu beantworten. Die Aussichten auf einen Behandlungserfolg sind hier wohl als sehr gering zu bezeichnen.

Die Technik der Radiumbestrahlung an der Hornhaut gestaltet sich insoferne sehr einfach, als man mit dem Radiumträger direkt in unmittelbare Nähe zur erkrankten Stelle kommen kann. Eine Tiefenwirkung ist nicht erwünscht, sie ist sogar wegen Gefahr der Schädigung der tieferen Augenabschnitte zu vermeiden. Daraus ergibt sich schon, daß zur Behandlung der Erkrankungen der Hornhaut die Kontaktmethode heranzuziehen ist. Man arbeitet mit weichen Strahlen. Den physikalischen Verhältnissen würde es am besten entsprechen, wenn Erkrankungen der Hornhaut mit weichen β-Strahlen behandelt würden. Nun verfügen die wenigsten Stationen über Träger, welche diese Strahlen aussenden. Aus diesem Grunde und weil die Wirkung harter β-Strahlen vielleicht etwas weniger reizend ist, arbeitet man mit diesen.

Die Bestrahlungstechnik besteht darin, daß ein möglichst starker Radiumträger (in unserem Falle 100 mg Element enthaltend, mit einer Wandstärke von 0,3 mm Platin) zur Abfilterung der Sekundärstrahlen mit einigen Lagen Guttapercha umwickelt und bei offenen Lidern mit Hilfe eines Halteapparates (Pean) in möglichste Nähe der erkrankten Kornea gebracht oder sogar angelegt wird. Mit den Dosen bleibt man immer unterhalb der Erythemgrenze, bei stark entzündlichen Erkrankungen und auch bei wiederholten Bestrahlungen verordnet man oft nur 20 bis 30% HED. Die Bestrahlungen werden in Zwischenräumen von zwei Wochen wiederholt. Es ist möglich, daß für viele Erkrankungen die eben genannten Dosen zu klein sind, aber anderseits wird dadurch einer Hauptforderung, der Vermeidung von Schädigungen, Genüge getan.

VI. Erkrankungen der Lederhaut

Skleritis. In einer Reihe größerer Berichte über Radiumanwendung in der Augenheilkunde werden Bestrahlungserfolge bei Episkleritis und Skleritis erwähnt. Trotz der Kürze dieser Hinweise findet sich hier eine gewisse Einheitlichkeit der Beurteilung, die den Nachteil der relativ geringen Zahl der Beobachtungen einigermaßen aufwiegt.

Für DARIER stand die schmerzstillende Wirkung des Radiums bei verschiedener Anwendungsform (kleinste Dosen, Radioplasmen) im Vordergrund. Der Autor will sie auch bei Episkleritis rheumatica in ausgesprochener Weise angetroffen haben. Spätere Untersucher stimmten DARIER darin gelegentlich bei. Andere Mitteilungen berichteten über Heilungen oder Besserungen (THIEBAULT, KOSTER, LANE). Ob die Kranken genügend lang in Beobachtung standen, um von Heilungen sprechen zu können, ist aus den Veröffentlichungen nicht zu erkennen. Manchmal treten Rezidive auf, welche sich weiter radiumrefraktär verhalten (ein Fall THIEBAULTs).

Die nicht ungünstigen Erfahrungen mit der Bestrahlung tuberkulöser Erkrankungen des vorderen Augenabschnittes veranlaßten eine Reihe von Autoren Sklero-Keratitiden und Sklero-Iritiden dieser Ätiologie in das Bereich ihrer Untersuchungen zu ziehen.

Für die Behandlung sprach sich KRULL auf Grund von acht wirksam behandelten Fällen aus, doch fehlen genauere Angaben. Auch WASSING sah kurze Zeit nach Radiumbestrahlung einen typischen sklerotischen Knoten unter Zurücklassung einer grauen Narbenstelle verschwinden.

Eigene Beobachtungen bestätigen diese letztgenannten Mitteilungen. So konnte bei einer Episkleritis auf tuberkulöser Grundlage wenige Tage nach der Bestrahlung eine Abflachung und Abblassung des schmerzhaften Knotens wahrgenommen werden, obgleich sich das Krankheitsbild wochenlang vorher unverändert gehalten hatte. Kurze Zeit darnach entwickelte sich an einer anderen Stelle ein neuer, kleinerer Knoten; später kam es zu einem dritten Rezidiv; dann blieb, seit zirka einem Jahr, die Kranke frei von Rückfällen. Vielleicht erweist es sich als zweckmäßig, der Kontaktbestrahlung der befallenen Skleralpartie eine Distanzbestrahlung des vorderen Abschnittes nachzuschicken. Eine weitere eigene Beobachtung betraf ein 15jähriges Mädchen mit beiderseitiger tuberkulöser Skleritis. Rechts bestanden mehrere skleritische Knoten. Links war ein kleiner Knoten zu sehen. Nach Radiumbestrahlung des rechten Auges verschwanden die nach einer interkurrenten, fieberhaften Erkrankung vorübergehend abgeblaßten Knoten unter Hinterlassung schiefergrauer Flächen, während am linken Auge neue skleritische Knoten aufschossen. Auch bei einigen Fällen von tuberkulöser Kerato-Iritis mit sogenannter durchschlagender Skleritis war eine gute Wirkung der Radiumbestrahlung mit Wahrscheinlichkeit anzunehmen.

Abgesehen von dem subjektiven Symptom der Schmerzlinderung, bei dessen Beurteilung besondere Kritik geboten erscheint, ist das Abblassen bei den gewöhnlich ohne stärkere Knotenbildung einhergehenden tiefen Skleritiden das wichtigste Kennzeichen der Abheilung. Die Feststellung des Erfolges wäre hier noch schwieriger als bei der Episkleritis mit den mehr minder umschriebenen flachen Knoten, wenn das Bild der Skleritis nicht gleichmäßiger, der Verlauf nicht von längerer Dauer wäre und der Rückgang der Symptome an der begleitenden Uveitis Anhaltspunkte für die Wirkung der Behandlung gäbe. Unter Episkleritiden verschiedener Ätiologie trifft man Fälle von zwei- bis vierwöchentlicher Dauer und solche, welche der üblichen Therapie durch mehrere Monate trotzen. Ferner Fälle mit stärksten, neuralgiformen Schmerzen und andere, welche den Kranken fast keine Beschwerden machen oder deren Schmerzhaftigkeit nach kurzdauerndem Exazerbieren von selbst verschwindet; außerdem kann die Erkrankung abortiv verlaufen. Alle diese Momente sollten in Rücksicht gezogen werden, wenn ein Urteil über die Wirkungsart der Strahlentherapie abzugeben ist. Trotz dieser Schwierigkeiten dürfte für die Skleritis tuberkulösen Ursprungs die Wirksamkeit von Radiumbestrahlungen auch auf Grund gleichzeitiger eindeutiger Veränderungen an der Uvea, bzw. Hornhaut als erwiesen angesehen werden. Die Bestrahlungserfolge bei den oberflächlichen Erkrankungen der Sklera sind schwer zu beurteilen; doch sprechen die in der Literatur angeführten Heilungen und eigene Erfahrungen zugunsten der Therapie. Der anatomische Befund — Infiltration oberflächlicher oder tieferer Skleralamellen mit einkernigen Leukozyten — unterstützt die Ansicht, daß die auffallende Besserung nach Bestrahlung von der Therapie herrühren könnte.

Von besonderer Wichtigkeit wäre die Frage, ob den bei Episkleritis häufigen Rezidiven durch die Strahlenbehandlung bis zu einem gewissen Grade vorzubeugen ist. Die Schmerzen der Kranken sind auch mit anderen Mitteln, meist sogar wirksamer, zu bekämpfen. Auch die Abkürzung der Krankheitsattacken wäre nicht von der Bedeutung, wie das Verhindern der häufig sich durch Jahre wiederholenden Rezidive. Das zur Verfügung stehende kleine Material läßt nur erkennen, daß Rezidive mitunter vorkommen. Ob diese durch Änderung der Technik zu verhindern sein werden, ob sie perzentuell häufig sind, darüber müssen noch weitere Untersuchungen entscheiden. Erst eine große Anzahl lange vorbeobachteter Fälle, deren Verlauf durch Jahre evident gehalten werden müßte, kann ein begründetes Urteil darüber ermöglichen. Die Kombination der Strahlenbehandlung mit einer ätiologischen Allgemeintherapie ist hier ebenso anzuraten, wie bei den sonstigen, auf einer Allgemeinerkrankung beruhenden, durch Bestrahlung beeinflußbaren Augenaffektionen.

Die Ätiologie der Erkrankung dürfte für den Bestrahlungseffekt nicht ohne Bedeutung sein. Bei den älteren Autoren fehlen meist nähere Angaben über die Krankheitsursache. Die Hauptmasse stellen wohl tuberkulöse Erkrankungen dar und hier ist die unmittelbare Wirkung der Bestrahlung meist eine auffallend gute. Aber auch die durch andere Noxen (Rheumatismus, Lues, Gicht) veranlaßten Skleritiden dürften, wenn Analogieschlüsse mit den entsprechenden Erkrankungen der Iris erlaubt sind, sich nicht strahlenrefraktär verhalten. (Günstige Erfahrungen bei luetischer Iridozyklitis, uratischer Iritis, Wirksamkeit der Radiumstrahlen bei rheumatischen Erkrankungen.)

Technik siehe Hornhauterkrankungen.

VII. Erkrankungen der Regenbogenhaut und des Strahlenkörpers

1. Tuberkulöse Iridozyklitiden

Schon in der ersten Zeit der Radiumanwendung in der Augenheilkunde wurden Bestrahlungsversuche bei Iritis verschiedener Ätiologie vorgenommen (DARIER, WILLIAMS u. a.). Trotz der zum Teil zufriedenstellenden Resultate brach sich diese Therapie bei Erkrankungen des vorderen Uvealtraktes in ausgedehnterer Weise erst in den letzten Jahren Bahn. Zu ihrem Hauptindikationsgebiet entwickelte sich die tuberkulöse Infektion der genannten Augenteile. Der Umstand, daß bei derartigen Prozessen die sonstigen Behandlungsmöglichkeiten oft genug im Stiche lassen, daß weiters bei der Häufigkeit tuberkulöser Iridozyklitiden diese ein reichliches Untersuchungsmaterial abgeben, erklärt die Anzeige zu Bestrahlungsversuchen ebenso, wie die seit langem bekannten guten Erfolge der Radiumanwendung bei tuberkulösen Affektionen anderer Organe, besonders bei Drüsentuberkulose. Über die Strahlenbehandlung tuberkulöser Erkrankungen der Uvea liegen demnach die relativ zahlreichsten und günstigsten Berichte vor. Es ist dabei allerdings nicht zu vergessen, daß trotz der Vervollkommnung in der Erkennung tuberkulöser Augenleiden in einer nicht geringen Zahl von Fällen nur Wahrscheinlichkeitsdiagnosen möglich sind, daß trotz des heute gebräuchlichen diagnostischen Rüstzeuges eine scharfe Trennung zwischen den auf Tuberkulose und solchen auf anderen Noxen beruhenden Iridozyklitiden in einem erheblichen Prozentsatz nicht gelingt.

Experimentell traten FLEMMING und CRUSIUS, TAKAHASHI-TAKEHIRA u. a. der Frage der Beeinflußbarkeit der tuberkulösen Infektionen am Tierauge näher. Die erstgenannten Forscher arbeiteten — soweit hier von Interesse — mit Radium und Mesothorium. Intensive Bestrahlungen einer Bakterienaufschwemmung vom Typus bovinus vor der Verimpfung hatte nur eine Verlängerung der Inkubation und Verzögerung der Perforatio bulbi zur Folge. Nach Auftreten der klinischen Veränderungen waren Bestrahlungen wirkungslos. TAKAHASHI-TAKEHIRA wies im Tierexperiment rascheres Schwinden der Reizerscheinungen, frühere, manchmal völlige Rückbildung der Tuberkel mit Depigmentierung und deutlichen Rückgang der Irisschwellung nach und bezieht diesen Bestrahlungseffekt auf zweckmäßige Reizung der funktionsfähigen Gewebszellen im Entzündungsherd. Er stellte ferner eine Erhöhung des Kammereiweißgehaltes nach Bestrahlung fest, welche bei größeren Dosen noch nach drei Wochen nachweisbar sein soll. Zur Ergänzung fügen wir JENDRALSKIS tierexperimentelle Erfahrungen über Röntgenbehandlung geimpfter Tieraugen hinzu. Durch die Bestrahlung kann die natürliche Heilung der Augentuberkulose gefördert werden, ohne daß es zu nennenswerter Narbenbildung kommt. JENDRALSKI wendete zu seinen Kaninchen-Vorderkammerimpfungen Bazillenstämme vom Typus humanus an, um dem allzu akuten Verlauf, wie er bei Anwendung des Typus bovinus vorkommt, zu begegnen. An den bestrahlten Augen stellte der Autor ebenso wie an den unbestrahlten allenthalben kleine Rundzellenknötchen mit positivem Koch-Bazillenbefund fest. Aus dem klinischen und histologischen Bild war zu schließen, daß eine Virulenzabschwächung durch Bestrahlung nicht erfolgte.

Auch in den in anderen Disziplinen unternommenen experimentellen und klinischen Untersuchungen wurde die bakterizide Wirkung von Radium- und Röntgenstrahlen gegenüber Tuberkulosekeimen bekanntlich sehr gering gefunden. Trotzdem erwies sich aber im Tierversuch, daß Bestrahlungen bei leichten Erkrankungen der Iris zu einem rascheren Abklingen der Reizerscheinungen, schnellerer Resorption der grauen Tuberkelknötchen und beschleunigtem Rückgang der entzündlichen Veränderungen in der Regenbogenhaut führten. Kein Unterschied im Vergleich zum nicht bestrahlten Auge fand sich klinisch bei größeren Hornhautinfiltraten und breiten gelblichen Iristuberkeln. Aus dem histologischen Bilde konnte jedoch auch hier eine geringere „destruierende Tendenz" dieser Knoten abgeleitet werden.

Die ersten Bestrahlungen menschlicher Augentuberkulose stellten mehr oder minder Einzelbeobachtungen dar; erst im Zusammenhalt mit größeren Versuchsziffern der späteren Zeit erhalten sie entsprechende Bedeutung. Doch auch einzelne solcher ausgedehnterer Versuchsreihen dürften nicht allzuviel besagen, wenn der oft so ungleichmäßige Verlauf derartiger Augenaffektionen, das oft gute Ansprechen und die rasche Besserung auf spezifische und unspezifische allgemeine Behandlung in Rücksicht gezogen wird und der häufigen Kurzlebigkeit von tuberkulösen Irisknötchen und deren Verschwinden ohne Therapie gedacht wird. Es ist demnach schwer, zwischen dem post und propter hoc zu unterscheiden. Eine gewisse Übereinstimmung der Befunde, namentlich neuerer Untersucher, sei besonders hervorgehoben.

Die ersten Berichte über Radiumbestrahlung bei dieser Erkrankung sind wegen ungenügender Angaben sowohl bezüglich der angewandten Technik, wie auch hinsichtlich des genaueren Krankheitsverlaufes nicht verwendbar (KOSTER und CATH, ROCHAT, MATTICE), doch darf daraus immerhin so viel gefolgert werden, daß nach Radiumbestrahlung eine Besserung der entzündlichen Veränderungen im vorderen Abschnitt auftreten kann. Über raschen Rückgang der Tuberkelknötchen in der Iris neben Aufhellung von Glaskörpertrübungen nach Mesothoriumbestrahlung berichteten CUPERUS, JENDRALSKI und TAKAHASHI-TAKEHIRA. Bei den schwersten Formen (großer Iristuberkel, Sekundärglaukom) konnte nach den Beobachtungen von

JENDRALSKI und TAKAHASHI-TAKEHIRA der deletäre Verlauf durch die Bestrahlung nicht aufgehalten werden. Neben Berichten über Mißerfolge (FLEMMING) finden sich Erfolge verzeichnet, die der Radiumbestrahlung sicher nicht unmittelbar zu verdanken sind (Lösung hinterer Synechien usw.). Von den Arbeiten, die einen genaueren Bericht geben, sei die WASSINGs erwähnt. Von vier Fällen dürften drei durch die Behandlung günstig beeinflußt worden sein, doch sind die Beobachtungszeiten zu kurz, wie WASSING selbst einschränkend hervorhebt. Nach LANE sollen durch schwache Einzeldosen, häufigere Sitzungen über längere Zeiträume verteilt, die besten Resultate erreicht werden (wesentliche Verkürzung der Krankheitsdauer).

Unser eigenes Material ist ein ziemlich großes. Zu den länger beobachteten und verwertbaren 30 Fällen kamen in den letzten zwei Jahren eine Reihe neuer Patienten, bei welchen der Krankheitsverlauf im Sinne der älteren Erfahrungen sprach.

Wir haben hiebei vorwiegend Fälle ausgewählt, bei welchen die Doppelseitigkeit der Erkrankung die Abschätzung des Behandlungserfolges an dem bestrahlten Auge erleichterte.

Bei einer jungen Patientin mit schwerer Tuberkulose des vorderen Abschnittes war das Fortschreiten des Prozesses durch Bestrahlung nicht aufzuhalten (Enukleation). Bei dem ebenfalls bedrohlichen Krankheitsbild eines zweiten Falles, bei welchem die Hornhauthinterfläche mit speckigen Präzipitaten übersät war und massiges Exsudat die Vorderkammer einnahm, beschränkte sich der Erfolg auf dauerndes Schwinden der Irisknötchen, geringgradige Resorption des Exsudats an der Hornhauthinterfläche und Abschwellung der Iris. Am nicht bestrahlten Auge blieben kleine und große Knoten bestehen; daneben bildeten sich neue, die Iris war stark geschwollen, die Exsudatmasse an der Hinterfläche viel dichter. Bei einem gleichen Anfangsvisus hatte sich nach Abschluß der Behandlung am bestrahlten Auge das Sehen von Fgz. in $^1/_4$ m auf Fgz. in $^5/_4$ m gesteigert. Links blieb es unverändert. Es war jedoch die Radiumbehandlung am rechten Auge mit einer Punktionskur kombiniert gewesen, daneben allgemeintherapeutische Maßnahmen (Tuberkulin, Schmierkur). Ein plötzlicher Umschwung des schweren Krankheitsbildes einer rezidivierenden Iridozyklitis wurde in zwei Fällen kurz nach der Bestrahlung festgestellt, so daß bei der langwährenden vergeblichen Vorbehandlung die Radiumanwendung als ursächliches Agens hiefür in Frage kam. Nach einer eine halbe Stunde anhaltenden Reaktion (ziliare Injektion und Schmerzen) schwanden die Trübungen des Vorderkammerwassers und die allgemeinen Reizsymptome gingen in der Folgezeit bei Ausbleiben neuer Exsudationserscheinungen schnell zurück. Ein weiterer Fall mit vorzüglichem Betroffensein der Hornhaut ist bei den Korneaerkrankungen angeführt. Der Erfolg war hier ein überraschend guter. Bei leichteren Fällen von Tuberkulose der Uvea wurde mitunter gleichfalls der Krankheitsverlauf in auffallender Weise beeinflußt. Recht häufig verkleinerten sich die Irisknötchen und schwanden nach der Bestrahlung in kurzer Zeit, doch traten zuweilen an anderen Stellen neue Knötchen auf. Häufig haben diese auch ohne Behandlung flüchtigen Bestand, aber auch resistentere und lange Zeit bestehende ließen sich manchmal zur Rückbildung bringen. Gelegentlich war der Umschwung zur Besserung bei langer, vergeblicher Vorbehandlung ein so plötzlicher, daß es besonders nahelag, die Bestrahlung damit in Zusammenhang zu bringen. In einigen

Fällen von einseitiger Iridozyklitis und Keratoiritis tuberculosa konnte die beobachtete Beruhigung schwerer akut entzündlicher Erscheinungen nach Bestrahlung bei gleichzeitiger Tuberkulinbehandlung naturgemäß nicht vorbehaltlos der Bestrahlung zugeschrieben werden. Wenn der Eindruck des erfahrenen behandelnden Arztes sich auch in diesem Sinne ausspricht, so wird dies noch durch entsprechende Modifikation der Therapie, Auswahl der Fälle, einseitige Bestrahlung bei doppelseitiger Erkrankung usw. zu bestätigen sein. Bei einer Reihe von Kranken kam es bei mehrmonatlicher Behandlungsdauer zu allmählicher Besserung und Abheilung. Wie weit die Bestrahlung hier mitgeholfen hat, entzieht sich unserer Kenntnis. Unter unseren Kranken befanden sich solche, bei welchen der Beginn der Strahlenbehandlung — nicht mit der Änderung der Umgebung und Allgemeinmaßnahmen zusammenfallend — von recht bemerkenswerter Wendung zum Besseren (Resorption der Knoten, Rückgang sonstiger entzündlicher Veränderungen) gefolgt war, bei weiterer Behandlung sich geringe Rückschläge einstellten und die fortgesetzte Strahlentherapie nicht mehr recht wirkte. Verschiedenartig verhielten sich Präzipitate und dichte Exsudatbeläge an der hinteren Hornhautfläche. Während die ersteren in einer Reihe von Fällen, wenn auch nicht so schnell wie die Irisknötchen abschmolzen und sich die sonstigen dichten Beschläge weitgehend zurückbildeten, hatte die Bestrahlung bei anderen Kranken keinen erkennbaren Einfluß auf Präzipitate und Exsudation. Die im Schrifttum angegebene Lösung der hinteren Synechien nach erfolgter Bestrahlung haben wir in eindeutiger Weise nie gesehen. Höhergradige oder gar bedrohliche Veränderungen der Augentension wurden im Anschluß an eine Bestrahlung dieser Krankheit nicht beobachtet.

Unsere Erfahrungen mit Radiumbestrahlung der Augentuberkulose reichen doch bereits bis in das Jahr 1921 zurück; die Mehrzahl der Krankenbeobachtungen stammt allerdings aus den letzten vier Jahren. Immerhin ist ein großer Prozentsatz ungefähr ein Jahr und länger nachbeobachtet, und es ist erfreulich festzustellen, daß auch bei Patienten, welche wiederholt mit schweren Rezidiven an der Klinik aufgenommen waren, solche entweder nicht mehr oder nur in leichter Form auftraten. Es gilt dies aber nicht ausnahmslos. Bei einigen Kranken stellten sich während der Behandlung im Anschluß an die Sitzungen stärkere Rezidive mit Präzipitatbildung und Aufschießen von Knötchen in der Iris ein. Doch hatten diese Kranken auch vor Beginn der Strahlenbehandlung an derartigen stürmischen Nachschüben seit mehreren Jahren gelitten, so daß ein Zusammenhang mit der Therapie daraus nicht abgeleitet werden kann. Mitunter führte die Behandlung zu einer fast unmittelbar einsetzenden Reaktion. Einige Male schien diese recht heftig: Hyperämie der Iris, leichte Zunahme der entzündlichen Medientrübungen, auch Blutungen in die Vorderkammer und Iris wurden beobachtet. Binnen zwei Tagen schwanden diese Erscheinungen und machten in der Regel einem Stadium des Rückganges, der Beruhigung und Besserung Platz. Diese starken Reaktionen stellten sich bei injizierten Bulbi mit frischen, entzündlichen Veränderungen ein und konnten später durch Abschwächung der Dosis leicht vermieden werden. Chro-

nische Formen der Tuberkulose bei blassen Augen zeigten meist keine
Reaktion. Nicht selten wirkte die Therapie schmerzstillend. Im ganzen
ist festzustellen, daß unter den zahlreichen von uns bestrahlten Iris-
tuberkulosen der Erfolg mitunter ein so prompter und auffallender war,
daß er bei aller Vorsicht der Beurteilung der Strahlenbehandlung zu-
gesprochen werden muß. Bei anderen Kranken besserte sich der Zustand
in wenig deutlicher Weise und ließ sich wegen gleichzeitiger Durchführung allgemeiner und lokaler Maßnahmen nicht sicher abschätzen.
Im Gegensatz zu den meisten Angaben des Schrifttums vermißten wir
schließlich in einer Reihe von Fällen jeglichen Erfolg.

Gewöhnlich wurde im eigenen Material sowohl wie von früheren
Untersuchern eine Allgemeinbehandlung mit Bazillenemulsion vorgenommen. Meist war die Tuberkulinkur lange Zeit vor der Bestrahlung
begonnen worden und die Radiumbehandlung setzte erst ein, nachdem
die Tuberkulinkur keine erkennbare Wirkung am Auge gezeitigt hatte.
Für die Fälle, welche nun eine Besserung erkennen ließen, kann die experimentelle Studie ALTSTÄDTs zu einem Deutungsversuch herangezogen
werden. ALTSTÄDT fand im Tierversuch eine Sensibilisierung von Tuber-
kulinen durch Röntgenstrahlen. Das Optimum der Wirkungssteigerung
bei einer bestimmt verdünnten ATK-Lösung lag bei einer Bestrahlungsdauer von zehn Minuten; nach 24 Stunden verlor die bestrahlte Lösung
die erhöhte Wirksamkeit. Bei Partialantigen trat das Wirkungsoptimum
nach einer Bestrahlungszeit von fünf Minuten ein. Damit wäre der vielfach eingeschlagene Behandlungsweg in der Form einer Verbindung von
Bestrahlung und Injektionstherapie theoretisch begründet. Doch könnte
die Bestrahlung allein auch wirksam sein.

Wenn in anderen Disziplinen Kombination von Tuberkulinbehandlung mit Radium- und Röntgenbestrahlung wegen zu energischer Wirkung
widerraten wird, so scheinen jedenfalls die Resultate der kombinierten
Behandlung in der Augenheilkunde dieser Auffassung nicht zu entsprechen.
Beruht bei beiden Behandlungsarten der bisher festgestellte Einfluß auf
die Krankheit auf einer Beschleunigung und Verstärkung des natürlichen
Heilungsvorganges (DE LA CAMP), dann dürfte der Vermutung dieses
Forschers beigestimmt werden, daß durch Verbindung mit Tuberkulinbehandlung die wirksame Strahlendosis vermindert werden kann, wodurch Strahlenschädigungen noch sicherer zu verhindern sind. Es ist
übrigens gegenüber PASSOW und anderen festzustellen, daß in der hiehergehörigen Literatur mit ganz spärlichen Ausnahmen keine Beobachtung
über eine dauernde Schädigung des Auges veröffentlicht wurde.

Über den Mechanismus der Beeinflussung tuberkulösen Gewebes
durch Radium (und Röntgenstrahlen) wurden im übrigen zahlreiche
Theorien aufgestellt. Ob er in einer Schädigung der Zellen mit lebhaftem
Stoffwechsel und deren schnelleren Resorption besteht, ob in einer Ent-

giftung der Tuberkel und einem in dem umgebenden Gewebe einsetzenden Reiz zur Proliferation und Vernarbung, oder ob durch die Bestrahlung eine Funktionssteigerung der toxisch geschädigten Epitheloidzellen und durch sie eine Anregung zur Bindegewebsneubildung eintritt, ob schließlich durch Umstimmung des Gewebes den Tuberkelbazillen der Nährboden entzogen wird oder sich durch die Bestrahlung eine Resistenzerhöhung in dem vorher zur Erkrankung disponierten Gewebe neuen Keimen gegenüber ausbildet, sind Fragen, die bisher nicht geklärt wurden. Wie immer es sich damit verhalten mag, Tatsache ist, daß unter dieser Therapie sowohl am Tier wie am Menschen mitunter günstige Erfolge bei tuberkulösen Augenerkrankungen erzielt worden sind.

2. Nichttuberkulöse Iridozyklitiden

Gegenüber den bestrahlten, als tuberkulös angesehenen Iridozyklitiden sind Mitteilungen über Bestrahlungen des vorderen Uvealabschnittes bei Entzündungen anderer Ätiologie spärlich.

Akute Iridozyklitiden. Wie bei verschiedenen anderen entzündlichen Erkrankungen des vorderen Augenabschnittes wurden kleinste Radiumdosen als Analgetikum auch bei akuten Iritiden versucht.

Es besteht kaum ein Zweifel, daß die von DARIER bei Iritis blenorrhoica und anderen akuten Iritiden beobachtete, schmerzstillende Wirkung dieser Behandlung größtenteils suggestiver Natur gewesen sein dürfte, ebenso wie die Erfolge BESSONs, unter Verwendung radioaktiver Pulver, Lösungen und Salben. Aus der Besserung einer gichtischen Iritis nach Radiumbehandlung, über welche KRÜCKMANN berichtete, läßt sich nicht viel schließen, da es sich um eine Einzelbeobachtung handelte. Daß WESSELYs experimentelle Untersuchungen hinsichtlich des Radiumeinflusses auf harnsaure Salze in Bezug auf Mononatriumphosphat negativ ausfielen, würde nichts gegen die Möglichkeit des Bestrahlungserfolges bei dieser Iritis beweisen.

Die akuten Iritiden stellen kein geeignetes Anwendungsgebiet für die Bestrahlung dar; wenigstens nicht in einer Zeit, in der erst eine verläßliche Unterlage für die Bedeutung der Behandlung gefunden werden muß. Denn abgesehen davon, daß zur Bekämpfung dieser Entzündungen der Regenbogenhaut andere, wirksame Mittel zur Verfügung stehen, tritt die Wirkung der Radiumbestrahlung erst zu einem Zeitpunkt auf, in welchem die Erkrankung meist abgelaufen zu sein pflegt. Ob durch die Bestrahlung Rezidiven verhindert werden können, ist nicht bekannt.

Chronische Iridozyklitiden. Viele der unter diesem Namen mitgeteilten Entzündungen, welche in den Anfängen der Radiumtherapie zur Bestrahlung gelangten, dürften den tuberkulösen Erkrankungen zugehören. Die Versuchsanordnung war, soweit aus dem Schrifttum erkennbar, keine solche, daß die Erfolge mit großer Wahrscheinlichkeit der Bestrahlung zuzuschreiben waren.

KOSTER unterwarf die Iridozyklitis bei älteren Frauen der Radiumbehandlung und fand seine Resultate zufriedenstellend. Es sei hier erwähnt,

daß auch über die Röntgenbestrahlung chronischer, schleichender Iridozyklitiden Günstiges berichtet wurde. Ohne erkennbare Wirkung blieb die Radiumbestrahlung in zwei eigenen Fällen von Cyclitis in oculo caeruleo.

Leprom. GONZALES teilte einen Fall von Leprom der Regenbogenhaut (isolierter Knoten am Pupillenrand) mit, bei welchem durch drei
Radiumbestrahlungen in großen Pausen schnelle Besserung erzielt
werden konnte.

Postoperative und traumatische Iridozyklitiden. Wir versuchten
die Therapie in zwei Fällen von überaus chronisch verlaufenden Iridozyklitiden, welche längere Zeit nach Kataraktextraktion aufgetreten
waren. Ferner wurden plastische traumatische Iritiden in einigen
eigenen Versuchen bestrahlt. Im Gegensatz zu den in der Literatur
mitgeteilten günstigen Berichten über Röntgenbestrahlung dieser exogenen
Iridizyklitiden fanden sich in unseren Fällen keine beweisenden Erfolge.

Sympathische Ophthalmie. Über die Behandlung sympathischer
Ophthalmie mit Röntgenstrahlen liegen einzelne, günstige Erfahrungen
vor. Die Erfahrungen mit Radiumanwendung sind bisher keine guten.

Von zwei eigenen, mit Radium behandelten Fällen verhielt sich der eine
trotz wiederholter Anwendung verschieden hoher Dosen gänzlich refraktär,
bei dem zweiten Fall wurde der vordere Abschnitt nach der Bestrahlung
klarer und der erhöhte Druck wenigstens vorübergehend zur Norm gebracht,
doch hielt diese Wirkung nur kurze Zeit an. Die bekannten Verlaufsvarianten
dieser Entzündung wie die Kürze der im Röntgenschrifttum vermerkten
Nachbeobachtungszeiten berechtigen uns, den Dauererfolg bei den mitgeteilten Fällen in Zweifel zu ziehen.

In diesem Sinne spricht ferner die Tatsache, daß bei einem Vergleich
der Erfahrungen, welche mit Radium- und Röntgentherapie bei entzündlichen Erkrankungen der Uvea im vorderen Abschnitt gemacht wurden,
die Wirkungen einander sehr weitgehend zu entsprechen scheinen und
auch keiner Methode der unbedingte Vorzug gegeben werden kann.

Auf Grund der bisherigen Erfahrungen weisen die tuberkulösen Erkrankungen des vorderen Uvealtraktes die zahlreichsten guten Bestrahlungserfolge auf. Es darf bei aller Zurückhaltung im Urteil mit Recht
der machmal plötzliche Umschwung im Krankheitsbild auf die vorgenommene Bestrahlung zurückgeführt werden. Das Verschwinden von
oft resistenten Tuberkelknötchen haben die meisten Versucher festgestellt. Rückgang der übrigen entzündlichen Erscheinungen nach
kurzdauernden, meist nicht heftigen Reizzuständen (Frühreaktion)
wurde öfter angetroffen. Geringgradige Drucksteigerung spricht mitunter auf Bestrahlung günstig an. Über die schweren Sekundärglaukome
nach Iridozyklitis siehe Kapitel „Glaukom"; die frischen Formen sind
regelmäßig günstiger zu beeinflussen als chronische. Die Frage der
Verhütung von Rezidiven wird sich erst später endgültig entscheiden

lassen. Unsere eigenen Beobachtungen sind nicht geeignet, den in der Frage des Rezidivs im Schrifttum zum Ausdruck gebrachten Optimismus vollinhaltlich zu stützen, denn wir beobachteten eine Reihe von schweren Rezidiven trotz vorhergegangener Bestrahlung. Notwendig gewordene operative Eingriffe an bestrahlten Augen können ohne Schwierigkeiten ausgeführt werden. Die im Schrifttum mitgeteilten guten Erfolge bei chronischer Iridozyklitis unbekannter Ursache und in einigen Fällen von sympathischer Ophthalmie (Röntgen) können wir bei Radiumbestrahlung nicht bestätigen. Es ist zu betonen, daß sich die Bestrahlungsbehandlung trotz der in letzter Zeit gehäuften Berichte bei den genannten Erkrankungen in den Anfängen befindet, aber die bisherigen Erfahrungen die Therapie unter den oben gegebenen Einschränkungen als aussichtsreich bezeichnen lassen.

Die Technik der Irisbestrahlung hat zu berücksichtigen, daß die Iris nur wenige Millimeter hinter der Kornea liegt, es ist daher möglich, durch Kontaktbestrahlung der Kornea mit harten Betastrahlen eine beträchtliche Dosis an die Regenbogenhaut heranzubringen. Diese Methode wird sich vor allem deshalb empfehlen, weil dabei die tieferen Augenabschnitte durch eine viel geringere Strahlenmenge getroffen werden. Bei einer einmaligen Radiumbestrahlung wären 50 bis 60% der HED nicht zu überschreiten. Wird die Bestrahlung wiederholt, ist die Dosis zu verkleinern, namentlich wenn es sich um stark gereizte Augen handelt. Führt diese Art der Anwendung nicht zum Ziel, kann versucht werden, mit 30 bis 50% HED Gammastrahlen, unter Umständen mit Distanzierung, eine gleichmässigere Bestrahlung der Iris zu erzielen. Doch ist in diesem Falle wegen Gefahr einer Katarakt die Behandlung nicht oft zu wiederholen. Bestrahlungspause bei Anwendung kleiner Dosen 2 bis 3 Wochen.

3. Epitheliale Iriszysten

Mit den verschiedenen operativen Eingriffen gegen traumatische, spontane und angeborene Iriszysten läßt sich häufig das erstrebte Ziel nicht erreichen. Weder wiederholte Punktionen noch Entfernung großer Stücke der Zystenwand verhindern den Rückfall; Totalexstirpation kann nur bei Zysten geringer Größe ausgeführt werden und gelingt oft nicht. Könnte die Bestrahlungstherapie hier nutzbringend eingreifen, so wäre dies als ein bedeutender Fortschritt in der Behandlung dieser Erkrankung zu bezeichnen.

Tatsächlich hat AXENFELD bei einer großen zweifächerigen Zyste (in SZILYS Atlas der Kriegsverletzungen abgebildet), bei welcher die Zystenwand operativ breit gespalten war, aber das Vorwachsen eines zarten Epithelhäutchens bei sorgfältigster Untersuchung wahrgenommen werden konnte, eine Bestrahlung mit Mesothorium eingeleitet. Da das Epithelhäutchen in der Pupille sich daraufhin deutlich zurückbildete und sich der günstige Befund nach zehnmonatiger Beobachtung bestätigen ließ, zog AXENFELD die Möglichkeit einer erfolgreichen Strahlenbehandlung auch bei geschlossenen Zysten in Erwägung und regte damit zu neuen Versuchen an. Bei einjähriger Nachbeobachtung keine Schädigung. Weiters bestrahlte JENDRALSKI eine kongenitale Iriszyste bei einem sechs Monate alten Kind. Nach anfänglicher Verkleinerung der Zyste mußte wegen der nach der zweiten Sitzung aufgetretenen starken Hautreaktion am Oberlid die Behandlung unterbrochen werden. Eine abschließende Mitteilung über den weiteren Krankheitsverlauf ist in diesem Falle ebensowenig erfolgt, wie in dem von AXENFELD-SZILY beschriebenen Fall.

Diesen unvollständigen Literaturberichten möchten wir die Beschreibung von drei eigenen Fällen mit traumatischer Iriszyste anschließen.

Der erste Kranke zeigte eine durchsichtige, den unteren äußeren Quadranten der Vorderkammer einnehmende Iriszyste. Als Ursache kam eine zwei Jahre vorher erfolgte perforierende Hornhautverletzung in Betracht. Sofortiger Beginn der Radiumbestrahlung (fünf Sitzungen in vier Wochen, im ganzen 15 mgh harte Betastrahlen in Form von Kontaktbestrahlungen der Hornhaut). Es wurden also kleinste Dosen verabreicht. Nach der dritten Sitzung begann eine deutliche Schrumpfung der Zyste; zirka vier Wochen nach der ersten Bestrahlung hatte sie sich um ein Drittel ihres ursprünglichen Durchmessers verkleinert. Patient entzog sich dann der weiteren Behandlung und kam erst nach zweieinhalb Monaten an die Klinik. Von der Zyste war nur ein kleines Scheibchen von zirka 1½ mm Breite und 2½ mm Höhe zurückgeblieben. Im äußeren Drittel bestand als Rest des Zystenlumens ein am Hornhautmikroskop wahrnehmbarer feiner Spaltraum. Drei Wochen später hatte die Schrumpfung weitere Fortschritte gemacht, so daß der Kranke zur Demonstration dieses guten Erfolges bestellt wurde. In diesen Zeitraum fielen drei weitere Bestrahlungen mit denselben kleinen Dosen. Patient kam aber erst zwei bis drei Monate später zur neuerlichen Untersuchung. Unterdessen hatte sich die Zyste wieder gefüllt und fast die ursprüngliche Größe erreicht. Sechs weitere Radiumbestrahlungen in der Zeit von sechs Wochen, einmal 1 cm distanziert mit 60 mgh Gammastrahlen, sonst Wiederholung der anfänglich mit Erfolg angewendeten Dosen blieben nicht nur wirkungslos, sondern die Zyste vergrößerte sich über das anfängliche Volumen, so daß sich neun Monate nach Behandlungsbeginn weiland Professor DIMMER zu einem operativen Eingriff entschloß. Dieser Versuch mißlang, auch ein zweiter Versuch mit gleichzeitiger Irisausschneidung war erfolglos. Schließlich mußte wegen Drucksteigerung nochmals iridektomiert werden. Später begann das Auge zu schrumpfen. Der anfänglich überzeugende Bestrahlungserfolg war also nur von kurzer Dauer und die Fortsetzung der Therapie hielt das schnelle Wachstum der Zyste nicht auf. Fall II betraf eine 34jährige Patientin, deren rechtes Auge amaurotisch war. An dem sehr schwachsichtigen linken Auge bemerkte die Kranke seit acht Tagen einen schwarzen Fleck. Bei der Untersuchung fand sich eine den ganzen äußeren oberen Quadranten einnehmende pigmentierte Zyste, welche mit einer nahe dem Limbus gelegenen Hornhautnarbe in Zusammenhang stand; sie zeigte nur an der Kuppe durchscheinende Beschaffenheit und wies sonst Farbe und Beschaffenheit von Irisgewebe auf. Patientin war wiederholt operiert worden, eine dichte

Schwarte nahm Pupille und das unten außen angelegte Kolobom ein. Im Verlauf von vier Monaten wurde Patientin zehnmal bestrahlt, vorwiegend unter Anlegen des Trägers an die Hornhaut mit Dosen von 5 bis 10 mgh, 0,3 mm Platin unter Guttaperchasekundärfilter. Nach dieser Zeit war die Zyste nur um weniges kleiner geworden. Die Behandlung wurde in größeren Pausen fortgesetzt. Offenbar reagierte diese dickwandige Zyste weniger prompt. Bei der dritten Kranken war nach Staroperation die Linsenkapsel in den nasalen Teil der Wunde eingeklemmt geblieben und hatte zuerst Drucksteigerung, dann freie Fistulation veranlaßt (Spaltlampenbeobachtung). Der nach einem halben Jahr vorgenommene Versuch, die Linsenkapsel zu extrahieren, mißlang. Nach einem weiteren halben Jahr neuerdings schweres Sekundärglaukom. Oben wölbte sich die Iris infolge einer Zystenbildung, die zunächst nicht erkannt wurde, weit vor. Therapie: Transfixion. Wenige Tage darnach neuerliche Vorbuckelung der Iris, welche jetzt als Zyste diagnosti-ziert wurde. Drucksteigerung. Die Punktion der Zyste erwies sich als wirkungs-los; schon am nächsten Tage füllte sie sich von neuem. Ein schwerer Reizzustand und Tensionserhöhung bestanden fort. Visus: Lichtempfindung in 5 m, Pro-jektion unsicher. Beginn mit Radiumbestrahlungen (Dosis je 6 bis 20 mgh Kornea Kontakt, 0,3 mm Platin, Guttaperchasekundärfilter, in fünf Sitzungen, zweimal mit Gammastrahlen, durch das geschlossene Lid je 40 mgh). In der Bestrahlungszeit von drei Monaten besserte sich der Zustand sehr beträchtlich. Der Bulbus wurde blaß. Die Drucksteigerung schwand. Vorderkammer unten tief, oben mitteltief. Die nach den Operationen zu-rückgebliebene Hornhauttrübung erlaubte nicht zu entscheiden, ob sich die Zyste nur sehr verkleinert hatte oder ob sie völlig geschwunden war. Am Hornhautmikroskop war von ihr nichts mehr zu sehen. Die Normali-sierung des Augendruckes hat unmittelbar nach den ersten Bestrahlungen ihren Anfang genommen. Das Sehvermögen besserte sich auf Fgz. in $^{1}/_{4}$ m bei guter Projektion. Nach ungefähr einem halben Jahr wurde gelegentlich einer Nachuntersuchung das Wiederauftreten der Zyste festgestellt. Sie hatte mindestens die ursprüngliche Größe erreicht. Auch hier war also der unzweifelhafte Erfolg von kurzer Dauer gewesen.

Zusammenfassend läßt sich eine weitgehende Beeinflußbarkeit von traumatischen Iriszysten durch Radiumstrahlen feststellen; sie dürfte sich aus der selektiven Wirkung dieser Strahlen auf Zellen mit lebhaftem Wachstum erklären lassen. Auf Grund unserer Erfahrungen ist jedoch die Prognose hinsichtlich Dauerhaftigkeit des Erfolges ungünstig zu stellen. Auch die mitgeteilten, günstigen Ergebnisse der Röntgen-behandlung bei Iriszysten wären hinsichtlich ihrer Beständigkeit zu untersuchen, da mit Ausnahme eines Falles (ein Jahr beobachtet) die Beobachtungszeit anscheinend ungenügend war.

Technik siehe Abschnitt „Entzündungen der Iris".

4. Karzinome und Sarkome

Über Bestrahlung der sehr seltenen, primären Irisgeschwülste epithelialen Ursprungs liegen keine Berichte vor.

Bei metastatischen Iriskarzinomen könnte nach SATTLER bei geringer Ausdehnung der Geschwulst und gutem Visus statt der Ausschneidung des von der Metastase befallenen Iristeiles an Strahlenbehandlung gedacht werden.

Sarkome, die relativ häufigsten bösartigen Irisgeschwülste, waren, soweit aus der Literatur hervorgeht, einigemale Gegenstand strahlentherapeutischer Heilungsversuche. Die mitgeteilten Beobachtungen sind schwer zu verwerten, weil die Angaben zum Teil unvollständig sind.

So berichtete QUICK kurz über einen guten Erfolg, welchen er nach vorangegangener Operation mit Radiumbestrahlung eines Irissarkoms erreichte und noch nach zwölf Monaten unverändert antraf. In anderen Fällen fehlt der histologische Befund, wie in einer Beobachtung AXENFELDS, einem den Kammerwinkel infiltrierenden, die Hornhautrückfläche berührenden Iristumor. Vermutungsweise wurde ein von den vorderen Schichten der Iris ausgehendes Leukosarkom festgestellt. Schließlich wurde gelegentlich die Enukleation vor Abschluß der Strahlenbehandlung vorgenommen, wie in einem Falle GIFFORDS (erbsengroßes, bis an die Hornhauthinterfläche reichendes Spindelzellensarkom der Regenbogenhaut). Einen Monat nach Beginn der Bestrahlungsbehandlung mäßige Verkleinerung des Tumors, später Kataraktbildung und Auftreten von Glaskörpertrübungen; Enukleation.

Bezüglich der Sarkome des Ziliarkörpers erlauben die Angaben des Schrifttums keine Rückschlüsse auf die Leistungsfähigkeit der Behandlung.

KLOCK erreichte unter Mesothoriumbehandlung, FLEMMING mit Radiumbestrahlung eine deutliche Rückbildung von Ziliarkörpersarkomen, berichteten aber nichts Abschließendes. In einem von REIS wegen Ringsarkom des Ziliarkörpers enukleierten, histologisch untersuchten Bulbus wurden irgendwelche Veränderungen an den Tumorzellen, welche als Strahlenwirkung hätten gedeutet werden können, vermißt; offenbar war die Bestrahlung, wie der Autor auch selbst meinte, mit ganz ungenügenden Dosen durchgeführt worden. In diesem Sinne sprechen die sonstigen, an bestrahlten, intraokularen Tumoren erhobenen histologischen Befunde.
Eigene Erfahrungen über Bestrahlung maligner Geschwülste der Iris liegen nicht vor, da wohl nur in besonderen Ausnahmsfällen die Enukleation als Therapie der Wahl aufgeschoben werden kann. Dasselbe gilt in erhöhtem Maße von den Sarkomen des Ziliarkörpers, wo die in ihrem Effekt mindestens sehr unsichere Bestrahlungsbehandlung, wie später genauer ausgeführt werden soll, sehr selten in Erwägung zu ziehen ist.
Über Indikation zur Bestrahlung siehe Karzinome und Sarkome der Chorioidea.
Es ist demnach hervorzuheben, daß in keinem histologisch als Sarkom oder Karzinom festgestellten Fall ein dauernder Bestrahlungserfolg erreicht wurde. Es käme die Radiumbehandlung also vorwiegend als eine das Operationsergebnis sichernde Maßnahme in Form von Nachbestrahlungen in den Fällen in Betracht, bei welchen eine kleine Geschwulst — auf einen Teil der Iris beschränkt — durch Iridektomie entfernt werden konnte.
Technik wie im Kapitel „Entzündungen der Iris", aber wesentlich höhere Dosen (siehe Kapitel „Gliom").

VIII. Erkrankungen der Aderhaut

1. Chorioiditis

Die Begutachtung des Bestrahlungserfolges bei Erkrankungen am hinteren Abschnitt ist noch schwieriger als an vorderen Bulbusteilen; dem subjektiven Ermessen bleibt hier noch mehr anheimgestellt. Jede Besserung des Zustandes vorbehaltlos einer vorhergegangenen Bestrahlung zuzuschreiben, wie dies wiederholt geschah, ist gewiß nicht angängig, auch liegen ausgedehnte Reihenuntersuchungen über Bestrahlung verschiedener Formen von Chorioiditis bisher nicht vor.

Aus den genannten Gründen ist gegenüber den im Schrifttum mitgeteilten, günstigen Berichten auf diesem Gebiete größte Skepsis geboten. Dies gilt namentlich bezüglich der Angaben Kosters, chronische zentrale, disseminierte und diffuse Chorioiditis mit gutem Ausgang mit Radium und Mesothorium behandelt zu haben. Auch die tuberkulöse herdförmige Chorioiditis soll sich nach Koster für die Radiumanwendung eignen, wenn die intraokulare Exsudation nicht zu ausgedehnt ist, sich im vorderen Teil des Auges findet und keine Neigung zum Übergreifen auf die Sklera zeigt. Während Tuberkulininjektionen wirkungslos waren, sollen derartige Rezidive mit der Bestrahlung vorzüglich zu beherrschen gewesen sein. Die guten Ergebnisse, über welche Lane bei Fällen von alter Uveitis berichtet, sind mangels genauer Angaben kaum verwertbar.

In den eigenen Fällen (vier) war ein sicherer Erfolg nicht festzustellen. In einem Fall von tuberkulöser Irido-Chorioiditis, der sich seit Monaten in Spitalspflege befand, besserte sich zwar der Visus durch Klarerwerden des vorderen Abschnittes und Aufhellung der Glaskörpertrübungen; bald waren die entzündlichen Erscheinungen nach vorübergehender, starker Reaktion auf die ersten Bestrahlungssitzungen abgeklungen; auch blieben nach zweijähriger Nachbeobachtung Rezidive aus; aber auch an dem nichtbestrahlten Auge schwanden die Erscheinungen und stellten sich bisher nicht wieder ein. Aus der Besserung des Visus am bestrahlten Auge gegenüber dem nichtbestrahlten läßt sich nichts schließen. In zwei Fällen von tuberkulöser Chorioiditis verlief die Erkrankung so, wie wir es bei spezifischer Behandlung und den gewöhnlichen lokalen Maßnahmen zu sehen gewöhnt sind. Auch ließ sich bei einem Fall mit beiderseitigem Befallensein der Augen kein wesentlicher Unterschied in dem Zustand des bestrahlten Auges gegenüber dem anderen beobachten. In einem letzten Fall trat fünf Wochen nach der letzten Radiumbestrahlung ein schweres Rezidiv auf (Zunahme der Glaskörpertrübungen, Zeichen eines entzündlichen Nachschubes im vorderen Abschnitt).

Im ganzen lassen sich aus den wenigen, bisher mitgeteilten Krankheitsfällen allgemeine Rückschlüsse auf die Leistungsfähigkeit der Radiumtherapie bei Chorioiditis nicht ableiten. Die bisherigen Erfahrungen sind nicht günstig, doch sind weitere Beobachtungen, insbesondere mit Rücksicht auf die in letzter Zeit mitgeteilten Erfolge der Röntgenbehandlung, abzuwarten.

Die Technik der Bestrahlung bei Entzündungen der Aderhaut besteht in der Anwendung von Gammastrahlen; um eine größere Dosis

in die Tiefe zu bringen, empfiehlt es sich, den Träger wenigstens in 1 cm
Distanz von der Hornhaut anzubringen. Um die Gefahr einer Schädigung der vorderen Augenteile zu verringern, ist es zweckmäßig, sich
durch Wahl eines zweiten Eintrittsfeldes von der Schläfengegend aus
(1 bis 2 cm Distanz) der Kreuzfeuermethode zu bedienen. Die Dosen
haben sich weit unter der Erythemdosis zu halten (20 bis 40% HED).
Bestrahlungspause bei dieser Dosierung zwei bis drei Wochen.

2. Karzinome und Sarkome

Von bösartigen Geschwülsten der Chorioidea, bei welchen die
Strahlenbehandlung versucht wurde, ist zunächst das metastatische
Karzinom zu nennen.

Nach der einzigen, einschlägigen Mitteilung von AXENFELD mußte trotz
Verwendung großer Dosen von Mesothoriumstrahlen enukleiert werden,
da das Tumorwachstum anhielt.

Die Strahlentherapie des Aderhautsarkoms kommt — gleich
den genannten Geschwülsten des vorderen Uvealabschnittes — nur
für besondere Fälle in Betracht, wie bei Befallensein des einzigen,
noch sehtüchtigen Auges, bei absoluter Weigerung des Patienten, sich
das Auge entfernen zu lassen, bei unsicherer Diagnose unter Beobachtung des klinischen Verlaufes, schließlich bei besonderer Ausdehnung
der Geschwulst, welche ein operatives Vorgehen ausschließt. Denn
die bisherigen Erfahrungen lehren, daß die Bestrahlungsbehandlung
auch bei Verwendung moderner Technik nicht zum Ziele führt, selbst
wenn bestimmte Schädigungen in Kauf genommen werden. Doch gelang
es mitunter, eine Besserung im Zustand der Kranken herbeizuführen.

So behandelte DEUTSCHMANN einen 51jährigen Patienten mit einem
intraokularen Tumor, vermutlich Sarkom der Chorioidea, mit Mesothorium,
indem er den Träger wiederholt subkonjunktival an der erkrankten Stelle
einschob. Die Geschwulst wurde ganz flach, statt ihrer waren zahlreiche Fält-
chen mit zarten rötlichen Lücken entstanden. Keine Nachbeobachtung.
Vorübergehenden Rückgang der Geschwulst erreichten PARKER und STOKES
in einem Falle, JANEWAY in drei Fällen von Chorioidalsarkom, immer aber
kam es wieder zu neuerlichem Wachstum. BIRCH-HIRSCHFELD konnte gleichfalls durch Anwendung von kombinierter Röntgen- und Radiumbehandlung
eine Rückbildung des Sarkoms an dem einzigen Auge einer 29jährigen Patientin feststellen. Gleichzeitige, anfänglich nicht schwere Strahlenschädigung
des Auges an Hornhaut, Gefäßen und Linse war nicht zu verhindern. Der
Visus besserte sich von $^1/_{10}$ auf $^6/_{15}$. Nach dreijähriger Beobachtung mußte
das Auge aber wegen schmerzhaften Sekundärglaukoms enukleiert werden.
Mikroskopisch ließ sich weitgehender Rückgang der Geschwulst erkennen,
doch fand sich auch ein Herd wohlerhaltener Tumorzellen.

AXENFELD würde weitere Versuche mangels einer anderen Therapie
— Enukleation kommt gewöhnlich nicht in Betracht — an diesen, dem
Tod verfallenen Kranken für empfehlenswert halten. SATTLERS Ansicht

geht dahin, daß bei Aderhautkrebsmetastasen eines Auges trotz des nach kurzer Zeit zu erwartenden Ablebens des Kranken bei gutem Allgemeinbefinden die Enukleation vorzunehmen sei, um rasche Ausbreitung in Auge, Sehnerv und Orbita zu verhindern. Dasselbe gilt, wenn durch die Augengeschwulst starke Schmerzen veranlaßt werden. Die Radiumtherapie würde doppelseitig aufgetretenen Chorioidalkrebsmetastasen bzw. Metastasen am einzigen Auge vorbehalten sein.

Die Indikation zur Anwendung der Strahlenbehandlung bei malignen Aderhautgewächsen (und solchen der Iris und des Ziliarkörpers) ist wiederholt umgrenzt worden. AXENFELD vertrat den gewiß richtigen Standpunkt, daß bei allen einseitigen Sarkomen und malignen Geschwülsten der Uvea — abgesehen von den metastatischen Gewächsen — bei gesundem zweiten Auge möglichst früh zu enukleieren sei. Bei strikter Verweigerung des Eingriffes bzw. bei einzigem gebrauchsfähigen oder letztem Auge käme die Strahlenbehandlung in Frage. Hier wäre die Wirkung der Bestrahlung und ihre zweckmäßige Dosierung noch genauer zu erforschen.

Nach SATTLER sollten gleichfalls Radium- und Röntgenbestrahlung nur bei Uvealsarkomen am einzigen sehtüchtigen Auge bzw. bei entschiedenster Verweigerung der Enukleation oder dann vorgenommen werden, wenn die Ausbreitung der Geschwulst auf Orbita, Nasenhöhlen, Fossa pterygopalatina eine radikale Entfernung ohnedies unmöglich macht.

MÜLLER meinte, daß keine Gefahr bestünde, den günstigen Zeitpunkt für die Operation bei primärer Bestrahlung des Auges mit Tumorzerfallsdosen zu versäumen. Dieser Ansicht kann jedoch nicht beigepflichtet werden. Bei einer noch nach vielen Jahren rezidivierenden oder metastasierenden Geschwulst ist die Größe der Gefahr bei Belassung des Auges nicht abzuschätzen. Bisher ist vielmehr an der oben angegebenen Anzeige zur Strahlenbehandlung auf Grund der vorliegenden Erfahrungen nichts zu ändern. Denn auch die theoretischen Bedenken, welche der Entfernung junger bösartiger Gewächse wegen Ausbleibens einer Geschwulstimmunität entgegenstehen (Theorie LANGES), können mangels entsprechender klinischer Erfahrungen keinen Grund für eine Änderung der Indikationsstellung abgeben.

Als Vorbeugungsmittel von Rezidiven dürfte die Strahlenbehandlung, ausgeführt nach Enucleatio bulbi bzw. Evisceratio orbitae wegen Uvealtumors, von größerer Bedeutung sein.

Einschlägige Mitteilungen liegen in größerer Zahl vor (PERRINE, TAKAHASHI-TAKEHIRA, FLEMMING, STIEREN, BRAWLEY, ROBINSON u. a.). In Strahlenbehandlung genommene Tumorrezidive der Orbita werden in den Abschnitt über Orbitalgeschwülste aufgenommen.

Im allgemeinen dürfte der Ausgang der Behandlung ein günstigerer sein, wenn die Enukleation frühzeitig erfolgt ist. Bei durchgebrochenen

Uvealsarkomen sind die Bestrahlungsergebnisse durchschnittlich keine guten. Doch ist es wahrscheinlich, daß Rezidive und Metastasen bei Durchführung einer prophylaktischen, exakt angewendeten Nachbestrahlung seltener auftreten, so daß der neuerdings vielfach betonten Forderung nach Enukleation tumorverdächtiger Augen mit positivem histologischen Befund vorbeugend zu bestrahlen, beizustimmen ist. Tatsächlich wird eine derartige prophylaktische Strahlenbehandlung an zahlreichen Augenstationen seit längerer Zeit vorgenommen.

Zusammenfassend läßt sich feststellen, daß, abgesehen von den Fällen, bei welchen entweder die Diagnose unsicher war oder spätere Berichte ausblieben, bei keinem der malignen Aderhauttumoren ein einwandfreier, durchschlagender Bestrahlungserfolg erzielt wurde. Die Enukleation war niemals zu umgehen. Dagegen gelang es bei Anwendung moderner Technik nahezu regelmäßig, eine Verkleinerung der Geschwulst zu erreichen und in Einzelbeobachtungen die Entfernung des Auges auf Jahre hinauszuschieben, was bei der Natur dieser Erkrankung immerhin einen Erfolg darstellt. Allerdings war in diesen wenigen Fällen die Anwendung entsprechend hoher Dosen harter Strahlen nötig und es mußten hierbei Strahlenschädigungen in Kauf genommen werden, einmal von so schwerer Art, daß sie die Erblindung des Auges durch Sekundärglaukom bewirkten. Histologisch wurden wiederholt deutliche Regressionserscheinungen der Geschwulst festgestellt, welche der Strahlentherapie zuzuschreiben waren. Anderseits ließen sich am Mikroskop regelmäßig gut erhaltene Geschwulstpartien nachweisen. Zur Verhütung von Rezidiven dürfte die Radiumbestrahlung nach Entfernung des Auges oder des Orbitainhaltes nicht ohne Bedeutung sein. Technik siehe Gliom.

IX. Erkrankungen der Netzhaut

Die Radium- und Röntgenbehandlung von Netzhauterkrankungen ist über das Versuchsstadium noch nicht hinausgekommen. Die Schwierigkeiten in der Beurteilung einer Besserung des Zustandes nach Bestrahlung, welche uns auch auf anderen Gebieten begegnen, erhöhen sich hier ähnlich wie bei den Entzündungen der Aderhaut in besonderem Maße, so daß die geringe Zahl der bisher vorliegenden Erfahrungen eine Beurteilung der neuen Therapie nicht zuläßt. Auf anderen Gebieten der Radiumtherapie gewonnene Ergebnisse können für die Erkrankungen der Netzhaut keine Anwendung finden. Bei der Unklarheit der Wirkung der Radiumstrahlen auf den Flüssigkeitswechsel des Auges ist auch eine entsprechende theoretische Anzeige nicht gegeben, wenn von bestimmten vaskulären Krankheitsbildern abgesehen wird.

1. Gefäßerkrankungen

Juvenile Glaskörperblutung. Unter den Erkrankungen vaskulären Ursprungs hätten nach unseren bisherigen Vorstellungen die auf Tuberkulose beruhenden Formen eine gewisse Aussicht auf Erfolg.

Tatsächlich wurden Fälle mit rezidivierenden, juvenilen Glaskörperblutungen mit Radium bestrahlt. Wenn KOSTER mit den Bestrahlungsresultaten zufrieden war, so sind dem die ungünstigen, allerdings mit Röntgenbestrahlungen gemachten Erfahrungen STOCKS entgegenzuhalten.

In zwei eigenen Beobachtungen von Periphlebitis tuberculosa konnten wir uns gleichfalls von einem auf die Bestrahlung zurückführbaren Erfolg nicht überzeugen. Die Aufsaugung der Blutungen erfolgte in derselben Zeit wie in früheren Attacken. Die Frage des Rezidivs ist nicht entschieden. Wenngleich die eigenen Fälle einen ungünstigen Verlauf aufwiesen und die im Schrifttum mitgeteilten Erfolge uns nicht beweisend erscheinen, so dürfte es auf Grund der sonstigen Erfahrungen ratsam sein, die Versuche auf diesem Gebiete fortzusetzen.

Netzhautblutungen. Weitere Untersuchungen beschäftigten sich mit der Beeinflussung der Resorption der Netzhautblutungen durch Radiumbestrahlungen.

Auch hier behauptete KOSTER bei arteriosklerotischen Netzhaut- und Glaskörperblutungen eine deutliche Wirkung der Radiumstrahlen festgestellt zu haben; die Hämorrhagien seien rasch resorbiert, die Netzhaut aufgehellt worden, Rückfälle sollen ausgeblieben sein. Es sei hier auf das größere Beobachtungsmaterial der Röntgentherapeuten hingewiesen. Nach STARGARDT, BARTELS und neuerdings HESSBERG sollen Blutungen verschiedener Herkunft (traumatische, arteriosklerotische Blutungen, Blutextravasate bei spezifischer Gefäßerkrankung) rasch zur Aufsaugung gebracht worden sein. Den von HESSBERG genauer mitgeteilten Krankengeschichten kommt unseres Erachtens keine Beweiskraft für eine Strahlenwirkung im Sinne einer beschleunigten Aufsaugung der Hämorrhagien zu. Bekanntlich verschwinden Blutungen am Augenhintergrund mit und ohne Behandlung zu verschiedener Zeit, ohne daß die Ursache dafür zu erkennen ist. Untersuchungen an ausgesuchten Fällen werden hier entscheiden müssen, ob die Annahme der genannten Autoren, Blutungen durch Bestrahlung beeinflussen zu können, zu Recht besteht.

Einem unserer Fälle, welche im ganzen gegen eine Wirkung der Radiumbestrahlung auf Fundushämorrhagien sprachen, kommt eine gewisse Bedeutung zu: Bei einem Patienten (beiderseitige Makuladegeneration und Arteriosclerosis retinae) mit beiderseits in der Makula gelegenen Blutungen von ungefähr derselben Ausdehnung wurde das Fundusbild photographisch festgehalten und nun die Bestrahlung an einem Auge vorgenommen. Zunächst schien sich die Blutung am bestrahlten Auge zu verkleinern, später aber war ein Unterschied der beiden Augen auf dem Lichtbild nicht mehr wahrzunehmen.

Angiomatosis retinae. Die erprobte Wirkung der Radiumstrahlen bei bestimmten Angiomen ließe auch einen Versuch mit dieser Behandlung bei der ursprünglich als Angiomatosis retinae gedeuteten VON CZERMAK-HIPPELschen Erkrankung rechtfertigen.

Ein einziger mitgeteilter Röntgenbestrahlungsversuch bei dieser Affektion sei hier erwähnt; er führte nach der vorläufigen Mitteilung von JESS zu keinem Erfolg.

Hier wären Beobachtungen mit Radiumbestrahlungen erwünscht. Der Ausfall der Behandlung könnte für oder gegen die Auffassung der

Erkrankung als primäre neoplastische (Wucherung der gliösen Bestandteile der Netzhaut, MELLER) bzw. als Angiom der Netzhautgefäße sprechen.

Ob Bestrahlungen auf Gefäßerkrankungen günstigen Einfluß nehmen können, wissen wir nicht. Lediglich eine Schädigung der Gefäßintima — leichteren oder schwereren Grades — ist nach Verwendung großer Strahlenmengen beobachtet worden. Die in die Krankheitsgruppe der juvenilen Glaskörperblutungen gehörenden Fälle würden, wie oben erwähnt, zu weiteren Bestrahlungsversuchen anregen. Bei den auf Arteriosklerose beruhenden Blutungen käme nicht die Behandlung der Gefäßalteration, sondern die Beeinflussung der Blutextravasate in Betracht. Daß dabei einseitige Erkrankungen keinen überzeugenden Beweis für die Wirksamkeit der Behandlung geben können, ist bei dem so verschieden langen Bestand der Netzhautblutungen und dem nicht erkennbaren Einfluß anderer Faktoren begreiflich. Anfertigung von Fundusphotographien bei gleichzeitigem Befallensein beider Augen umgehen einigermaßen die Unsicherheit subjektiver Beurteilung. Trotz vereinzelter, günstig lautender Urteile ist die Beeinflußbarkeit von Fundusblutungen durch Röntgen- und Radiumbestrahlung unseres Erachtens bisher jedenfalls nicht erwiesen. Wieweit der Stoffwechsel des Auges bei Anwendung der hier gebotenen vorsichtigen Dosierung eine Änderung erfährt, müßte erst experimentell erforscht werden.

Es ist zu betonen, daß die Radiumbestrahlung bei Netzhauterkrankungen in den ersten Anfängen steht und daß die bisher vorliegenden Einzelbeobachtungen die zum Teil von den Autoren selbst geübte Vorsicht in der Beurteilung durchaus geboten erscheinen lassen. Namentlich bei den tuberkulösen jugendlichen Gefäßerkrankungen wären weitere Erfahrungen zu sammeln.

Wie die Indikationsstellung in dem Bestreben, eine neue Therapie bei den verschiedenartigsten Erkrankungsformen heranzuziehen, auf Abwege gerät, zeigen die Radiumbestrahlungsversuche bei Retinitis pigmentosa und traumatischer Ablatio retinae. Es erübrigt sich hier auf die von einzelnen Autoren völlig kritiklos mitgeteilten Erfolge näher einzugehen. Hierher würden auch die von KOSTER beschriebenen Fälle von heredoluetischer Chorioretinitis bei gleichzeitig vorgenommener antiluetischer Behandlung gehören.

Technik: Die Wahl der Methodik wird hier vor allem Schädigungen auszuschließen suchen; eine stärkere Reizung muß umgangen werden. Da man an die hinteren Abschnitte der Netzhaut, für welche die Behandlung am ehesten in Frage kommt, mit dem Radiumträger nur bis auf eine Entfernung von 2 cm heran kann, ist eine Kontaktbestrahlung wirkungslos. Um eine entsprechende Tiefenwirkung zu erzielen, muß eine Fernbestrahlung durchgeführt werden. Auf 3 cm Hautentfernung gelingt es 40% der Oberflächendosis auf die Netzhaut zu bringen. Wählt man zwei Felder, Schläfe und Lidgegend, so ist es möglich, die Netzhaut mit 80% der Oberflächendosis zu treffen.

2. Gliom

Das Gliom, die einzige primäre Neubildung der Netzhaut, welcher eine praktische Bedeutung zukommt, wurde bei der Aussichtslosigkeit sonstiger Behandlungsmaßnahmen frühzeitig der Bestrahlung zugeführt. Die natürliche Weigerung der Angehörigen, bei Kindern mit beiderseitigem Gliom beide Augen entfernen zu lassen, ließ Versuche mit energischer Strahlenbehandlung in solchen verzweifelten Fällen besonders angezeigt erscheinen.

Nach vorangegangenen Versuchen mit Röntgenbestrahlungen beschäftigte sich als einer der ersten AXENFELD mit der Radiumtherapie des Netzhautglioms; dieser, sowie auch eine Reihe anderer Untersucher kombinierten die Radiumbehandlung mit Röntgenbestrahlung. Wegen der genauen Beobachtung ist der Fall AXENFELDS von besonderer Bedeutung, und sei daher ausführlicher wiedergegeben: Bei einem acht Monate alten Kind mit doppelseitigem Gliom war das schwerer erkrankte Auge enukleiert und die Richtigkeit der Diagnose histologisch erhärtet worden. Am zweiten Auge fand sich ein größerer, rasch wachsender Tumor und zwei kleinere Knoten. Auf Mesothorium- und Röntgenbestrahlung zeigte die größere Geschwulst weitgehende Rückbildung, die kleineren Knoten schwanden bis auf zarte, graugrünliche Herde. Es kam jedoch zu schweren Strahlenschädigungen; Zilien und Augenbrauen fielen aus, nach $1^3/_4$ Jahren entstand eine Linsentrübung. (Die Extraktion der Katarakt ging ohne Zwischenfall vonstatten.) Später entwickelten sich Netzhautablösung und Geschwüre an der Hornhaut, welche perforierten, so daß schließlich der Bulbus entfernt werden mußte. Bei der histologischen Untersuchung fand sich eine Rezidivgeschwulst mit noch gut erhaltenen Zellen. Über solche schwere Schädigungen nach Behandlung mit radioaktiven Substanzen bei Gliom wurde auch noch von anderen Autoren berichtet. UHTHOFF konnte zwar einen Rückgang des durch die Geschwulst veranlaßten Sekundärglaukoms erreichen, mußte aber ebenso wie KUSAMA in drei Fällen von kombiniert behandelten fortgeschrittenen Gliomen wegen schwerer Schädigung enukleieren. Die histologisch festgestellten, ausgedehnten Nekrosen der Geschwulst wurden auf die Bestrahlung bezogen. Mitunter ließ sich eine Verkleinerung und Abflachung der Geschwulst beobachten (ein Fall KNAPPS), die bei einer Beobachtungszeit von zwei Jahren andauerte.

Ähnliche Resultate gaben alleinige Behandlung mit radioaktiven Substanzen. Auch hier wurde vorübergehender Stillstand des Geschwulstwachstums oder auch Verkleinerung des Tumors angetroffen (Fälle von WEEKS, KNAPP, JANEWAY, CHASE, POYALES und PAJARES), aber Enukleation war schließlich nicht zu umgehen, oder es trat Exitus ein. Eine Reihe der mitgeteilten Fälle schaltet wegen zu kurzer Beobachtungsdauer aus. Eine einzige Mitteilung über die Radiumbehandlung eines Glioms verzeichnete bei langer Beobachtungszeit einen relativ guten Ausgang: zehnjährige Nachbeobachtung wie Sicherstellung der Diagnose durch histologische Untersuchung am zweiten Auge machen diesen Fall SCHÖNBERGS zu einem überaus wertvollen: Bei einem zweijährigen Mädchen wurde das linke Auge wegen Gliom enukleiert. Am rechten Auge waren zwei kleine Knoten nachweisbar. Radiumbestrahlung.

Zwei Jahre später hatte man den Eindruck, daß nur mehr nekrotische Massen zurückgeblieben waren, die Geschwulst erschien wesentlich verkleinert, von einer breiten chorioidalatrophischen Partie umgeben. Das Sehvermögen erhielt sich auf $^2/_{10}$. Katarakta corticalis posterior. Später trübte sich auch die vordere Linsenrinde, sodaß schließlich der Fundus nicht mehr sichtbar war. Typische Schädigung an den Gefäßen der Conjunctiva bulbi. Extraktion der Katarakt mit Iridektomie verlief gut. Der Visus hob sich darnach von Fgz. vor dem Auge auf 1½ Zehntel. Zehn Jahre nach Beginn der Behandlung waren weder an dem Sitz des Gewächses noch am übrigen Auge Zeichen eines aktiven Prozesses nachweisbar. Allgemeiner körperlicher Befund gleichfalls gut. Es wird später auf zwei ähnliche Beobachtungen, zwei mit Röntgen behandelte Gliomfälle, hinzuweisen sein.

Unsere eigenen Beobachtungen von intraokularem Gliom bei enukleiertem zweiten Auge (vier Fälle) sind nur zum geringen Teil verwertbar. Ein Fall blieb nach der ersten Bestrahlung aus. Ein zweiter wurde, nachdem Radium keine Besserung gebracht hatte, auf Wunsch des behandelnden Arztes der Röntgentherapie zugeführt. Er ging später zugrunde. Bei dem dritten Kind ließ sich anfänglich eine deutliche Rückbildung erzielen, die vier Monate anhielt; dann aber folgte neuerliches Wachstum. Die Behandlung in diesem Falle wurde dadurch beeinflußt, daß den Eltern an einer Heilung nichts gelegen schien, und bei Auftreten von Schädigungen mit Ersatzansprüchen der Eltern gerechnet werden mußte. Ein weiterer Fall mit beiderseitigem, weit vorgeschrittenem Gliom und zerebralen Symptomen steht in Behandlung. Auch hier antwortete die Geschwulst auf die Bestrahlung anfänglich mit Verkleinerung.

Aus den mitgeteilten Berichten ist ersichtlich, daß die Ergebnisse der Strahlentherapie beim intraokularen. Gliom und noch sehenden Auge keine ermutigenden sind. Manche Fälle sprechen wohl auf die erste Bestrahlung gut an, insoferne, als das Gewächs sich mitunter erheblich verkleinert. Auch Zerfall und Abbröckeln der Geschwulst wurde einwandfrei beobachtet. Drucksteigerung schwindet des öfteren. Meist entspricht der weitere Verlauf jedoch nicht den anfänglichen Erfolgen, gewöhnlich beginnt die Geschwulst nach verschieden langer Zeit (einigen Wochen bis Jahren) von neuem zu wachsen oder es treten neue Herde auf, bei welchen selbst größte Strahlendosen wirkungslos bleiben. In anderen Fällen wurde ein Erfolg auch anfänglich vermißt. Eine Ausnahme von diesem gewöhnlichen Verlauf stellt die Beobachtung von SCHÖNBERG dar, an ihre Seite sind zwei durch sieben Jahre in Evidenz gehaltene röntgenbestrahlte Gliomfälle zu setzen (Fälle von VERHOEFF und SEEFELDER). Es handelte sich hier wohl um kleine oder mittlere Knoten, Anfangsstadien sicherer Gliome, so daß man allerdings auch an Spontanheilungen denken könnte. Jedoch stellen die Fälle spontan rückgebildeter, sicherer Gliome mit Erhaltenbleiben eines brauchbaren Visus solche Seltenheiten dar, daß der Annahme einer Wirkung der Bestrahlung ein hoher Grad von Wahrscheinlichkeit beizumessen ist. Jedenfalls geben diese Fälle einen wesentlichen Ansporn, von der Strahlenbehandlung bei beiderseitigen Gliomen oder bei Gliom am einzigen Auge nicht abzustehen. Unter der großen Zahl der Versager wird sich vielleicht in seltenen Fällen die Hoffnung auf dauernde, günstige Beeinflussung durch die Strahlenbehandlung erfüllen.

Für die intraokulare Strahlentherapie sind jedenfalls nur Kinder mit doppelseitigem Gliom, bzw. solche mit Erkrankung am einzigen Auge in Betracht zu ziehen. Ist bei beiderseitigem Gliom ein Auge erblindet, dann ist dieses zu enukleieren. Bei einseitiger Erkrankung bleibt auch bei kleinen Gewächsen die Enukleation — je nach Ausfall der histologischen Untersuchung des weit rückwärts durchtrennten Sehnerven unter Umständen die Exenteration — die Therapie der Wahl. Nur ein unüberwindlicher Widerstand der Eltern gegen die Entfernung des Auges wird das ärztliche Handeln hier abändern können. Diese Indikationsstellung entspricht den 1914 von AXENFELD festgelegten Regeln. Sie dürfte wohl an den meisten Augenstationen angenommen sein, da die beiderseitige Enukleation oder die Entfernung des letzten Auges selbst bei der sehr geringen Aussicht eines guten Bestrahlungserfolges von den Eltern oft verweigert wird. Einen ähnlichen Standpunkt nehmen BIRCH-HIRSCHFELD, SATTLER u. a. ein. Ohne Überschätzung der strahlentherapeutischen Aussichten bei dieser Geschwulst, bleibt sie in den genannten Fällen die einzige Therapie.

Bezüglich der prophylaktischen Nachbestrahlung zur Verhütung von Orbitarezidiven dürfte der Vorschlag von PUSEY, alle Gliomfälle nach Enukleation des Bulbus selbst dann nachzubestrahlen, wenn keine Zeichen für einen Durchbruch der Geschwulst bestehen, heute wohl allgemein befolgt werden. Wie weit sich damit Rezidive verhindern lassen, steht noch nicht fest, doch liegen spärliche, günstige Berichte vor.

So verfügte FLEMMING über einen vier Jahre rezidivfrei gefundenen Fall, welcher nach Enukleation mit Radium bestrahlt worden war. Auch mittels Röntgenbestrahlungen gelang es, derartige Fälle lange Zeit rezidivfrei zu halten. Von unseren eigenen sechs Fällen, welche nach Exenteration zur prophylaktischen Nachbestrahlung kamen (der Sehnerv war von Geschwulstmassen durchsetzt), starben zwei, drei sind verschollen. Ein Fall blieb bei sehr energischer Behandlung rezidivfrei. Aus diesen wenigen Beobachtungen läßt sich naturgemäß nichts hinsichtlich der Bedeutung der Bestrahlung schließen. Nur ausgedehnte Statistiken könnten hier Aufklärung bringen.

Ein weiteres Indikationsgebiet für die Bestrahlungsbehandlung geben die Orbitarezidive dieser Geschwulst ab. Sind weitere operative Eingriffe nicht durchführbar, steht gleichfalls die Bestrahlungsbehandlung als ultimum refugium zur Verfügung.

Auch auf diesem Gebiete wurden nur einzelne günstige Erfahrungen in der Literatur mitgeteilt, doch haben alle hierhergehörigen Publikationen bis auf eine den Nachteil einer zu kurzen Beobachtungszeit. Ein Fall JENDRALSKIS stellt eine Ausnahme dar. Die auch von anderen Autoren (DUNCAN,

METZGER, CHANCE) beschriebene Rückbildung, bzw. Ausheilung der Rezidivknoten in der Orbita hielt sich in diesem Falle JENDRALSKIS fünf Jahre. Entgegen diesen relativ günstigen Berichten waren die Erfahrungen anderer Autoren (QUICK u. a.) schlecht.

Die Anzeige zur Radiumbestrahlung von Gliomrezidiven nach Exenteratio orbitae ist allgemein anerkannt, wenn auch die sicheren Erfolge selten waren. Auch die Durchführung von prophylaktischen Bestrahlungen nach Enukleation von Augen mit anscheinend rein intraokularen Gliomen begegnet mangels einer Schädigungsgefahr keinem Widerspruch.

Die Technik der Strahlenbehandlung ist im allgemeinen so zu handhaben, daß schwere Schädigungen, wie sie etwa in den Fällen KUSAMAS durch Anwendung größter Dosen auftraten, vermieden werden. Leichtere Schäden, wie Katarakt usw. lassen sich nicht immer umgehen. Die Hauptgefahr hinsichtlich einer schweren Schädigung besteht darin, daß der Arzt nach dem anfänglich guten Reagieren der Geschwulst einen weiteren Stillstand in der Rückbildung auf zu geringe Dosierung bezieht und nun unter allen Umständen durch Erhöhung der Strahlenmenge einen Erfolg erzielen will. Spricht der Tumor nicht an, kann die Bestrahlung solatii causa mit ungefährlichen Dosen fortgesetzt werden, wenn sich die Eltern nicht zur Enukleation entschließen. Es unterliegt keinem Zweifel, daß die Strahlenbehandlung des intraokularen Glioms die größte Anforderung an die Bestrahlungstechnik stellt und reichlichste Erfahrung des behandelnden Arztes erfordert. Ob Radium oder Röntgen vorzuziehen ist, läßt sich nicht entscheiden. Mit jeder der beiden Strahlenarten wurden vereinzelte, günstige Resultate erreicht.

Die Angaben der Literatur über Technik der Bestrahlung sind vielfach ungenau und unverwertbar. Zum Teil ist die Filterung nicht mitgeteilt, zum Teil läßt sich nicht ersehen, wie und von wo die Bestrahlung vorgenommen wurde. Neben recht kleinen Dosen wurden so starke Bestrahlungen verwendet, daß der Bulbus dadurch schweren Schaden litt und sich die Entfernung des Auges infolge der Strahlenschädigung als notwendig erwies. Die Schwierigkeit der Therapie liegt, wie bei der Behandlung maligner Tumoren überhaupt darin, einerseits eine genügend große Strahlendosis zur Einwirkung auf das Gliom in das Auge zu bringen, anderseits dabei irreparable Schäden zu verhüten. Die Voraussetzung, daß die größere Strahlenmenge sich in intensiverer Weise am Tumor auswirken müsse, ist irrig. Auch die Bestrahlung von Gliomen ist kein rein physikalisches Problem; reichliche klinische Erfahrungen lehren, daß diese Geschwulst in maximal bestrahlten Fällen auch in der Behandlungsperiode selbst weiter wachsen kann, ja daß es zu Neuauftreten von Gliomknoten kommt, während in anderen Beobachtungen geringere Dosen Erfolg hatten. Die Ursache für das verschiedene Ansprechen der Gliome auf Bestrahlung ist nicht bekannt. Die histologischen Unterschiede verschiedener Gliomformen erklären dieselben bisher nicht. Bei geringer Ausbreitung der Knoten ist eher ein Strahlenerfolg zu erwarten. Mit der Tatsache, daß manche Gliome sich auch auf größte Dosen strahlenrefraktär verhalten, muß gerechnet werden; da es anderseits Gliome gibt, die auf kleine Strahlenmengen nicht ansprechen, wohl aber auf größere Dosen, ist jene größte Dosis zu wählen, welche ohne Schädigungsgefahr für das Sehvermögen verabreicht werden kann. Das Auftreten einer Katarakt als Strahlenschädigung wird, da operative Behebung möglich, den Strahlentherapeuten nicht entscheidend beeinflussen.

Für die Gliombehandlung kommen naturgemäß nur Gammastrahlen in Betracht. Beim tiefen Sitz des Glioms ist nur dann eine Einwirkung der Radiumstrahlen auf den Tumor ohne Schädigungsgefahr für den vorderen Abschnitt möglich, wenn die Träger distanziert werden. Wegen der notwendigen großen Dosen sind die Träger fix anzubringen. Ob man durch offene oder geschlossene Lider bestrahlt, ist bei Distanzierung gleichgültig. Die Kreuzfeuermethode bietet die relativ besten Aussichten auf Erfolg. Als Eintrittsfeld der Strahlen wären die Lidgegend und die Schläfe, in einzelnen Fällen die Stirngegend oberhalb der Augenbraue zu wählen. Die Hauptbestrahlung soll von der Schläfe aus erfolgen, wenn der Tumor im temporalen Anteil des Bulbus sitzt. Von röntgenologischer Seite wurde der Versuch unternommen, Linsenschädigungen durch Abdeckung der Hornhaut mit Blei und durch Wahl bestimmter Eintrittsfelder (Bestrahlung durch die Sklera) zu vermeiden (VERHOEFF). Beim Arbeiten mit radioaktiven Substanzen sind alle Abblendungsmaßnahmen wegen der hohen Penetrationskraft der Gammastrahlen wirkungslos. Auch ist es bei den großen Dosen und oftmaligen Bestrahlungen, die ein Gliom erfordert, nicht ratsam, sich durch Inzision der Konjunktiva einen Weg zu schaffen, um mit dem Träger möglichst nahe an den Tumor heranzukommen.

Folgende Bestrahlungsbeispiele aus der Literatur sollen ein Bild der im allgemeinen gebräuchlichen Bestrahlungsmethode geben: SCHÖNBERG, April 1916, 144 mch. Gammastrahlen, rechte Schläfe, September 1916, 456 mch. Gammastrahlen, 1 cm Distanz über den Lidern. Juni 1918: 3036 mch. Gammastrahlen, von der rechten Seite des Orbitaeinganges aus. POYALES und PAJARES: 20 mg Radiumsulfat, Gammastrahlen, sechs Sitzungen, je zwei Stunden durch die geschlossenen Lider. CHASE: 17. April 30 mg Radiumsulfat, Gammastrahlen in 1¹/₂ cm Distanz durch acht Stunden. 28. April 50 mg Radiumsulfat und 7. Mai 75 mg Radiumsulfat in derselben Weise. Autor hält 50 mg Radiumsulfat Gammastrahlen in ·1½ cm Distanz durch acht Stunden für die Maximaldosis.

Ein auch nur annähernd allgemein gültiges Behandlungsschema aufzustellen, ist kaum möglich, da wohl jeder einzelne Fall individuelles

Vorgehen fordert. Auch ist die genaue Größe der Dosis, nach welcher Schädigungen am Auge auftreten, nicht bekannt. Es handelt sich zudem um kindliche Augen, deren Linsen wahrscheinlich strahlenempfindlicher sind, als die Erwachsener. Immerhin sollen im folgenden einige Anhaltspunkte für die Behandlung gegeben werden: Die erste Einzeldosis, welche, wie allgemein festgestellt wurde, die wirksamste zu sein scheint, soll möglichst groß gewählt werden. Die Radiumträger werden in 2 bis 3 cm Entfernung von den Lidern und ebenso in der Schläfengegend angebracht. Serienbehandlung mit Dosen, welche unter der Erythemgrenze liegen. Man kann dabei so vorgehen, daß täglich oder jeden zweiten Tag mit $^1/_5$ HED sechs- bis achtmal bestrahlt wird. Nach dieser Behandlung ist eine Pause von mindestens zwei bis drei Wochen einzuschalten. Die weitere Behandlung wird von den Veränderungen, die sich am Tumor abspielen, bestimmt werden. Jedenfalls ist es zweckmäßig, zur Vermeidung von Schädigungen, die weiter folgenden Bestrahlungen schwächer zu nehmen. Eine Gefahr einer zu schwachen, das Wachstum des Tumors anregenden Bestrahlung (Reizdosen) liegt nicht vor.

Die prophylaktische Nachbestrahlung nach Enukleation oder Exenteration und Behandlung von Orbitarezidiven hat mit möglichst großen Strahlenmengen zu erfolgen. Hiezu wird eine durch Filterung nur Gammastrahlen aussendende Radiumtube (Dominiciröhrchen) mittels Einlagen von Gaze oder Gummi möglichst weit von der Bindehaut distanziert. Auch besondere, zur Aufnahme des Trägers dienende, aus Wachs modellierte Prothesen können in den Bindehautsack bzw. in die Orbita eingeführt werden. Dauerbestrahlung, d. i. schwächere Träger durch lange Zeit eingelegt, gibt die besten Aussichten. Eine von der Schläfe und den Lidern aus distanzierte Zusatzdosis kann sich als wertvoll erweisen. Wenn der Tumor in die Orbita eingebrochen ist und Exenteration nicht vorgenommen werden kann, wäre zu einer Radiumnadelbehandlung zu greifen. Nach den an anderen Tumoren gewonnenen Erfahrungen führt dieselbe zu besseren Resultaten als alleinige Oberflächenbestrahlung. Treten nach Enukleation Rezidive auf, so ist vor Beginn der Radiumbehandlung die Ausräumung der Augenhöhle vorzunehmen. Die Bestrahlungstechnik nach Exenteration ist einfacher als jene nach Enukleation, da einerseits mehr Raum zur Verfügung steht, anderseits auf die empfindliche Bindehaut keine Rücksicht genommen werden braucht, allerdings besteht die Gefahr von Knochennekrosen. In aufeinanderfolgenden Sitzungen werden die Träger einmal wagrecht, das anderemal senkrecht eingebracht. Es ist angezeigt, die Orbitaspitze besonders intensiv zu bestrahlen. Zusatzdosen von der Schläfe und von den Lidern bzw. vom Orbitaeingang aus, vervollständigen die Behandlung. Die Bestrahlungen müssen durch lange Zeit fortgesetzt werden. Die oben erwähnten Radiumnadelbehandlung ist auch bei Rezidiven nach Exenteration angezeigt und mit einer Oberflächenbestrahlung zu kombinieren.

In einem Fall von CHANCE wurde damit ein guter lokaler Erfolg erzielt. Er gebrauchte Nickelstahlnadeln mit 10 mg Radiumsulfat, welche 20 Stunden liegen blieben (Wandstärke nicht angegeben).

X. Erkrankungen der Linse

Unter den Strahlenschädigungen des menschlichen Auges sind mit einem großen Prozentsatz Linsentrübungen vertreten. Sie entwickeln sich Monate bis Jahre nach den Bestrahlungen und konnten mit großen Strahlenmengen auch experimentell nach kürzerer Zeit hervorgerufen werden. Anderseits wurden Versuche unternommen, graue Stare verschiedener Herkunft mit Röntgen und Radium zur Aufhellung zu bringen.

Das einschlägige deutsche Schrifttum enthält wohl wegen der Unwahrscheinlichkeit eines Erfolges bis auf die von KOSTER angeführten Angaben über Bestrahlungen stationärer und fortschreitender Stare nahezu keine Mitteilungen über derartige Untersuchungen. Den von diesem Autor beobachteten Stillstand des Fortschreitens komplizierter Katarakte bezieht er auf die Heilung der Grundkrankheit durch Strahlenwirkung. Im allgemeinen konnte eine Veränderung der Form oder Verkleinerung der Linsentrübung nicht nachgewiesen werden. Nur in einem Fall von Chorioiditis will KOSTER eine Cataracta caerulea von Sternform in der vorderen Rinde zerfallen und gänzlich verschwinden gesehen haben, was uns nicht glaubhaft dünkt. Der gleichzeitig vorhandene, hintere Rindenstar veränderte sich nicht. Die übrigen Berichte über dieses Thema sind fast durchwegs amerikanischer Herkunft; sie scheinen zum Teil sehr subjektiv gefärbt zu sein. COHEN und LEVIN, später FRANKLIN und CORDES wollen Aufhellung der Trübung und Besserung der Sehfunktion bei beginnenden Staren in über 80% der Fälle nach Radiumbehandlung festgestellt haben. Bei genauerer Durchsicht der Arbeiten ist aber nicht ersichtlich, auf welche Tatsachen sich dieses Urteil gründet. Immer wieder wird, auch in späteren Arbeiten (CORBETT, FIELD), die Besserung des Sehvermögens als Indikator für das Zurückgehen der Katarakt angesehen, offenbar ohne der bekannten Tatsache Rechnung zu tragen, daß bei fortschreitenden Staren eine vorübergehende Besserung des Visus vorkommt. Aus weiteren Mitteilungen, in welchen die Aufhellbarkeit beginnender Linsentrübungen durch Radiumbestrahlung behauptet wird (BROOKS, POMEROY und STRAUSS, TOUSEY), läßt sich ebensowenig wie in den oben erwähnten Mitteilungen erkennen, ob genaue, am Mikroskop angefertigte Skizzen oder objektiv mittels Spaltlampe und Hornhautmikroskop erhobene Maße bei der Beurteilung herangezogen wurden. Wenig Glauben ist der alleinstehenden Angabe CORBETTS beizumessen, daß bei einem angeborenen Star die graue Pupille durch die Bestrahlung schwarz geworden sein soll, und sich bei Altersstaren der Visus zur Norm gebessert habe. Die Nachuntersucher MCKEE und SWETT, ferner MALCOLM ANDREWS, WATSON u. a. widersprachen diesen offenbar sehr optimistischen Berichten und lehnten die Strahlenbehandlung scharf ab.

Nach dem Gesagten ist den gemeldeten Erfolgen mit großer Skepsis zu begegnen. Gewissenhafteste Untersuchung am Hornhautmikroskop, viele Jahre lange Beobachtung an einem großen Material mit ausgesuchten Fällen wäre notwendig gewesen, um den Resultaten einigermaßen Bedeutung zuerkennen zu lassen. Daß sich im Verlaufe progredienter Stare der Visus bessern kann, wurde schon erwähnt; die Funktionsprüfung hat also nur bedingten Wert. Die bei anderen Krankheiten recht gut verwendbare Methode, bei gleichstarkem Befallensein beider Augen eines zum Vergleich unbestrahlt zu lassen, käme bei der Katarakt wegen des oft sehr verschieden schnellen Fortschreitens der Trübung an beiden Augen nur bei Berücksichtigung einer sehr großen Zahl von Fällen in Betracht. Eine Reihe von Faktoren also erfuhr in den angestellten Untersuchungen anscheinend zu wenig oder gar keine Berücksichtigung. Sichere Befunde, welche die Therapie aussichtsreich erscheinen lassen, fehlen. Daher entbehren auch die hypothetischen Erklärungen der fraglichen Wirkung des Interesses.

Im ganzen ist es als wahrscheinlich zu bezeichnen, daß die Bestrahlungsversuche auf diesem Gebiete trotz der verheißungsvollen Literaturberichte einen ebensolchen Fehlschlag der therapeutischen Bemühungen darstellen, wie die alten medikamentösen und sonstigen neueren, nicht operativen Behandlungsmaßnahmen bei Altersstaren.

Fast jeder der Untersucher hat eine besondere Technik angegeben; im allgemeinen wurden Gammastrahlen verwendet. Verschiedene Autoren gebrauchten eigene Bestrahlungsvorrichtungen und Halteapparate für den Radiumträger.

Der Vollständigkeit wegen seien die Versuche PRECERUTTIS, durch subkonjunktivale Injektion von radiumemanationshaltigem Wasser beginnende Stare zu behandeln, angeführt. Nach zwei bis drei Injektionen von $^1/_5$ bis $^1/_3$ ccm eines fünf Mache-Einheiten enthaltenden Wassers behauptete Verf. eine anhaltende Besserung erzielt zu haben. Es braucht nicht hinzugefügt zu werden, daß hier nur eine Selbsttäuschung des Autors vorliegen kann.

XI. Glaukom

Die wenigen bei grünem Star mitgeteilten Bestrahlungsversuche betreffen primäre Glaukome (besonders chronisch inflammatorische Formen), und sekundäre Glaukome (Glaukom nach Thrombose der Zentralvene und Drucksteigerung bei Iridozyklitiden).

1. Primäres Glaukom

Wenn in drei Fällen von primärem, chronischem Glaukom nach der Mitteilung CORBETTS durch Radiumbestrahlung deutliche Herabsetzung der Tension erreicht wurde, so ist diesem Befunde keine große Bedeutung beizumessen, denn die Ergebnisse der übrigen Autoren waren negativ (Röntgen: SCHEERER, Radium: WICKHAM-DEGRAIS).

Auch unsere eigenen Versuche sprechen gegen eine Wirkung der Bestrahlung bei primären Glaukomen, und zwar bei chronischem inflammatorischem Glaukom, Glaucoma simplex und absolutem Glaukom.

Weder unmittelbar nach der Bestrahlung noch später konnte eine auf die Bestrahlung beziehbare Drucksenkung auch nur geringen Grades festgestellt werden. In einem Falle, einem subakuten inflammatorischen Glaukom bei einer 32jährigen Kranken blieb nach Radiumbehandlung eine Drucksteigerung bei einer Beobachtungszeit von einem Jahr zwar aus, aber der Druck hatte sich schon vor Beginn dieser Therapie nach Pilokarpin bis zur Norm gesenkt, so daß aus diesem Fall nichts geschlossen werden kann.

Immerhin ist bei dem komplexen Begriff des Glaukoms nicht auszuschließen, daß die Bestrahlung gelegentlich bei bestimmten Formen eine Wirkung auf den Augendruck ausüben könnte. Es wäre hier an die Krankheitsbilder, in deren Pathogenese Gefäßveränderungen eine wesentliche Bedeutung beizumessen ist, ferner an die hypothetischen hypersekretorischen Glaukome zu denken. Einwandfreie, durch Nachuntersucher bestätigte günstige Resultate liegen aber bisher nicht vor.

Auch in einer anderen Art versuchte man, chronische Glaukome der Radiumwirkung zugänglich zu machen. Lederer will festgestellt haben, daß Inhalation radiumemanationshaltiger Luft regelmäßig eine oft ganz beträchtliche Herabsetzung des Augeninnendruckes bewirkt. Die guten Erfolge wurden in dem Teplitzer Trockenemanatorium erreicht. Nicht nur bei einfachen und chronischen Glaukomen, auch bei einem akuten Anfall erfolgte eine Druckverminderung von 40 auf 25 mm Quecksilber. Auch ein absolutes Glaukom erfuhr eine Druckherabsetzung um einige Millimeter. In der feuchten Emanationskammer trat Drucksteigerung auf.

Angeregt durch diese Mitteilung untersuchten wir die Wirkung der Inhalation von in warmes Wasser eingebrachter Radiumemanation von 200000 Mache-Einheiten auf einige chronische Glaukome. Einmal ergab die vor und nach der Inhalation durchgeführte Druckmessung eine geringe, vorübergehende Verminderung der Tension, gelegentlich blieb der Tonus unverändert, manchmal stieg er an. Eine regelmäßige Augendruckbeeinflussung in irgend einer Weise fehlte bei der geschilderten Technik durchwegs. Die Experimente Lederers fanden sonst bisher keine Nachuntersucher; weniger wegen der praktischen Seite der Frage — eine solche kommt bei der vorübergehenden Natur der Wirkung nicht in Betracht — als wegen des Ausbaues der theoretischen Vorstellungen der Emanationswirkung wären derartige Versuche nicht unerwünscht. Dabei müßte die große Zahl von Ursachen der Drucksteigerung, deren Bedeutung und Ineinandergreifen noch nicht geklärt ist, in Rücksicht gezogen werden.

2. Sekundärglaukom

Die durch klinische und anatomische Erfahrung erwiesene Wirkung der Röntgen- und Radiumstrahlen auf die Gefäßwand führten zunächst zu Röntgenbestrahlungsversuchen bei absolutem Glaukom nach Venenthrombose, bzw. bei hämorrhagischem Glaukom. Die zuerst von HESSBERG gemeldeten Erfolge wurden später in gleicher Weise von anderen (TILLMANN, BRUNETTI, HENSEN und SCHÄFER u. a.) beobachtet. Meist gelang es den Druck deutlich zu vermindern, vor allem wurden aber in der überwiegenden Mehrzahl der Fälle die Schmerzen wenigstens für lange Zeit beseitigt.

Auch mit Radiumbestrahlung gelang es in einigen eigenen Fällen Gutes zu leisten. Bei einem absoluten Sekundärglaukom nach Thrombose der Zentralvene (Fall von DEUTSCH, in der ophth. Gesell. in Wien demonstriert) sistierten nach der ersten Bestrahlung die unerträglich heftigen Schmerzen nur vorübergehend. Nach der zweiten Sitzung blieb der Kranke fast völlig beschwerdefrei. Eine dritte Bestrahlung vervollständigte den Erfolg. Die Tension verminderte sich von 90, bzw. 70 mm auf 50 mm Hg. Schädigungen traten nicht ein. Beobachtungszeit über $2\frac{1}{2}$ Jahre. Bei einem zweiten Fall wurde nach der zweiten Bestrahlung, welche die Schmerzen wohl erleichtert, aber nicht völlig beseitigt hatte, zu GRÜTERS Alkoholinjektion gegriffen.

Die Wirkung der Bestrahlung wäre hier am ehesten so zu deuten, daß das durch den glaukomatösen Prozeß schon atrophische Gewebe durch Schädigung der erkrankten Gefäßwände vollständiger zur Atrophie gebracht wird, eine Ansicht, welche in ähnlicher Weise HENSEN und SCHÄFER bezüglich der Röntgenbestrahlungserfolge bei dieser Erkrankung ausgesprochen haben.

Bei zwei absoluten sekundären Glaukomen anderer Ätiologie erleichterte die Bestrahlung die Schmerzen nur in ungenügender Weise, so daß ein Kranker die Enukleation wünschte; im zweiten Fall Behandlung mit Alkoholinjektion.

Wie in dem entsprechenden Kapitel ausgeführt, vermag mitunter Radium- wie Röntgenbestrahlung von Sekundärglaukomen bei Iridozyklitis und Keratoiritis den Druck herabzusetzen. Trotzdem sich im Schrifttum eine große Anzahl gleichlautender günstiger Angaben finden, ist nicht auszuschließen, daß es sich zum Teil um Verlaufsvarianten und nicht um Bestrahlungserfolge gehandelt hat. Diese Auffassung scheint uns deshalb gerechtfertigt, weil eigene Versuche in einer größeren Anzahl von lange dauernden, jeder operativen und medikamentösen Behandlung trotzenden Drucksteigerungen nach Iridozyklitis sich auch der Bestrahlung gegenüber fast völlig refraktär verhielten. Es ist bedauerlich, daß gerade in diesen Fällen, in welchen bekanntlich die bisherigen therapeutischen Maßnahmen häufig im Stiche lassen, die Bestrahlungsbehandlung unseres Erachtens aussichtslos ist.

Technik: Verwendung von Gammastrahlen unter Distanzierung des Trägers. Dosis 50 bis 80% HED, zwei- bis dreimal in zwei- bis dreiwöchentlichen Pausen.

XII. Erkrankungen des Sehnerven

Die den Sehnerv betreffenden Geschwülste sind in dem Abschnitt über die Strahlenbehandlung maligner Tumoren der Orbita eingefügt.

Kurz erwähnt seien hier die wohl von vorneherein aussichtslosen Bestrahlungsversuche bei Optikusatrophie. Die von einzelnen Autoren mitgeteilten, ausgezeichneten Resultate sprechen für die Kritiklosigkeit mancher Untersucher. Dasselbe gilt über die Radiumbestrahlung bei Intoxikationsamblyopien. Es ist verständlich, daß sich hier später keine Nachuntersucher gefunden haben.

XIII. Kurzsichtigkeit

Von der wohl irrigen Vorstellung geleitet, daß der Kurzsichtigkeit eine schleichende Sklero-Chorioiditis zugrunde liege, führte KOSTER Fälle von Myopia gravis der Radium- und Mesothoriumbehandlung zu. Verfasser glaubte eine gute Wirkung der Bestrahlung feststellen zu können. Dieser unkritische Optimismus ist eher dazu angetan, der Methode als solcher zu schaden.

XIV. Erkrankungen des Glaskörpers

Glaskörpertrübungen. Die Wirkung von Radium- und (Röntgen-) Bestrahlungen bei traumatischen Glaskörpertrübungen, wie sie von DARIER, KOSTER, ALBERS-SCHÖNBERG und anderen angegeben wird, ist von vorneherein zweifelhaft. Die bekannte Verschiedenheit des Verlaufes im Einzelfalle stellt den Beurteiler solcher Ergebnisse vor eine kaum lösbare Aufgabe, wenn nicht Experimente, die zur Zeit noch nicht vorliegen, eine Handhabe nach der einen oder anderen Richtung bieten sollten. Spärliche Eigenuntersuchungen verliefen resultatlos, so daß unseres Erachtens mit einer wesentlichen Aufhellung durch Bestrahlung der genannten Trübungen nicht gerechnet werden darf. Über Glaskörpertrübungen bei Iridozyklitis und Chorioiditis siehe die entsprechenden Kapitel.

XV. Erkrankungen der Augenhöhle

1. Gutartige Geschwülste.

Von den gutartigen Orbitaltumoren wären die strahlenempfindlichen Angiome der Radiumbehandlung zuzuführen. Doch liegen keine Berichte über Fälle vor, bei denen eine histologische Untersuchung stattfand oder das Sichtbarwerden des Gewächses am Bulbus oder im Bindehautsack die Erkennung der Geschwulst ermöglicht hätte. Wegen der Unsicherheit der Diagnose ist daher in den im Schrifttum mitgeteilten, vielleicht hierhergehörigen Fällen eine Beurteilung der Bedeutung der Strahlenbehandlung nicht möglich.

2. Karzinome

Bei der Seltenheit primärer Krebse der Augenhöhlen ist es verständlich, daß im Schrifttum lediglich über Bestrahlungstherapie sekundär auf die Augenhöhle übergreifender Karzinome berichtet wird. Zum größeren Teil gingen sie von den Lidern und der Bindehaut aus, manchmal war eine Nebenhöhle als primärer Sitz der Geschwulst anzunehmen. Der Leistungsfähigkeit der Strahlenbehandlung ist — im Gegensatz zu den Lid- und epibulbären Epitheliomen — nach den bisher vorliegenden Berichten eine enge Grenze gezogen. Sichere Erfolge bei mehrjähriger Nachbeobachtung gehören zu den Seltenheiten. Sie betreffen vorwiegend Fälle, bei welchen nach Enukleation oder Exenteration der Augenhöhle bestrahlt wurde.

Von besonderer Bedeutung sind die mit moderner Technik erhobenen und von erfahrenen Radiologen mitgeteilten Feststellungen des Pariser Radiuminstitutes. REGAUD, COUTARD, MONOD, RICHARD und später GEORGE T. TACK beobachteten acht Fälle von Rezidiven der Orbita nach Enukleation des Bulbus. Ausgedehnte, geschwürig zerfallene Tumormassen — fast immer die Haut der Umgebung mit einbeziehend — nahmen große Flächen der Augenhöhle ein. Dem histologischen Befund nach handelte es sich um nicht verhornende Karzinomtypen. Vier Fälle wurden allein mit Röntgen bestrahlt, drei mit Radium von der Oberfläche aus, in einem Fall wurden beide Strahlenarten kombiniert. Zwei Karzinome der Orbita, die histologisch den Typus der Zylindrome aufwiesen, wurden durch Röntgen geheilt; sonst waren die Ergebnisse ungünstige. Die Ursache für die schlechten Erfolge sahen die Autoren in dem Umstande, daß in der Orbita eine gleichmäßige Bestrahlung nicht einmal an der Geschwulstoberfläche, noch viel weniger in den tieferen Teilen des Tumors erreicht werden kann. In Fällen, in denen ein großer Teil der Augenhöhle durch ein den Knochen anhaftendes Ulkus eingenommen ist, hielten die Autoren die Heilung durch Radiumbestrahlung mittels in die Orbita eingebrachter Träger für unmöglich, weil die Ungleichheit der Bestrahlung nicht zu umgehen wäre. Sie bevorzugten in solchen Fällen, die Strahlenquelle einige Zentimeter außerhalb der Orbita anzubringen. Gerade hier sei die Röntgentherapie die Methode der Wahl. — Eine unausbleibliche Bestrahlungsfolge in Fällen, in welchen der Tumor in großer Fläche auf den Knochen übergegriffen hat, ist nach REGAUD und seinen Mitarbeitern eine Radiumnekrose. Nach der Bestrahlung verschwindet das neoplastische Gewebe in drei bis vier Wochen. Dann liegt der nekrotische Knochen bloß, der keine Tendenz zur Abstoßung zeigt. Häufig ist diese Knochennekrose von einer chronischen Infektion begleitet, so daß auch eine chirurgische Entfernung gewisse Gefahren hat. Bei keinem der fünf Patienten mit Knochennekrosen war der Tumor geheilt. Die Autoren hielten es für möglich, mit Röntgenstrahlen die Vernarbung eines die gesamte Orbita einnehmenden Karzinomulkus ohne Knochennekrose zu erreichen, aber nur dann, wenn die Augenhöhle bei der Operation nicht aller Weichteile beraubt wurde und der Knochen vom Tumor nicht in größerer Ausdehnung ergriffen war. Dies gelang den Autoren zunächst in einem Fall, doch wurde der günstige Ausgang durch ein Rezidiv vereitelt. Die Schlüsse, welche die Autoren aus diesen Erfahrungen zogen, waren recht weittragende und wichen von den im allgemeinen befolgten Richtlinien wesentlich ab. Bei Bulbuskarzinonem soll man sich nach REGAUD und seinen Mitarbeitern hüten, die Enukleation durchzuführen, denn diese Operation und die Exenteration der Orbita bringen selten Heilung, sie machen aber, besonders die letztere, die Bestrahlungstherapie unmöglich. Wir können diesen Richtlinien, wie später dargelegt wird, nicht beipflichten.

Bei der Durchsicht der übrigen, meist fremdländischen Arbeiten, welche uns vielfach nur im Referat zugänglich waren, begegnen einer kritischen Beurteilung wieder die bekannten Schwierigkeiten, die auf den ungenauen Angaben der Technik, der histologischen Untersuchung und der Beobachtungszeit beruhen. Dies gilt von den erfolgreich bestrahlten Orbitalepitheliomen von RYERSON, POULARD (zehn Jahre beobachtet), DE SCHWEINITZ. In vier von HEYDERDAHL bestrahlten Fällen von Orbitalkarzinomen war die Behandlung erfolglos, TAKAHASHI-TAKEHIRA konnte mit guter Technik ein auf die Orbita übergegriffenes Epitheliom mit Radiumbestrahlungen nicht beherrschen. Wächst ein Epitheliom von den Lidern oder der Umgebung des Auges in die Augenhöhle vor, oder bezieht gar die Nebenhöhlen ein, dann ist der Versuch, den Bulbus zu erhalten, wohl fast immer vergeblich, wenn er auch bei sehfähigem Auge gewagt werden kann (siehe Kapitel Lidkarzinom). Meist ist er ohne Erfolg. Die Strahlenmengen, deren Anwendung zur Zerstörung der Geschwulst notwendig ist, führen auch oft zur Vernichtung des Auges. So behandelte GREEN ein Basalzellenkarzinom der Orbita und des Os ethmoidale chirurgisch und mit Bestrahlung. In die Ethmoidhöhle wurde nach Kurettage ein starker Radiumträger eingelegt. Für den Tumor in der Augenhöhle benutzte der Autor Radium in Goldnadeln. Schwere Allgemeinreaktion. Später Infektion von der Wunde, Erysipel. Dann Zerstörung des Bulbus und Knochennekrosen. Ob der Ansicht des Autors, daß die Phthisis des Augapfels und die Knochennekrosen nicht als Bestrahlungsfolge anzusehen seien, beizupflichten ist, bleibe dahingestellt. Nach Ansicht mehrerer Autoren dürften durch Bestrahlungen — nach Durchführung chirurgischer Eingriffe — bei den in Rede stehenden Geschwülsten Rezidive mitunter verhindert werden können, so daß vielfach von derartigen prophylaktischen Bestrahlungen Gebrauch gemacht wird.

Unter unseren eigenen Beobachtungen wurde ein Fall mit einem ausgedehnten Rezidiv eines Plattenepithelzellenkarzinoms nach Enukleation mittels Oberflächenbestrahlung durch ein Jahr stationär gehalten. Ein radikaleres Vorgehen kam wegen des schlechten Allgemeinzustandes des alten Patienten nicht in Frage. In einem Falle mit ausgedehntem Basalzellenkarzinomrezidiv vermochte die Bestrahlung ein schnelleres Fortschreiten der Geschwulst zu verhindern. Exitus nach zwei Jahren. Unter den nach Ausräumung der Orbita vorbeugend bestrahlten Karzinomfällen sind vier ausgeblieben oder nicht nachbeobachtet. Vier weitere Fälle erwiesen sich bei der Kontrolle als rezidivfrei (drei durch zwei Jahre, einer durch vier Jahre nachbeobachtet).

Rezidive entwickeln sich oft im Narbengewebe, wodurch, wie bekannt, die Bedingungen für eine wirksame Strahlentherapie denkbar ungünstig liegen. Hier fehlt gesundes Bindegewebe, das den Tumor ersetzen könnte. Zu dem dürfte das Karzinom meist weiter in die Tiefe gewandert sein, als es nach den äußerlichen Erscheinungen anzunehmen ist. Daher sollte bei sicheren Rezidiven der Orbita nur dann bestrahlt werden, wenn eine Operation nicht mehr durchführbar erscheint. In allen Fällen mit nicht sicher radikaler Exenteration, aber auch bei völliger Ausräumung der Orbita wäre prophylaktisch nachzubestrahlen. Die Möglichkeit, daß dadurch vereinzelte kleine, zurückgebliebene Karzinomnester vernichtet werden, ist nicht von der Hand zu weisen. Die Höhe der Bestrahlungsdosis muß so gewählt werden, daß keine Störung der Wundvernarbung zu befürchten ist.

3. Sarkome

Dem relativ hohen Prozentsatz der Sarkome unter den Orbitalgeschwülsten entsprechen die zahlreichen Mitteilungen über strahlentherapeutische Versuche bei dieser Geschwulstart. Um das reichliche Beobachtungsmaterial übersichtlicher zu gestalten, ist es angezeigt, die histologisch differenten Geschwulstformen getrennt zur Besprechung zu bringen. Die Frage des Abhängigkeitsverhältnisses der Strahlenempfindlichkeit vom histologischen Bau einer Geschwulst bedarf zur allmählichen Klärung noch weiterhin eines großen kasuistischen Materials. Leider kann diese Zusammenstellung in dieser Richtung nur wenig beitragen, weil viele der Beobachtungen auf eine nicht einwandfreie Technik gegründet sind, andere nach ungenügender Beobachtungszeit oder mit ungenauen Angaben zur Veröffentlichung gelangten.

Aus den allgemeinen Erfahrungen der Röntgen- und Radiumtherapie bösartiger Geschwülste ist bekannt, daß namentlich bei den einzelnen Sarkomformen weitgehendste Unterschiede in der Strahlenwirkung vorkommen. Diese Tatsache dürfte mit eine der Ursachen der verschiedenen Bestrahlungsergebnisse in den Fällen des Schrifttums abgeben, in welchen sich keine Angabe der Sarkomform findet. Die zahlreichen, nicht klassifizierten Fälle werden nach Besprechung der histologisch genauer untersuchten Sarkomformen angeführt. Letztere wurden nach der von BIRCH-HIRSCHFELD im Handbuch der gesamten Augenheilkunde getroffenen Einteilung eingereiht.

Unter den genauer untersuchten Sarkomen ist das Rundzellensarkom am häufigsten Gegenstand strahlentherapeutischer Bemühungen gewesen, doch wurden vorwiegend Röntgenstrahlen verwendet. Manchmal gelang es der Strahlenbehandlung, den Kranken einige Jahre arbeitsfähig zu erhalten, eine Dauerheilung kam anscheinend nicht vor.

TAKAHASHI-TAKEHIRA hatten bei einem Rundzellensarkom der Orbita, welches nicht völlig exenteriert worden war, einen Mißerfolg. In einigen Fällen konnte wegen gleichzeitiger Verwendung von Röntgenstrahlen der Einfluß des Radiums nicht beurteilt werden (HENSEN und SCHÄFER), oder ein anfänglicher Erfolg war bei Fehlen späterer Untersuchungen nicht gut verwertbar, wie in dem Falle von BRETAGNE, ROY und KOSTITCH.

Den in diese Gruppe zählenden Lymphosarkomen sollen nach den neueren radiotherapeutischen Erfahrungen besser mit Radiumstrahlen beizukommen sein. Doch fehlen günstige Berichte bei Lymphosarkomen der Orbita.

In einem Falle von HARTSHORNE trat trotz der Behandlung mit Radiumund Röntgenstrahlen Exitus ein.

Aus diesen Mitteilungen ist ersichtlich, daß ebenso wie bei Röntgenbestrahlungen ein sicherer Dauererfolg mit Radiumtherapie bei primären orbitalen, wie sekundär auf die Augenhöhle übergreifenden Rundzellensarkomen nicht erreicht wurde. Es besteht kein Zweifel, daß unter diesen Umständen der Operation insolange sie bei geringer Ausbreitung und guter Abgrenzbarkeit des Tumors gut durchgeführt werden kann, der Vorzug zu geben sein wird und die Strahlenanwendung für nicht operable Fälle, wie auch als prophylaktische Behandlung nach der Exstirpation bzw. für Rezidive in Betracht kommt.

Bei der zweithäufigsten Form der Orbitalsarkome, dem Spindelzellen- und Fibrosarkom gibt die operative Behandlung wesentlich bessere Aussichten auf einen günstigen Ausgang, so daß die Strahlenbehandlung als primäre Maßnahme an Bedeutung zurücktreten muß.

Im Gegensatz zu den sonstigen, wenig günstigen Erfahrungen oder wegen zu kurzer Beobachtung unverwertbaren Angaben der Literatur (CLAPP u. a.) erzielte LÖWENSTEIN ein sehr bemerkenswertes Resultat. Bei einer infiltrierenden, schnell wachsenden Orbitalgeschwulst, welche nach einem histologisch festgestellten Spindelzellensarkom in der Orbita auftrat und eine schwere Stauungspapille veranlaßte, führten Bestrahlungen mit hohen Dosen klinisch zum Verschwinden der Geschwulst. Später entwickelte sich ein leichter Enophthalmus. Wenn auch bei der bisherigen Beobachtungszeit von zwei Jahren, wie der Autor selbst einschränkend hervorhebt, nicht von Dauerheilung gesprochen werden kann, so ist schon der bisherige Verlauf ein sehr ungewöhnlicher. Bei der Besprechung der Technik kommen wir auf die Beobachtung LÖWENSTEINS noch zurück.

Im allgemeinen ist das spärliche, vorliegende Material wegen unsicherer Diagnosestellung, wegen veralteter Technik, gleichzeitiger Durchführung von Operationen und mangels längerer Nachbeobachtungszeit nicht geeignet, die Bedeutung der Strahlenbehandlung für diese Form der Orbitalgeschwülste abzuschätzen. Gewöhnlich bleibt ein Erfolg aus. Der auffallend günstige Verlauf im Falle LÖWENSTEINS stellt bisher eine Ausnahme dar.

Die bisher in geringer Zahl vorliegenden Bestrahlungsergebnisse bei Melanosarkomen, der bösartigsten Geschwulstart, zeigen, daß sich im Gegensatz zu den epibulbären Melanosarkomen, bei welchen die Strahlentherapie einen sicheren Schritt vorwärts bedeutet, die auf diese Behandlung gesetzten Hoffnungen nicht erfüllten.

In den Fällen von NEW-BENEDICT war die Bestrahlung wirkungslos. In einem Falle von DARIER konnte zwar nach vorangegangener, vergeblicher Radiumbehandlung durch Exenteratio und Nachbestrahlung ein Rezidiv verhindern werden, doch scheint der Autor nur über eine kurze

Beobachtungszeit verfügt zu haben. Dasselbe gilt von dem Bericht Heckels über den Radiumbestrahlungserfolg bei einem orbitalen Melanosarkomrezidiv. Hier wurde lediglich vier Monate nach Abschluß der Behandlung das Ausbleiben eines Rezidivs festgestellt. Ein eigener Fall verlief völlig ungünstig.

Bei der dieser Geschwulst eigenen Neigung zu Rezidiven und Metastasen kann mit der sofortigen radikalen Operation nicht gewartet werden, wenngleich auch diese bloß den deletären Ausgang — mitunter — zu verzögern, aber im allgemeinen nicht zu verhindern vermag. Die Radiumanwendung kommt also hier wohl nur in Form der Nachbestrahlung nach vollzogener Operation in Betracht.

Hinsichtlich Bestrahlung der seltenen Osteosarkome der Orbita finden sich nur Mitteilungen über Röntgenbehandlung. Darunter auffallenderweise zwei gute Erfolge.

Auch in den vereinzelten Bestrahlungsversuchen bei Chondro-, Glio- und Myosarkomen wurde gewöhnlich mit Röntgenstrahlen gearbeitet.

Nur van Duyse bestrahlte ein Chondrosarkom der Orbita mit Radium und brachte das fünf Wochen nach der Operation auftretende Rezidiv damit zum Verschwinden. In einem Zeitraum von 18 Monaten kein Rezidiv.

Zieht man die an anderen Körpergebieten gemachten Erfahrungen hinsichtlich des meist strahlenrefraktären Verhaltens dieser Gewächse in Betracht, so sind die Resultate, Richtigkeit der Diagnose vorausgesetzt, als erstaunlich gute zu bezeichnen.

Anhangsweise soll noch auf einige unter bestimmten Namen veröffentlichte Geschwülste, auf bestrahlte Endotheliome und Angiosarkome eingegangen werden.

Die Aussichten der Strahlentherapie scheinen hier günstigere zu sein, doch beziehen sich fast alle Mitteilungen auf Röntgenbestrahlungen (van Duyse und de Nobele, Borak und Kronfeld u. a.). Über erfolgreiche Radiumbehandlung bei Angiosarkom berichtete Robinson. Sein Fall bot auch im siebenten Jahre nach der Behandlung keine Symptome eines Rezidivs und konnte als geheilt bezeichnet werden (kombinierte Nadel- und Oberflächenbehandlung). Leider geht aus der Mitteilung nicht hervor, ob hier bei erhaltenem Bulbus bestrahlt wurde.

Im Folgenden sind Beobachtungen der Literatur, welche keine Angaben über die Art des Sarkoms enthalten, angeführt. Vielfach scheint eine histologische Untersuchung nicht stattgefunden zu haben, so daß gewiß auch entzündliche Erkrankungen als vermeintliche Neubildungen bestrahlt wurden. Soweit es sich um histologisch sichergestellte Sarkome handelte, waren, wie kurz erwähnt sein soll, die eingeleiteten Röntgenbestrahlungsversuche ergebnislos oder nur von einer kurzdauernden Besserung gefolgt.

Die Berichte über Radiumbehandlung lauten im ganzen etwas günstiger, doch sind die Mitteilungen vielfach so kurz gehalten, daß sie sehr an Wert einbüßen. So findet QUICK seine Radiumbestrahlungserfolge bei Orbitalsarkomen zwar günstig, wobei drei Fälle über zwei Jahre beobachtet wurden, doch ist hier, wie in anderen Publikationen (NEW und BENEDIKT) nicht angegeben, ob es sich um Bestrahlung bei erhaltenem Bulbus oder um enukleierte bzw. exenterierte Fälle handelte. Häufig fehlt der histologische Befund (BELL und TOUSEY). In einem Falle CLARKS, von welchem auch nicht feststeht, ob der histologische Befund vorlag, wurde ein Orbitalsarkom bei erhaltenem Auge nach zweijähriger Beobachtung als geheilt angesehen. Als Schädigung trat nach der Behandlung eine Linsenkerntrübung auf. Der Autor schob die Radiumtube nach Kanthotomie und Resektion des Rectus externus orbitalwärts vor. Wertvoll ist die Beobachtung von LAZARUS. Ein nach KRÖNLEIN operiertes retrobulbäres Sarkom rezidivierte unter schnellem Wachstum. Der Autor schob feine, mit Mesothorium und Radiumbromid beschickte Röhrchen hinter den Bulbus bis an die Fissura orbitalis. Die Geschwulst schmolz ein. Das Auge blieb in der Beobachtungszeit von zwei Monaten unverändert. In neuerer Zeit wurde in solchen Fällen mit Radiumnadeln und Emanationsröhrchen gearbeitet. Die Gefahr einer Bulbusschädigung ist bei Einführung des Trägers in die Orbita allerdings eine besonders große.

Soweit aus den wiedergegebenen Krankheitsberichten zu erkennen ist, handelte es sich in einer Reihe von Mitteilungen um Bestrahlung von Orbitarezidiven nach Enukleation. R. SATTLER vermochte ein teilweise entferntes Orbitarezidiv durch Radiumbestrahlung zu verkleinern, doch trat später ein Rezidiv auf. Ähnlich lauten die Urteile anderer. NEW und BENEDIKT verfügten über zehn Orbitalsarkome und bedienten sich der intratumoralen Methode. Manchmal verkleinerte sich der Tumor, mitunter wurde er zerstört, doch entwickelten sich trotz prophylaktischer Bestrahlung der regionären Lymphdrüsen Metastasen. Die Autoren meinen, daß die Prognose der Radiumbehandlung bei Erwachsenen weniger günstig zu stellen wäre als bei Kindern. Über gute Erfolge bei längerer Nachbeobachtungszeit berichtete AIKINS (zwei Fälle), keine näheren Angaben. WILKINS, der nach Entfernung eines protrundierenden, pulsierenden gemischtzelligen Sarkoms mit hohen Radiumdosen bei einer 70jährigen Frau bestrahlte, traf nach vier Jahren keine Zeichen eines Rezidivs an. Erwähnt sei noch ein Fall FINSIS, in welchem ein anfänglich gutes Ansprechen der Geschwulst zu beobachten war.

Von den acht Orbitalsarkomen, welche wir zu bestrahlen Gelegenheit hatten, fällt ein Fall durch vorzeitig abgebrochene Behandlung weg. In der Mehrzahl der übrigen Fälle lagen intraokulare, zum Teil in die Orbita durchgebrochene, histologisch als Sarkome erkannte Geschwülste vor, bei welchen nach Enukleation bzw. Exenteratio orbitae prophylaktisch nachbestrahlt wurde.

Drei dieser Kranken starben in den darauffolgenden Jahren, ohne daß in der zur Verfügung stehenden Beobachtungszeit Zeichen eines Rezidivs bemerkt wurden. Über die Todesursache konnte bei den 60 bis 80 Jahre alten Kranken nichts in Erfahrung gebracht werden. Eine jugendliche Patientin blieb zwei Jahre rezidivfrei und stellte sich später nicht mehr vor. Bei einer 61jährigen Kranken war nach Enucleatio bulbi ein Melanosarkomrezidiv in der Orbita aufgetreten. Nach Exenteratio wurde bestrahlt. Trotzdem rezidivierte der Tumor und setzte Metastasen, denen die Kranke erlag. Manchmal erweist sich die Radiumbehandlung der Röntgenbestrahlung überlegen, wie ein weiterer Fall von Orbitalrezidiv eines Melanosarkoms zeigt. Trotz Röntgenbestrahlung wuchs die Geschwulst weiter, die zum Teil distanziert, zum Teil mit Kontakttechnik bzw. mittels Radiumnadeln vorgenommene Radiumbehandlung führte klinisch zur Heilung, welche fünf Jahre nach Enukleation des Auges unverändert fortbestand. In einem letzten Fall wurde ein retrobulbärer, schnell wachsender Tumor, vermutlich ein Sarkom, wegen der ausgedehnten Metastasen an der Lidhaut und in der Unterkiefergegend bei erhaltenem Bulbus zunächst mit gutem Erfolg bestrahlt. Der Exophthalmus schwand, die Metastasen verkleinerten sich schnell. Im weiteren Verlaufe aber ließ sich das Wachstum der retrobulbären Geschwulst nicht mehr beeinflussen. Die Protrusion nahm wieder zu. Einige Tage nach retrobulbärer Einführung eines Radiumträgers entwickelte sich an der gleichnamigen Halsseite eine tiefe Phlegmone, später kam ein Erysipel der linken Gesichtshälfte hinzu. Patient ging unter septischen Symptomen zugrunde.

In die einzelnen Gruppen strahlenbehandelter Sarkome sind auch Fälle aufgenommen, bei denen aus der Krankengeschichte das primäre Auftreten der Geschwulst in der Augenhöhle zweifelhaft oder unwahrscheinlich ist. Läßt es sich ja klinisch häufig nicht entscheiden, ob es sich um einen primären Herd oder ein sekundäres Übergreifen einer Geschwulst von der Nachbarschaft handelt. Bei dem letztgenannten Vorgang kämen namentlich die Nasennebenhöhlen als Ausgangsstellen in Betracht. Die Prognose verschlechtert sich im allgemeinen bei den Sarkomen der Orbita, welche die Nebenhöhlen teils primär oder sekundär mitbefallen. Doch sind in letzter Zeit von rhinologischer Seite gute Ergebnisse bei radikaler Operation und energischer Bestrahlung berichtet worden.

Die Erfolge und Mißerfolge der Strahlentherapie bei den Sarkomen der Orbita und ihrer Umgebung bestätigen die Erfahrungen, welche mit der Strahlenbehandlung bei Sarkomen überhaupt gewonnen wurden. Im Beginne überraschende Erfolge: In wenigen Wochen rasche Verkleinerung der Geschwulst oder gänzliches Einschrumpfen derselben. Es ist dabei nicht zu verhehlen, daß namentlich, was die Dauerhaftigkeit des so erzielten guten Effektes anlangt, die in der Literatur wiedergegebenen Beobachtungen nur in vereinzelten Fällen verwertbar sind. Anderseits können die Mißerfolge bei ungenügender Bestrahlung und unzureichander Technik nicht der Methode als solcher zur Last gelegt werden. Viele der mitgeteilten Krankengeschichten stammen ja aus den ersten Jahren der Röntgen- und Radiumtherapie. Im übrigen erfahren die Schlüsse, die man aus den Literaturberichten ziehen könnte, eine sehr wesentliche Einschränkung, weil es sich um außerordentlich verschiedenartige Tumoren handelte.

Häufig finden sich Angaben, daß zunächst radiumsensible Tumoren später auch auf höhere Dosen nicht mehr reagierten, also strahlenrefraktär geworden waren; noch öfter wird über ein gutes lokales Resultat, Verschwinden oder Verkleinerung der Geschwulst berichtet, aber Auftreten von Rezidiven und besonders Entwicklung von Metastasen mitunter viele Jahre nach der „Heilung" des Tumors festgestellt. Diese Ergebnisse ähneln darin durchaus den durch operative Maßnahmen gewonnenen. Anderseits findet sich keine einzige sichere Beobachtung, daß auf Bestrahlungen der Tumor mit rapidem Wachstum geantwortet hätte.

Die Technik der Bestrahlung hat bei den Sarkomen am Auge wie bei der Strahlentherapie der Augenkrankheiten überhaupt mit der Schwierigkeit zu kämpfen, daß dabei auf das strahlenempfindliche Sehorgan Rücksicht genommen werden muß, ein Umstand, der vielleicht Ursache einer Reihe von Mißerfolgen ist. Nach Enukleatio bulbi und Exenteratio orbitae besteht diese Rücksichtnahme zwar nicht, doch handelt es sich dann um ausgedehnte Tumoren, bei welchen die eigentliche Gefahr von Seite der Metastasierung droht. Die bisher bekannten Erfolge gestatten jedenfalls nicht, bei einem noch abgrenzbaren Orbitalsarkom die Operation durch Strahlenbehandlung zu ersetzen. Eine Vorbereitung zur Operation durch Vorbestrahlung zwecks Verkleinerung der Geschwulst bzw. Erleichterung des Eingriffes wäre aber gewiß um so mehr in Erwägung zu ziehen, als der Effekt bei den radiosensiblen Tumoren rasch in Erscheinung zu treten pflegt und somit nicht längere Wartezeit vergeudet wird. Solche Versuche liegen jedoch noch nicht vor. Eine größere Rolle spielt die Strahlenbehandlung bei den ausgebreiteten Sarkomen, bei welchen die Radikaloperation nicht mehr durchführbar war und wo Geschwulstreste im Wundbett der Orbita oder deren Umgebung zurückblieben. Bei den schwersten, hoffnungslosen Fällen befreit die Strahlenanwendung den Kranken von Schmerzen und hebt durch lokale Einflüsse das Allgemeinbefinden, macht also dem Kranken seinen schweren Zustand erträglicher.

Einer späteren Zeit wird es schließlich vorbehalten sein, den Nutzen der Bestrahlung als Nachbehandlung zur Verhütung von Rezidiven und Metastasen an Hand umfassender Statistiken noch genauer zu klären und durch Gegenüberstellung der Resultate der Vorradiumzeit mit den späteren Durchschnittserfolgen zu vergleichen.

Literaturverzeichnis

AXENFELD: Lehrbuch der Augenheilkunde. Jena: G. Fischer. 1923.

FERNAU: Physik und Chemie des Radium und Mesothor. Wien: J. Springer. 1926.

LABORDE: La Curiethérapie des cancers. Paris: Masson. 1925.

LAZARUS: Handbuch der gesamten Strahlenheilkunde. München: Bergmann. 1928.

LAZARUS: Handbuch der Radiumbiologie und Therapie. Wiesbaden: Bergmann. 1913.

MAC KEE: X Rays and Radium in the treatment of diseases of the skin. New York: Lea a. Febinger. 1921.

MEYER: Lehrbuch der Strahlentherapie. Wien-Berlin: Urban & Schwarzenberg. 1925.

Radium Report of the Memorial Hospital New York. (Sec. Series 1923.) New York: Hoeber. 1924.

RIEHL und KUMER: Die Radium- und Mesothoriumtherapie der Hautkrankheiten. Berlin: J. Springer. 1924.

SATTLER, H.: Die bösartigen Geschwülste des Auges. Leipzig: H. Hirzel. 1926.

SIMPSON: Radium Therapy. St. Louis: Mosby Company. 1922.

WETTERER: Handbuch der Röntgentherapie. Bd. II. Leipzig: O. Nemnich. 1914.

WETTERER: Internationale Radiotherapie. Bd. I. Darmstadt: Wittich. 1926.

WICKHAM und DEGRAIS: Radiumtherapie. Berlin: J. Springer. 1910.

ABBE: Radium in surgery. Arch. of Roentg. Rays 1910 Ref. Ophth. Year book 1911, S. 35. — ABELSDORFF: Die Wirkung des Thorium X auf das Auge. Klin. Monatsbl. f. Augenhlk. 53, 321. 1914. — Die Wirkung experimenteller Thorium X-Einspritzungen auf das Auge. Berliner ophth. Ges. 28. Mai 1914. Ref. Klin. Monatsbl. f. Augenhlk. 53/2, 235. 1914. — AGRICOLA: Fünfmal rezidiviertes Papillom der Binde- und Hornhaut geheilt durch Mesothorium-Bestrahlung. Klin. Monatsbl. f. Augenhlk. 51/1, 650. 1913. Ref. Zentralbl. f. prakt. Augenhlk. 38, 148. 1914. — AIKINS: Radium in sarcoma. The journ. of radiol, S. 44. 1923. Ref. Strahlther. 17, 641. 1924. — ALBERS-SCHÖNBERG: Melanosarkom am Kornealrand dauernd geheilt durch Röntgenbestrahlung. 11. Tag. d. deutsch. Röntgenges. 11. April 1920. Münchn. med. Wochenschr. 67, 528. 1920. — ALLPORT: Vernal conjunctivitis. The ophth. Rec. 13, 557. 1904. — Vernal conjunctivitis. Ophth. Rec. 26, 395. 1918. — ALTSTAEDT: Sensibilisierung von Tuberkulin durch Röntgenstrahlen. Fortschr. a. d. Geb. d. Röntgenstr. 31, 734. 1924. Ref. Zentralbl. f. d. ges, Ophth. 14, 134. 1925. — ARONSTAMM: Über die Wirkung des Radiums auf die verschiedenen Teile des normalen Auges unter besonderer Berücksichtigung der Netzhaut. Inaug. Dissert. Petersburg. 1907/08. Ref. Fortschr. a. d. Geb. der Röntgenstr. 13, 424. 1908/09. — Aubineau-Chniton: Lupus der Bindehaut und Hornhaut, geheilt durch Radiotherapie. La clin. ophthalm., S. 295. 1907. Ref. Zentralbl. f. Augenhlk., S. 75. 1908. — Axenfeld: Die tuberkulöse Erkrankung des Tränensacks. Med. Klin. 2, 158. 1906. — Zur Pathologie und Therapie der Lidkarzinome. Verein südwestdtsch. Augenärzte, 7. Dez. 1912. Ref. Klin. Monatsbl. f. Augenhlk. 51/1, 82. 1913. — Doppelseitiges Glioma retinae und intraokulare Strahlentherapie. Klin. Monatsbl. f. Augenhlk., 52, 426. 1914. Ref. Zentralbl. f. d. ges. Ophth. 1, 342. 1914. — Intraokulare Strahlenbehandlung, besonders beim Glioma retinae. 40. Vers. d. Ophth. Ges. Heidelberg, 31. Juli 1916. Ref. Zentralbl. f. Augenhlk. 41, 177. 1917. — Kombinierte operative und Strahlentherapie traumatischer sogenannter Iriszysten. Freib. med. Ges., 24. Juli 1917. Ref. Dtsch. med. Wochenschr. 43, 1182. 1917. — Weitere Erfahrungen über intraokulare Strahlentherapie. 41. Zusammenkunft d. Ophth. Ges. Heidelberg, 5. Aug. 1918. Ref. Klin. Monatsbl. f. Augenhlk. 61, 353. 1918. — Glioma retinae und Strahlentherapie. Med. Ges. Freiburg i. Br., 3. Mai 1921. Ref. klin. Monatsbl. f. Augenhlk. 66, 955. 1921. — Derselbe, Küpferle und Wiedersheim: Glioma retinae und intraokulare Strahlentherapie. Klin. Monatsbl. f. Augenhlk. 54, 61. 1915.

Barmettler: Die Radiumtherapie in der Augenheilkunde. Congr. d'Igiene oculare, 1. Mai 1924, Neapel. Ref. Klin. Monatsbl. f. Augenhlk. 74, 569. 1925. — Bartels: Bluterkrankungen, Röntgenbestrahlung, Augenhintergrundveränderungen. 47. Versammlung d. rhein.-westfäl. Augenärzte. Köln, 6. Dez. 1925. Ref. Klin. Monatsbl. f. Augenhlk. 76, 122. 1926. — Bartlett: Mikulicz disease. Surg. clin. of North Amer. 3, 828. 1923. Ref. Zentralbl. f. d. ges. Ophth. 12, 70. 1924. — Beck: Radium in trachoma. Ann. of ophthalm., S. 478. 1905. Ref. Zentralbl. f. prakt. Augenhlk. 30, 314. 1906. — Bell and Tousey: Non operable tumor of the orbit and brow, treated succesfully with radium. Arch. of ophth. 48, 531. 1919. — Benedetti: Medicaments radioactifs en thérapeutique oculaire. Soc. franc. d'ophth. Arch. d'ophth. 32, 394, 1912. Ref. Jahresber. ü. d. Leistung. u. Fortschr. im Geb. d. Ophth. 43, 410. 1912. — Besson: Das Radium und die Radioaktivität; allgemeine Eigenschaften und ärztliche Anwendungen. Leipzig: J. A. Barth. 1905. Ref. Zentralbl. f. prakt. Augenhlk. 29, 177. 1905. — Birch-Hirschfeld: Die Wirkung der Röntgen- und Radiumstrahlen auf das Auge. Graefes Arch. f. Ophthalmol. 59, 229. 1904. — Die Nervenzellen der Netzhaut unter physiologischen und pathologischen Verhältnissen, mit besonderer Berücksichtigung der Blendung (Finsen, Röntgen, Radium). Med. Ges. in Leipzig, 3. Mai 1904. Ref. Zentralbl. f. prakt. Augenhlk. 28, 360. 1904. — Die Nervenzellen der Netzhaut unter physiologischen und pathologischen Verhältnissen mit besonderer Berücksichtigung der Blendung (Finsen, Röntgen, Radium). Münchn. med. Wochenschrift, Nr. 27. 1904. Ref. Zentralbl. f. prakt. Augenhlk. 29, 94. 1905. — Klin. und anat. Untersuchungen über die Wirkung des Radiums auf das Trachom der Bindehaut. Klin. Monatsbl. f. Augenhlk. 43/2, 497. 1905. — Weiterer Beitrag zur Wirkung der Röntgenstrahlen auf das menschliche Auge. Graefes Arch. f. Ophth. 66, 104, 1907. Ref. Zentralbl. f. prakt. Augenhlk. 31, 334. 1907. — Zur Wirkung der Röntgenstrahlen auf das menschliche Auge. Klin. Monatsbl. f. Augenhlk. 46/2, 129. 1908. — Zur Frage der Schädigung des Auges durch Röntgenstrahlen. Strahlenther. 12, 565. 1921. — Die Schädigung des menschlichen Auges durch Röntgenstrahlen. Zeitschr. f. Augenhlk. 45, 199. 1921. Ref. Zentralbl. f. d. ges. Ophth. 7, 241. 1922. — Die therapeutische

Verwendung der strahlenden Energie in der Augenheilkunde. Hundertjahrfeier der Vers. deutsch. Naturf. u. Ärzte, Leipzig 21. Sept. 1922. Ref. klin. Monatsbl. f. Augenhlk. 69, 523. 1922. — Sarkom der Aderhaut, zwei Jahre mit Röntgenstrahlen und Radium behandelt. Königsberg. Vereinig. f. wissensch. Heilkunde, 19. Dez. 1922. Ref. Dtsch. med. Wochenschr. 48, 342. 1922. — Nochmals zur Schädigung des Auges durch Röntgenstrahlen. Zeitschr. f. Augenhlk. 50, 135. 1923. Ref. Zentralbl. f. d. ges. Ophth. 11, 111. 1924. — Die Strahlentherapie maligner Tumoren in der Ophthalmologie. Dtsch. med. Wochenschr. 50, 401. 1924. — Die Strahlentherapie maligner Tumoren. Ver. f. wissensch. Heilkunde, Königsberg, 17. Dez. 1923. Ref. Klin. Monatsbl. f. Augenhlk. 72, 300. 1924. — Die Strahlentherapie in der Ophthalmologie. Lehrbuch der Strahlentherapie von H. Meyer. Berlin: Urban & Schwarzenberg. 1925. — Die Krankheiten der Orbita. Handbuch d. ges. Augenhlk. von Graefe und Sämisch. 2. Aufl., 2. Teil, IX. Bd. — BORAK: Röntgenbehandelter Orbitaltumor. Ophth. Ges. in Wien, 8. Nov. 1926. Zeitschr. f. Augenhlk. 61, 185. 1927. — BOSSUET: Experimentelle Untersuchungen über die Einwirkung der Röntgenstrahlen auf die Linse. Arch. f. Augenhlk. 64, 277. 1909. Ref. Zentralbl. f. prakt. Augenhlk. 33, 396. 1909. — BRAUNSTEIN: Zur Radiumbehandlung des Ulcus rodens. Ref. Klin. Monatsbl. f. Augenhlk. 44, 338. 1906. — DERSELBE und SAMKOWSKI: Zur Trachombehandlung mit Radium. 10. Kongr. russ. Ärzte, Moskau, 26. Apr. 1907. Westnik ophth. 1907, S. 559. Ref. Jahresber. ü. d. Leistung u. Fortschr. i. Geb. d. Ophth. 38, 587. 1907. Ref. Klin. Monatsbl. f. Augenhlk. 45/2, 299. 1907. — BRAWLEY: Melanosarcoma of the choroid. Amer. journ. of ophth. 8, 760, 1925. Ref. Zentralbl. f. d. ges. Ophth. 16, 322. 1926. — BRETAGNE, ROY et KOSTITCH: Sarcome globo-cellulaire de l'orbite traité par le radium. Rev. méd. de l'est. 49, 612. 1921. Ref. Zentralbl. f. d. ges. Ophth. 7, 74. 1922. — BRIBACK: Klinische und mikroskopische Beiträge zur Häufigkeit sowie zur Diagnose und Therapie der Tränensacktuberkulose. Klin. Monatsbl. f. Augenhlk. 49/2, 747. 1911. — BROEMAN: Radium treatment in diseases of eye. Ohio state med. Journ. 21, 257. 1925. Ref. Ophth. Year-Book, S. 14. 1926. — BROOKS: Radium treatment of immature and incipient cataracts. Journ. ophth. otol. and laryng. 29, 349. 1925. Ref. Ophth. Year-Book, S. 134. 1926. — BRUNETTI: Quattro casi di glaucoma emorragico trattati coi raggi X. L'actinoterapia 3, 70, 1923. Ref. Klin. Monatsbl. f. Augenhlk. 72, 571. 1924. — BUSACCA e SIGHINOLFI: Azione dei raggi Roentgen sulle fibre del cristallino. Boll. d'oculist. 4, 769. 1925. Ref. Zentralbl. f. d. ges. Ophth. 18, 103. 1927. — BUTLER: Frühjahrskatarrh, spezifische Behandlung mit Radium. Congr. ophth. Oxford, Juli 1916. Ref. Klin. Monatsbl. f. Augenhlk. 58, 619. 1917. — Some remarks upon spring catarrh with special reference to its diagnosis and its treatment with radium. Brit. Journ. of ophth. 1, 411. 1917.

CAMERON: Radon implants, tubes and needles in the treatment of malignant and non malignant conditions. Radium, April 1925. Serie 3, Nr. 1, S. 4. — CASALI: Die Behandlung der Tuberkulose der Bindehaut mit Radium. Annali di Oftalmol. 40, 492. 1911. Ref. Zentralbl. f. prakt. Augenhlk. 35, 426. 1911. — Nuovo contributo alla cura delle tuberculosi della congiuntiva col radio. Giorn. d. oculist. 1921. S. 54, Ref. Rev. genér. d'ophth. 36, 254. 1922. — CASEY A. WOOD: Einseitiger Frühjahrskatarrh. Chicago ophthalm. Soc., 13. Mai 1907. Ref. Klin. Monatsbl. f. Augenhlk. 45/2, 473. 1907. — CHALUPECKY: Die Wirkung des Radiums auf das Auge. Eine Experimentalstudie. Kongr. d. böhm. Augenärzte, 17. Juli 1911. Ref. Zentralbl. f. prakt. Augenhlk. 35, 304, 1911. — Die Wirkung des

Radiums und der Radiumemanation auf den Sehapparat. Wien. klin. Rundschau, Nr. 52. 1911. Ref. Zentralbl. f. prakt. Augenhlk. 36, 126. 1912. — Die Wirkung des Mesothoriums auf den Sehapparat. Wien. klin. Rundschau 1913. Ref. Zentralbl. f. prakt. Augenhlk. 37, 365. 1913. — Über den Einfluß verschiedener Strahlen auf die Augenlinse. Casopis ceskych lekaruv Nr. 53. 1914. Ref. Zentralbl. f. prakt. Augenhlk. 39, 31. 1915. — Über die Wirkung der Röntgenstrahlen auf das Auge und die Haut. Zentralbl. f. prakt. Augenhlk. 21, 234, 277, 386. 1897. — Über die Wirkung verschiedener Strahlungen auf das Auge. Strahlentherapie 8, 141. 1918. — Die Wirkung verschiedener Strahlungen auf die Augenlinse. Wien. med. Wochenschr. 64, 1513. 1914. Ref. Zentralbl. f. d. ges. Ophth. 2, 246. 1920. — CHANCE: Radium plugs for the dissolution of orbital gliomatous masses developing after excision of the globe. Amer. Journ. of ophth. 4, 641. 1921. Ref. Zentralbl. f. d. ges. Ophth. 7, 73. 1922. — The use of radium plugs in the dissolution of orbital gliomatous masses developing after excision ot the globe. Transact. of the Amer. ophth. soc. 19, 216. 1921. Ref. Zentralbl. f. d. ges. Ophth. 7, 523. 1922. — CHASE: Report of a case of retinal glioma treated with radium. Amer. journ. of ophthalm. 3, 806. 1920. Ref. Zentralbl. f. d. ges. Ophth. 4, 438. 1921. — CHNITON und AUBINEAU: Erfolg der Röntgen- und Radiumtherapie in einem Falle von Mikuliczscher Krankheit. Strahlentherapie 4, 636. 1914. Ref. Zentralbl. f. d. ges. Ophth. 1, 506. 1914. — CLAPP: Primary sarcoma ot fhe eyelids in children with report of two cases treated with radium. 61 ann. meet. Washington, 4. Mai 1925. Transact. of the amer. ophth. soc. 23, 228. 1925. Ref. Zentralbl. f. d. ges. Ophth. 16, 833. 1926. — CLARK: Successful treatment of sarcoma of the orbit. Rev. in ophthalm., S. 6. 1914. — Treatment of malignant diseases with radium needles. Penn. med. Journ. 24, 214. 1921. Ref. Ophth. Year-Book S. 443. 1921. — COHEN und LEVIN: Die Wirkung des Radiums auf die Katarakte. Rev. Cubane de oftalmol. 2, 457. 1920. Ref. Zentralbl. f. d. ges. Ophth. 4, 434. 1921. — COHN: Die Heilung des Trachoms durch Radium. Wochenschr. f. Therap. u. Hyg. des Auges, 8, 105. 1905. — Mit Radium geheilter Trachomfall. Schles. Ges. f. vaterl. Kultur, 10. Februar 1905. Ref. Dtsch. med. Wochenschr. 31, 855. 1905. — Die Heilung des Trachoms mit Radium. Berl. klin. Wochenschr., S. 22. 1905. — Weitere Beiträge zur Behandlung des Trachoms mit Radium. Berlin. klin. Wochenschr. S. 222. 1905. — COLLINS: Epibulbar epithelioma completely disappeared after the application of radium bromide. Rep. of the transact. of the ophth. soc. of the united Kingdom. Arch. of ophth. 44, 577. 1915. — Epibulbar epithelioma cured with bromide of radium. Ophth. Review p. 187. 1915. Ref. Klin. Monatsbl. f. Augenhlk. 55, 421. 1915. — CORBETT: Radium clinic for treatment of eye, ear, nose and throat conditions. Boston med. a. surg. Journ. 190, 1082. 1924. — The effect of radium on glaucoma. Boston med. a. surg. Journ. 190, 1124. 1924. Ref. Zentralbl. f. d. ges. Ophth. 14, 395. 1925. — CUPERUS: Mesothoriumbeleuchtung bei Augenkrankheiten. Arch. f. Augenheilkunde 77, 1, 1914. Ref. Zentralbl. f. d. ges. Ophth. 1, 437. 1914.

DA GAMA PINTO: Disk. zu DARIER: Die Anwendung des Radiums in der Augentherapie. Bericht über die 32. Versammlung d. ophth. Ges. Heidelberg, S. 213. 1905. — MC. DANNALD: A case of vernal catarrh that has received one treatment with radium. Rep. of the proceed. of the sect. of ophth. of the New York Acad. of med., 19. Februar 1917. Ref. Arch. of ophth. 46, 278. 1917. — DARIER: Röntgenstrahlen und Becquerelstrahlen in der Augentherapie. Ref. Jahresber. ü. d. Leistung. u. Fortschr. i. Geb. d. Ophth. 34, 367. 1903. — Die Röntgenstrahlen in der Ophthalmotherapie. La clin. ophthalm. 1903. Ref. Zentralbl.

f. prakt. Augenhlk. 28, 92. 1904. — Röntgen-Becquerelstrahlen in der Augentherapie. Wochenschr. f. Ther. u. Hyg. d. Auges, Nr. 52. 1903. Ref. Zentralbl. f. prakt. Augenhlk. 28, 408. 1904. — Die Anwendung des Radiums in der Augentherapie. Bericht über die 32. Vers. d. ophth. Ges. Heidelberg, 4. Aug. 1905. Ref. Klin. Monatsbl. f. Augenhlk. 45/2, 190. 1905. — Radium-therapie. Congr. de la soc. franc. d'ophth., Paris, 2. Mai 1905. Ref. Klin. Monatsbl. f. Augenhlk. 43/1, 775. 1905. — Behandlung eines Epithelioms mit Radium. Soc. d'ophthalm. de Paris, 4. Juli 1905. Ref. Zentralbl. f. Augenhlk. 14, 614. 1905. — Traitement de l'épithéliome superficiel par le radium. Soc. d'ophth. de Paris, 4. Juli 1905. Arch. d'ophth. 25, 617. 1905. Ref. Klin. Monatsbl. f. Augenhlk. 43/2, 282. 1905. — Traitement de l'epithelioma super-ficiel par le radium. La clin. opht. 11, 211. 1905. — Neue Errungenschaften der augenärztlichen Therapie. The Ophthalmoscope, Juli 1905. Ref. Zentralbl. f. prakt. Augenhlk. 30, 59. 1906. — Du mode d'action du radium sur la con-junctivite granuleuse. La clin. opht. Nr. 1. 1906. Ref. Zentralbl. f. prakt. Augenhlk. 30, 128. 1906. — Soc. franc. d'ophtalmologie, Paris 6. Mai 1907. Ref. Klin. Monatsbl. f. Augenhlk. 45/1, 557. 1907. — Le radium en théra-peutique oculaire. La clin. opht. 15, 217. 1909. Ref. Klin. Monatsbl. f. Augen-heilkunde 47/2, 364. 1909. — Wirkung des Radiums auf das Nervensystem. La clin. ophtalmol., Februar 1910. Ref. Zentralbl. f. prakt. Augenhlk. 35, 88. 1911. — Behandlung der Acne rosacea der Hornhaut. Clin. opht. 18, 2, 1912. Ref. The ophth. Year-Book 9, 143. 1912. — Melanosarcome de l'orbite, après trois ablations de la tumeur éviscération sous-périostée de l'orbite suivie de deux applications profondes de radium. Pas de récidive depuis 13 mois. La clin. opht., S. 659. 1916. Ref. Klin. Monatsbl. f. Augenhlk. 59, 505. 1917. — Atrophies optiques, hypophyse et rayons X. La Clinique ophtalm. März 1916. Ref. Klin. Monatsbl. f. Augenhlk. 58, 349. 1917. — DAVIDSON: Radium bei der Behandlung von Ulcus rodens der Haut. Ophth. soc. of the unit. Kingdom, 3. Mai 1906. Ref. Klin. Monatsbl. f. Augenhlk. 44/I, 578. 1906. — DERSELBE und LAWSON: A case of spring catarrh treated and cured by radium. Transact. of the ophth. soc. of the united Kingdom 29, 239. 1909. Ref. Zentralbl. f. prakt. Augenhlk. 34, 424. 1910. — DEUTSCH: Über Radiumbehandlung bei hämorrhagischem Glaukom. Ophth. Ges. in Wien, 12. Dez. 1927. Zeitschr. f. Augenhlk. 64, 156. 1928. — DEUTSCH-MANN: Über intraokularen Tumor und Strahlentherapie. Zeitschr. f. Augen-heilkunde 33, 206. 1915. — DIMMER: Epibulbäres Epitheliom. 85. Vers. dtsch. Naturf. u. Ärzte, Wien, 23. Sept. 1913. Ref. Klin. Monatsbl. f. Augenhlk. 51/2, 602. 1913. — DINGER: Beitrag zur Behandlung des Trachoms mit Radium. Berlin. klin. Wochenschr. 40, 1311. 1906. Ref. Zentralbl. f. prakt. Augenhlk. 30, 480. 1906. — DOR: Cataracte produite par les rayons X. Soc. franc. d'opht., Juni 1923. Ref. Ann. d'ocul. 160, 591. 1923. — DUNCAN: Glioma of retina with report of three cases treated with radium. Amer. Journ. of ophth. 715. 1918. — Primary epithelioma of the cornea with treatment. Am. journ. of ophth. 4, 520. 1922. — DUPUY-DUTEMPS: Dauernde Reizbarkeit des Augapfels und Leukoplasie der Lider nach Radiumbehandlung von Epitheliomen an der Haut der Lider. Leukoplasie auch am überpflanzten gesunden Schleimhautlappen. Bull. soc. ophtalm. Paris 1928, Nr. 6. Ref. Zeitschr. f. Augenhlk. 67, 199. 1929. — DUYSE, VAN: Sarcoma orbitario curado par la radioterapia. Archivos de oftalmolog. hisp.-americ., S. 161. 1909. — Chondrosarkom der Orbita. Soc. belge d'opht. 1913, S. 62. Ref. The ophth. Year-Book 10, 329. 1913. — DERSELBE und DE NOBELE: Über den Schutz des Auges bei radiotherapeutischer Behandlung seiner Nachbarorgane. Annal.

d. l. soc. d. méd. de Gand. Bd. 2. 1905. Ref. Zentralbl. f. prakt. Augenhlk. 29, 351. 1905. — La protéction de l'oeil dans le traitement radiothérapique des parties voisines de cet organe. Rev. génér. d'opht. 1906. Ref. Zentralbl. f. prakt. Augenhlk. 30, 250. 1906. — Sarcome de l'orbite guéri par la radiothérapie. Arch. d'opht. 29, 1. 1909. Ref. Zentralbl. f. Augenhlk. 21, 375. 1909.

ELSCHNIG: 2. Vers. dtsch. Augenärzte Böhmens. 1912. Ref. Klin. Monatsbl. f. Augenhlk. 50, 598. 1912. — Peridakryocystitis. Prag. med. Wochenschr. 38, 522. 1913. — ESDRA: Trachombehandlung mittels Radium. Bolletino dell' osped. oftalm. di Roma 1906. Ref. Zentralbl. f. prakt. Augenhlk. 30, 467. 1906.

FALTA, M.: Das Radium in der Trachomtherapie. Wien. med. Wochenschr. 31, 1546. 1905. — Das Radium in der Therapie des Trachoms. Gyogyaszat S. 280. 1905. Ref. Zeitschr. f. Augenhlk.. 15, 564. 1906. — FENTON: Epithelioma of the lacrimal sac. 76 ann. sess. Atlantic city 25. Mai 1925. Transact. of the sect. on ophth. of the Amer. med assoc. S. 184. 1925. Ref. Zentralbl. f. d. ges. Ophth. 16, 247. 1926. — Epithelioma of the lacrimal sac. Journ. of the Amer. med. Assoc. 85, 1128. 1925. Ref. Zentralbl. f. d. ges. Ophth. 16, 672. 1926. — FIELD: Diskussion zu JANEWAY: The therapeutic use of radium in ophthalmology. Arch. of Ophth. 49, 238. 1920. — FINSI: Recurrence of orbital sarcoma successfully treated by radium. Ophthalmoscope 14, 420. 1916. Ref. Zentralbl. f. Augenhlk. 41, 61. 1917. — FLASCHENTRÄGER: Beitrag zur Radium- und Röntgenschädigung des menschlichen Auges. Klin. Monatsbl. f. Augenhlk. 72, 645. 1924. — FLEMMING: Anwendung des Radiums in der Ophthalmologie. Berlin. ophth. Ges. 18. Mai 1911. Ref. Zentralbl. f. prakt. Augenhlk. 35, 163. 1911. — Experimentelle und klinische Studien über den Heilwert radioaktiver Strahlen bei Augenerkrankungen. Graefes Arch. f. Ophthalmol. 84, 345. 1913. — Demonstration zweier mit radioaktiven Strahlen behandelter Geschwülste des Augapfels. Berlin. ophth. Ges. 22. Mai 1913. Ref. klin. Monatsbl. f. Augenhlk. 51/1, 841. 1913. — Zwei Fälle von Sarkom des Augapfels mit Radium und Mesothoriumstrahlen behandelt. Berlin. ophth. Ges. 22. Mai 1913. Ref. Zentralbl. f. prakt. Augenheilkunde. 37, 167. 1913. — Radium und Mesothorium in der Ophthalmologie. Strahlentherapie 4, 681. 1914. Ref. Zentralbl. f. d. ges. Ophth. 1, 504. 1914. — Radiumtherapy. Am. Journ. Ophth. 8, 730. 1925. — DERSELBE und CRUSIUS: Zur Einwirkung strahlender Energie auf die experimentelle Tuberkulose des Auges. 37. Vers. d. ophth. Ges. Heidelberg, 4. Aug. 1911. Ref. Zentralbl. f. prakt. Augenhlk. 35, 388. 1911. — FORTUNATI und ESDRA: Die Behandlung des Trachoms mittels Radium. Annali di Oftalmol. di Quaglino. 1908. — Einfluß des Radiums auf Trachom. 19. ital. ophthalm. Kongreß, Parma, 1. Okt. 1907. Ref. Zentralbl. f. prakt. Augenhlk. 31, 429. 1907. — FORTUNATI: Die Radiumbehandlung des Trachoms. Klin.-ther. Wochenschr. 16, 564. 1909. — Durch Radiumwirkung hervorgebrachte histologische Veränderungen an der trachomatösen Bindehaut. 19. Vers. d. ital. ophth. Ges., Parma, 1. Okt. 1907. Ref. klin. Monatsbl. f. Augenhlk. 46/1, 200. 1908. — FRANKLIN und CORDES: Radium for cataract. Amer. journ. of ophthalm. 3, 643. 1920. Ref. Zentralbl. f. d. ges. Ophth. 4, 146. 1921. — Radium applicators for cataracts. Amer. journ. of ophthalm. 4, 429. 1921. Ref. Zentralbl. f. d. ges. Ophth. 6, 84. 1922. — Radium therapy in some ocular conditions. Surg. gynecol. a. obstetr. 44, 701. 1927. Ref. Zentralbl. f. d. ges. Radiol. 3, 653. 1927. — FRÖHLICH: Die Wirkung der Radiumemanation auf das Herz von Frosch und Ratte. Zeitschr. f. d. ges. exper. Med. 35, 1. 1923. — FUSITA: Beobachtungen mit Radium. Nippon Gangakai Zashi, Dez. 1912. Ref. Klin. Monatsbl. f. Augenhlk. 51/1, 745. 1913. — Zweiter Bericht der Untersuchung mit Radium in Bezug auf das Hornhautepithel und auf die Vorderkammer-eiweißmenge. Nippon Gankakai Zashi Juni 1913. Ref. Klin. Monatsbl. f. Augenhlk. 52, 563. 1914.

GARCIA DEL MAZO: Epitheliom des Unterlides und der Nase durch Radium geheilt. Arch. de oft. 11, 505, 1912. Ref. The ophth. Year-Book 8, 358. 1912. — GIFFORD: A case of leucosarcoma of the iris, treated by radium. Arch. of ophth. 47, 241. 1918. Ref. Klin. Monatsbl. f. Augenhlk. 64, 885. 1920. — GONZALES: Leprom der Regenbogenhaut. Heilung durch Radium. Ophthalmology, Okt. 1912. Ref. Zentralbl. f. prakt. Augenheilkunde 37, 156. 1913. — GOULDING: Case of spring catarrh. Transact. ophth. Soc. London 1923. S. 689. Ref. Klin. Monatsbl. f. Augenhlk. 72, 56. 1924. — Radium treatment of „spring catarrh". Trans. ophth. soc. united Kingdom 43, 689. 1923 und Brit. med. Journ. 1, 748. 1924. — GREEF: Antwort an E. S., London, betreffend die Wirkung der Radiumstrahlen auf das blinde Auge. Dtsch. med. Wochenschr. 30, 1032. 1904. — Über Radiumstrahlen und ihre Wirkung auf das gesunde und kranke Auge. Dtsch. med.Wochenschr. 30, 452. 1904. Ref. Zentralbl. f. prakt. Augenhlk. 28, 111. 1904. — Lidkarzinom durch Licht geheilt. Ges. d. Charitéärzte, Berlin, 2. Febr. 1905. Ref. Münch. med. Wochenschr. 52, 336. 1905. — Radium in der Ophthalmologie. Handbuch der Radiumbiologie und Therapie von LAZARUS. Wiesbaden: Verlag Bergmann. 1913. — GREEN: Treatment of external diseases of the eye by X Ray. Ref. Zeitschr. f. Augenhlk. 15, 359. 1906. — Basal cell carcinoma of the orbit and ethmoid: operation; radium application. Transact. of the amer. ophth. soc. 20, 124. 1922. — Radium in ophthalmology with special reference to its use in benign affections. Transact. of the sect on ophth. of the amer. med. Assoc. S. 176. 1924. Ref. Zentralbl. f. d. ges. Ophth. 14, 440. 1925. — Radium in ophthalmology. Springfield, Missouri Clin. Bull. 1, 28. 1925. Ref. Ophth. Year book 1926. — GREIZ: Zur Behandlung verschiedener Trachomformen mit Radium im Vergleich zu den gewöhnlichen Mitteln. Inaug.-Diss. St. Petersburg 1910. Ref. Klin. Monatsbl. f. Augenhlk. S. 239. 1910. — GRIFFITH: Spring catarrh. Brit. Journ. Ophth. 1, 178. 1917. — GRUMACH: Zitiert bei KAYSER. — GUGLIANETTI: La radioterapia in oculistica; cura degli epiteliomi. Archiv. di ottalm. 14, 198. 1906. Ref. Michel-Nagel Jahresber. 37, 471. 1906. — Radiotherapie bei Epitheliom. Arch. di Ottalmol. Okt. 1906. Ref. Zentralbl. f. prakt Augenhlk. 30, 453. 1906. — Radiumbehandlung des Frühjahrskatarrhs. Ber. üb. d. 18. ital. ophth. Kongr., Rom, Okt. 1906. Ref. Zentralbl. f. prakt. Augenhlk. 31, 422. 1907. — Su di un tumore epiteliale epibulbare recidivato dopo la cura coi raggi Roentgen. Arch. di ottalmol. 21, 46. 1913. Ref. Klin. Monatsbl. f. Augenhlk. 51/2, 790. 1913. — GUILLEUMA: Elektroionisation durch Radium beim Frühjahrskatarrh. Clin. ophth. 22, 706. 1918. Ref. Klin. Monatsbl. f. Augenhlk. 64, 430. 1920.

HALBERSTÄDTER: Über eine neue Methode der intratumoralen Behandlung mit Thorium X. Dtsch. med. Wochenschr. 49, 1295. 1923. — DERSELBE und SIMONS: Die Anwendung von Thorium X-Stäbchen zur intratumoralen Behandlung. Strahlentherapie 20, 268. 1925. — HARMANN: X ray and high frequency current for trachoma. Brit. med. Journ. 26. Aug. 1905, S. 435. — HARTSHORNE: Lymphosarcoma of orbit probably arising in the choroid. Amer. Journ. of ophth. 5, 604. 1922. — HECKEL: Report of a case of melanosarcoma of the orbit treated with radium. Arch. of ophth. 45, 465. 1916. — Melanosarkom der Orbita mit Radium behandelt. Amer. assoc. of ophth., Juni 1916. Ref. La clin. opht. S. 666. 1916. Ref. Klin. Monatsbl. f. Augenhlk. 59, 505. 1917. — Non surgical treatment of malignant epibulbar neoplasms. Arch. of ophth. 51, 141. 1922. Ref. Klin. Monatsbl. f. Augenhlk. 69, 175. 1922. — HEINEKE: Zur Kenntnis der Wirkung der Radiumstrahlen auf tierische Gewebe. Münch. med. Wochenschr. Nr. 31. 1904. — Experimentelle Untersuchungen über die Einwirkung der Röntgenstrahlen auf innere Organe. Mitt. a. d. Grenzgeb. d. Med. u. Chir. 1904. — HENSEN und SCHÄFER: Über die Ergebnisse der Röntgenstrahlenbehandlung bei Augenkrankheiten bzw. Tumoren des Sehapparates. Arch. f. Ophth. 114, 123. 1924. — HERNÁNDEZ: Ein Fall von Frühjahrskatarrh mit Radiumbehandlung. Arch. de Oft. Hisp. 23, 388. 1923. Ref. Klin. Monatsbl. f. Augenhlk. 71, 285. 1923. — HERTEL: Epibulbäres Karzinom. Vereinig. südwestdtsch. Augenärzte, Freiburg, 7. Dez. 1912. Ref. Klin. Monatsbl. f. Augenhlk. 51/I, 83. 1913. — Über den heutigen Stand der Behandlung tuberkulöser Augenerkrankungen. Samml. zwangl. Abh. a. d. Geb. d. Augenheilk. 9, 1. 1914. Ref. Zentralbl. f. d. ges. Ophth. 1, 251. 1914. — Die nicht medikamentöse Therapie der Augenkrankheiten. Handb. d. ges. Augenhlk. von GRAEFE-SÄMISCH, IV. Bd., 2. Abt. Berlin: Verlag Springer. 1918. — HERZAU: Diskuss. Bemerk. in d. Sitzung d. Vereinig. d. Augenärzte d. Provinz Sachsen, Anhalt und Thüringen. Ref. Klin. Monatsbl. f. Augenhlk. 46/1, 179. 1908. — HESS: On a simple method to avoid burns of the skin in the radium treatment of deeper seated cancers. Publish. and distributed by united States radium corporativen 1. Sept. 1921. — HESSBERG: Die Behandlung des Glaucoma haemorrhagicum mit Röntgenstrahlen. Klin. Monatsbl. f. Augenhlk. 64, 607. 1920. Ref Zentralbl. f. d. ges. Ophth. 3, 342. 1920. — Die Behandlung des Glaucoma haemorrhagicum mit Röntgenstrahlen. 36. Vers. d. Ver. rhein.-westfäl. Augenärzte, 15. Mai 1920, Düsseldorf. Ref. Klin. Monatsbl. f. Augenhlk. 64, 847. 1920. — Über Bestrahlung von Glaucoma haemorrhagicum. Ophth. Sekt. d. Ges. f. Wiss. u. Leben im rhein.-westf. Industriebezirk. Essen, 10. Dez. 1921. Ref. Zeitschr. f. Augenhlk. 47, 168. 1922. — Bestrahlungsergebnisse bei hämophilen Blutungen. 42. Vers. d. Vereins rhein.-westfäl. Augenärzte, 16. Juli 1922, Düsseldorf. Ref. Klin. Monatsbl. f. Augenhlk. 69, 130. 1922. — Bestrahlungstherapie bei chronischer Iridozyklitis. 44. Zusammenkunft der dtsch. ophth. Ges. in Heidelberg, 12. Juni 1924. Ref. Klin. Monatsbl. f. Augenhlk. 72/1, 784. 1924. — Demonstration einer durch Röntgentiefenbestrahlung geheilten schweren, schleichenden Iridozyklitis des letzten Auges bei einem 75jährigen Manne nach früher anderwärts vorgenommener Staroperation. Ges. f. Wiss. u. Leben im rhein.-westf. Industriebez. Essen, 19. Jan. 1924. Ref. Zeitschr. f. Augenhlk. 53, 119. 1924. — Die Behandlung von Netzhautblutungen mit Röntgenstrahlen. 48. Vers. d. Ver. rhein.-westf. Augenärzte, Düsseldorf, 14. März 1926. Ref. Zeitschr. f. Augenheilk. 60, 108. 1926. — Die Behandlung der Netzhautblutungen mit Röntgenstrahlen. Strahlentherapie 23, 313. 1926. — HEYERDAHL: Empirical results of the treatment of cancerous tumors with radium. Acta chirurg. scandinav. 52, 511. 1920. — HIMSTEDT und NAGEL: Über die Einwirkung der Becquerel- und Röntgenstrahlen auf das Auge. Ber. d. Naturf.-Ges. zu Freiburg i. B. S. 139. 1901. Ref. Zeitschr. f. Augenhlk. 6, 165. 1901. — HIPPEL: Über eine neue biologische Wirkung der Röntgenstrahlen. Naturhist. med. Ver. zu Heidelberg, 31. Okt. 1905. Ref. Dtsch. med. Wochenschr. 31, 2085. 1905. — Über Versuche mit Strahlenbehandlung am Auge und an den Lidern. GRAEFES Arch. f. Ophth. 95, 264. 1918. Ref. Klin. Monatsbl. f. Augenhlk. 60, 846. 1918. — HOFFMANN: Radium (Mesothorium) necrosis. Journ. of the Amer. med. assoc. 85, 961. 1925. — Die Strahlenwirkung auf das Auge. Internat. Radiother. von WETTERER 1, 975. 1925/26. — Röntgen- und Radiumstrahlen. Ergebn. d.

Allg. Pathol. und pathol. Anat. d. Menschen u. d. Tiere. Bericht über die Jahre 1913 bis 1925. München: J. F. Bergmann. 1927. — HORNER: Vernal Conjunctivitis treated with radium. U. S. Naval med. bull. 15, 128. 1921. Ref. Ophth. Year-Book. S. 135. 1922. — HORNIKER und ROMANIN: Über einen Hilfsapparat zur Behandlung des Trachoms mit Röntgenstrahlen. Zeitschr. f. Augenhlk. 14, 1905. Ref. Zentralbl. f. prakt. Augenhlk. 29, 405. 1905. — HOSAKAWA: Über die Wirkung von Radiumbromid bei intravenöser und peroraler Zufuhr im Hinblick auf die Verankerung des Radiums im Körper wie auf den intermediären Stoffwechsel. Strahlentherapie 19, 546. 1925. — HÖTTE: Über Dakryozystorhinostomie mit Modifikationen und Totalexstirpation mit Rhinostomie. Klin. Monatsbl. f. Augenhlk. 60, 558. 1918.

JACOBY: Die Radiumbehandlung des Trachoms. Dtsch. med. Wochenschr. 32, 61. 1906. — JACQUEAU, LEMOIN und ARCELIN: Trachome et radiothérapie. Lyon med. 129, 869. 1920. Ref. Zentralbl. f. d. ges. Ophth. 4, 311. 1921. — JANEWAY: The therapeutic use of radium in diseases of the eye. Arch. of ophth. 49, 156. 1920. Ref. Zentralbl. f. d. ges. Ophth. 5, 389. 1921. — JAVAL: Diagnostic de la cause de la cécité par l'emploi du radium. Acad. de méd. 15 avril 1902. Recueil d'opht. 1902, S. 675. Ref. Jahresber. über d. Leistung u. Fortschr. a. d. Geb. d. Ophth. 33, 166. 1902. — JENDRALSKI: Radiotherapeutische Erfahrungen bei Tumoren und Tuberkulose des Auges und seiner Umgebung. Klin. Monatsbl. f. Augenhlk. 65, 565. 1920. 66, 96. 1921. 67, 629. 1921. — Radiotherapeutische Erfahrungen. Klin. Monatsbl. f. Augenhlk. 66, 928. 1921. Ref. Zentralbl. f. d. ges. Ophth. 6, 140. 1922. — Strahlentherapie der Iriszysten. Klin. Monatsbl. f. Augenhlk. 68, 175. 1922. Ref. Zentralbl. f. d. ges. Ophth. 7, 351. 1922. — Ergebnisse der Röntgenbehandlung experimenteller Tuberkulose des vorderen Augenabschnittes. Arch. f. Ophth. 110, 168. 1922. Ref. Zentralbl. f. d. ges. Ophth. 10, 474. 1923. — Ergebnisse der Röntgenbehandlung experimenteller Tuberkulose des vorderen Augenabschnittes. 43. Versamml. d. Dtsch. ophth. Ges. Jena 1922. Ref. Zentralbl. f. d. ges. Ophth. 10, 515. 1923. — JESS: Vorstellung eines Falles von v. Hippelscher Erkrankung der Netzhaut, Behandlung mit Röntgenstrahlen. Vereinig. hessisch. u. hessich-nassauischer Augenärzte, 6. April 1924. Ref. Klin. Monatsbl. f. Augenhlk. 72, 799. 1924. — JOHNSON: Treatment of carcinoma of the conjunctiva with radium. Amer. Journ. of ophth. 7, 589. 1924. — Treatment of carcinoma of the conjunctiva with radium. Radium vol. 3, Nr. 4, p. 232. — JUSTUS: Radiumbehandlung bei Epitheliomen der Palpebra. Bericht über die 1. Versamml. d. ung. ophth. Ges. Budapest, 11. Juni 1904. Ref. Zentralbl. f. Augenhlk. 14, 336. 1905.

KARDO-SISSOJEW: Die Radiotherapie verschiedener Trachomformen. Inaug.-Diss. St. Petersburg 1907/08. Ref. Fortschr. a. d. Geb. d. Röntgenstrahlen 13, 424. 1908/09. — KAYSER: Über Lichttherapie und Röntgen und Radiumstrahlen. Klin. Monatsbl. f. Augenhlk. 42/2, 296. 1904. — KEE MAC und SWEET: The use of radium in cataract. Amer. journ. of ophth. 7, 582. 1924. Ref. Zentralbl. f. d. ges. Ophth. 14, 357. 1925. — KEITH, D. J., und KEITH, P.: Report of case of epithelioma of the cornea. The amer. journ. of roentgen. S. 337. 1922. Ref. Strahlentherapie 17, 690. 1924. — KIRCHNER: Sur la superiorité au point de vue ésthetique du traitement du cancer des paupières par le radium et technique de cette méthode. Clin. opht. 1905. Ref. Zentralbl. f. prakt. Augenhlk. 30, 24. 1906. — KLOCK: Mesothorium und Radiumbestrahlung bei Augentumoren. Ges. d. Charité-Ärzte, Berlin, 7. Mai 1914. Ref. Berlin. Klin. Wochenschr. 51, 1236. 1914. — Beitrag zur Kenntnis der Wirkung radioaktiver Strahlen auf Augen-

Krankheiten. Inaug. Dissert. Berlin 1914. Ref. Zentralbl. f. prakt. Augenhlk. 42, 32. 1918. — KNAPP, ARNOLD: Bilateral glioma; report of a case unsuccessfully treated with radium. Arch. of ophth. 49, 575. 1920. Ref. Zentralbl. f. d. ges. Ophth. 5, 213. 1921. — Bilateral Glioma (Report of a case unsuccessfully treated with radium). Transact. of the amer. ophth. soc. 18, 207. 1920. Ref. Zentralbl. f. d. ges. Ophth. 5, 572. 1921. — Augenstörungen durch Radiumbehandlung des Oberkieferkrebses. Journ. of the amer. med. assoc. 81, 1843. 1923. Ref. Klin. Monatsbl. f. Augenhlk. 71, 539. 1923. — KNAPP, P.: Beitrag zur Röntgenbehandlung von Augentumoren. Schweiz. ophth. Ges., 24. Mai 1924. Ref. Klin. Monatsbl. f. Augenhlk. 72, 811. 1924. — Beitrag zur Röntgenbehandlung von Augentumoren. Schweiz. med. Wochenschr. Nr. 34, p. 761. 1924. Ref. Strahlentherapie 19, 1089. 1925. — Weiterer Bericht über bestrahlte Augentumoren. Sitzungsber. d. schweiz. ophthalm. Ges. Neuenburg, 27. Juni 1925. Ref. Klin. Monatsbl. f. Augenhlk. 75, 464. 1925. — KOBY: Sarcome plan epibulbaire à cellules géantes guéri par le radium. Clin. opht. 12, 605. 1923. Ref. Zentralbl. f. d. ges. Ophth. 12, 108. 1924. — KÖHNE: Zur Klinik der Bindehauttuberkulose. Klin. Monatsbl f. Augenhlk. 68/2, 516. 1919. — KÖLLNER: Epitheliale Neubildung am Limbus nach fünfjährigen Rezidiven durch Mesothorium beseitigt. Arch. f. Augenhlk. 77, 173. 1914. Ref. Zentralbl. f. d. ges. Ophth. 2, 239. 1920. — KOFLER und URBANEK: Vereinfachung und Verbesserung der West-Polyakschen Tränensackoperation. Abh. a. d. Augenheilkunde u. ihren Grenzgeb., H. 6. 1927. — KOPP: Zur Radiumbehandlung des Lupus vulgaris. Strahlentherapie 12, 496. 1921. — KOSTER: Über direkte Behandlung von Augenerkrankungen mit Radium und Mesothorium. Strahlentherapie. 3, 583. 1913. — Behandlung von Augenkrankheiten mit Radium und Mesothorium. Intern. med. Kongr. in London, 12. Aug. 1913. Ref. Klin. Monatsh. f. Augenhlk.. 51/2, 416. 1913. — Radiotherapie und Lichtbehandlung. Intern. med. Kongreß in London, 7. Aug. 1913. Brit. med. Journ. 1913. Ref. Zentralbl. f. prakt. Augenhlk. 38, 55. 1914. — Ursache und Behandlung der stationären Myopie. Zeitschr. f. Augenhlk. 34, 225. 1915. Ref. Zentralbl. f. Augenhlk. 41, 115. 1917. — Die nicht operative Behandlung der Myopia gravis. Zeitschr. f. Augenhlk. 34, 215. 1915. Ref. Zentralbl. f. Augenhlk. 41, 115. 1917. — DERSELBE und CATH: Behandlung von Augenkrankheiten mit Radium. Nederl. Tijdschr. v. geneesk. 2, 633, 702. 1911. Ref. Jahresber. über d. Leistung. u. Fortschr. i. Geb. d. Ophth. 42, 360. 1911. — KRONFELD: Aussprache zu BORAK. Zeitschr. f. Augenhlk. 61, 187. 1927. — KRÜCKMANN: Einige Bemerkungen über rheumatische Erkrankungen und Wärmewirkungen am vorderen Augenabschnitt. Ber. über d. 37. Versamml. d. ophth. Ges. Heidelberg, 3. Aug. 1911. Ref. Zentralbl. f. prakt. Augenhlk. 35, 386. 1911. — KRULL: Über Strahlenbehandlung bei Tuberkulose des Auges. Nederlandsch. tijdschr. v. geneesk. 67, 630. 1923. Ref. Zentralbl. f. d. ges. Ophth. 10, 131. 1923. — KUHNT: Über die Behandlung der Tränensackleiden mit besonderer Berücksichtigung der inveterierten Formen. Zeitschr. f. Augenhlk. 30, 399. 1913. — KÜMMEL: Eigenartige Schädigung der Hornhaut durch Röntgenstrahlen. Klin. Monatsh. f. Augenhlk. 66/1, 480. 1921. — Beitrag zur Strahlenbehandlung des Netzhautglioms. 41. Zusammenkunft d. ophth. Ges. Heidelberg, 5. Aug. 1918. Ref. Klin. Monatsbl. f. Augenhlk. 61, 353. 1918. — KUMER: Über einen neuen Apparat zur Einbringung von Radiumröhrchen in Filter. Strahlentherapie 23, 184. 1926. — Über die Radiumbehandlung einiger Liderkrankungen. Ophth. Ges. in Wien, 20. Nov. 1922. Zeitschr. f. Augenhlk. 49, 353. 1923. — DERSELBE und SALLMANN: Zur Radiumtherapie des Trachoms. Zeitschr. f. Augenhlk. 53, 23. 1924. — Über die Radiumtherapie tuberkulöser

Erkrankungen der Lider, der Bindehaut und des Tränensackes. Zeitschr. f. Augenheilk. 54, 11. 1925. — Über Radiumbehandlung fistelnder Hornhautgeschwüre. Zeitschr. f. Augenhlk. 62, 41. 1927. — Über Irisverfärbung nach Radiumbestrahlung. Arch. f. Ophth. 121, 238. 1928. — KUPFERBERG: Neue Wege in der Krebsbehandlung. Münch. med. Wochenschr. 70, 6. 1923. — KUSAMA: The X ray treatment of retinal glioma. Amer. Journ. of ophth. S. 636. 1919. Ref. Klin. Monatsbl. f. Augenhlk. 65, 462. 1920. — KUZNITZKY und JENDRALSKI: Die Strahlenbehandlung in der Ophthalmologie. Verein d. Augenärzte Schlesiens u. Polens, 27. Juni 1914. Ref. Klin. Monatsbl. f. Augenhlk. 53, 234. 1914.

LACAPÈRE: Le rayonnement global du radium (ses emplois en thérapeutique). Journ. des practiciens 40, 321. 1926. — LANE, LAURA: Radium in ophthalmology with special reference to its use in benign affections. Transact. of the sect. on ophth. of the amer. med. assoc. 6, 176. 1924. Ref. Zentralbl. f. d. ges. Ophth. 14, 438. 1925. — Radium in ophthalmology. A further study, experimental and clinical. 77. ann. sess. Dallas Texas, 19. April 1926. Transact. of the sect. on ophth. of the Amer. med. assoc. S. 78. 1926. Ref. Zentralbl. f. d. ges. Ophth. 17, 814. 1927. — Radium in ophthalmology. A further study, experimental and clinical. Journ. of the amer. med. assoc. 88, 232. 1927. Ref. Zentralbl. f. d. ges. Ophth. 18, 218. 1927. — LANGE: Zur Lehre vom Sarkom der Aderhaut mit Berücksichtigung der experimentellen Geschwulstforschung und der modernen Anschauung der Histogenese der Tumoren. Klin. Monatsbl. f. Augenhlk. 51/2, 537. 1913. — LAUBER: Über die Behandlung oberflächlicher Hornhauterkrankungen mit Radium. Wien. med. Wochenschr. 71, 1066. 1921. — Diagnose und Behandlung des Trachoms. Wien. med. Wochenschr. 73, 1698. 1923. — LAWRENTJEW: Ca. palpebrae. Moskauer augenärztl. Ges. 20. April 1904. Ref. Klin. Monatsbl. f. Augenhlk. 44, 338. 1906. — LAWSON and DAVIDSON: Radium treatment. Ophth. soc. of the united Kingdom 9. Juli 1909. Ref. Brit. med. Journ. 1909. Ref. Zentralbl. f. prakt. Augenhlk. 33, 329. 1909. — Vorläufige Mitteilung über die Radiumbehandlung von Augenkrankheiten. Transact. of the ophth. soc. of the united Kingdom 29, 1909. Ref. Zentralbl. f. prakt. Augenhlk. 34, 425. 1910. — Radiumtherapy in eye disease. Brit. med. Journ. 2, 1491. 1910. Ref. Klin. Monatsbl. f. Augenhlk. 49/1, 760. 1911. — LAWSON and RUSS: A new method of employing radium in superficial lesions of the eyelid. Transact. of the ophth. soc. of the united Kingdom 39, 102. 1919. — LEDERER: Einfluß der Radiumemanation auf den intraokularen Druck. 10. Versamml. d. dtsch. ophth. Ges. in der tschechoslow. Rep., Teplitz-Schönau, 16. Mai 1925. Ref. Klin. Monatsbl. f. Augenhlk. 74, 785. 1925. Ref. Zentralbl. f. d. ges. Ophth. 15, 591. 1926. — LEVIN: Diskussion zu JANEWAY: The therapeutic use of radium in ophthalmology. Arch. of Ophth. 49, 240. 1920. — LÖHLEIN: Vorarbeiten für eine therapeutische Verwendung des Thorium X am Auge. 47. Versamml. d. Heidelberger Ophth. Ges., S. 349. 1928. — LÖWENSTEIN: Zur Radiumbehandlung des Orbitalsarkoms. Klin. Monatsbl. f. Augenhlk. 80, 237. 1928. — LONDON: Über Radiumstrahlen und ihre Wirkung auf das gesunde und blinde Auge. Dtsch. med. Wochenschr. Nr. 21. 1904. Ref. Zentralbl. f. prakt. Augenhlk. 28, 320. 1904. — Zur Lehre von den Becquerelstrahlen und ihren physiologisch-pathologischen Bedeutungen. Berlin. klin. Wochenschrift Nr. 23. 1903. — Über das Verhalten der Radiumstrahlen auf dem Gebiete des Sehens. Graefes Arch. f. Ophth. 57, 322. Ref. Zentralbl. f. prakt. Augenhlk. 28, 247. 1904. — LÜSCHER: Über die Technik der Radiumpunktur. Zeitschr. f. Hals-, Nasen- und Ohrenheilkunde 9, 421. 1925.

MACKAY: Frühjahrskatarrh und Radiumbehandlung. Transact. of the ophth. soc. of the united Kingdom S. 31. 1911. Ref. Zentralbl. f. prakt. Augenhlk. 36, 156, 1912. — MALCOLM, ANDREWS: Diskussion zu LANE: Radium in ophthalmology. Transact. of the section of ophth. of the amer. med. assoc. S. 176. 1924. — MARCOTTY: Doppelseitige, symmetrische aleukämische Lymphadenome der Orbita und der Tränendrüsen und ihre Heilung durch Strahlentherapie. Klin. Monatsh. f. Augenhlk. 68, 166. 1922. Ref. Zentralbl. f. d. ges. Ophth. 7, 382, 1922. — Symmetrische aleukämische Lymphadenome der Lider und Orbita, geheiit durch Strahlentherapie.|Med. Ges. Freiburg i. Br., 3. Mai 1921. Ref. klin. Monatsbl. f. Augenhlk. 66, 955. 1921. — MARIN, AMAT: Frühjahrsbindehautkatarrh der tarsalen Form mit Riesenpapillen, durch Radium geheilt. Siglo med. 71, 234. 1923. Ref. Zentralbl. f. d. ges. Ophth. 10, 360. 1923. — Frühjahrskatarrh der tarsalen Form und mit Riesenpapillen, durch Radium geheilt. Arch. de oft. 24, 341. 1924. Ref. Zentralbl. f. d. ges. Ophth. 14, 10. 1925. — MARTLAND, CONLON und KNEF: Some unrecognized dangers in the use and handling of radioactive substances. Journ. of the Amer. med. assoc. 85, 1769. 1925. — MATAGNE: Quelques cas cliniques d'application du radium en ophtalmologie. Soc. d. radiol. méd. d. France, 1. März 1914. Ref. Bull. et mém. d. l. soc. d. radiol. méd. d. France 6, 97. 1914. Ref. Arch. d'Electr. med. S. 373. 1914. — MATTICE: Report of the succesful treatment of a corneal tumor with radium, with remarks on radium in ophthalmology. The Arch. of ophth. 43, 237. 1914. — MAUKSCH: Radiumschädigung des Hornhautepithels. Sitzungsber. d. ophth. Ges. in Wien, 17. Nov. 1924. Ref. Klin. Monatsbl. f. Augenhlk. 73, 783. 1924. — MAY: Treatment of Trachoma with radium. Ophthalmol. S. 475. 1912. Ref. Zentralbl. f. prakt. Augenhlk. 36, 311. 1912. — MEESMANN: Beitrag zur Röntgen-Radiumstrahlenschädigung der menschlichen Linse. Klin. Monatsbl. f. Augenhlk. 81, 259. 1928. — MEISNER: Radiumstrahlenwirkung im Kaninchenauge. Ophth. Ges. in Heidelberg, 13. Juni 1924. Ref. Klin. Monatsbl. f. Augenhlk. 72, 784. 1924. — MENACHO: Ein Fall von Panophthalmie bei Keratitis mit Hypopyon, entstanden durch unrichtige Verwendung des Radium. Arch. de oft. Hisp.-Amer. 24, 30. 1924. Ref. Zentralbl. f. d. ges. Ophth. 12, 224. 1924. — METZGER: Zur Lehre vom Neuroblastoma (Glioma) retinae. Inaug.-Diss. Frankfurt a. M. Ref. Klin. Monatsbl. f. Augenhlk. 69, 547. 1922. — MIESCHER: Das Röntgenerythem. Strahlentherapie. 16, 333. 1924. — MÜLLER, L.: Trachom durch Radiumbestrahlung geheilt. Ophth. Ges. Wien, 20. Febr. 1922. Ref. Zeitschr. f. Augenhlk. 48, 42. 1922. — DERSELBE und HÖGLER: Die Heilung des Trachoms durch Radiumstrahlen. Wien. klin. Wochenschr. 35, 954. 1922. — MÜLLER, CHRISTOPH: Bemerkungen zur Röntgenstrahlenbehandlung intraokulärer Tumoren. Münch. med. Wochenschr. 68, 204. 1921. Ref. Zentralbl. f. d. ges. Ophth. 5, 270. 1921. — Bemerkungen zur Röntgenstrahlenbehandlung intraokulärer Tumoren. Münch. med. Wochenschr. 68, 204. 1921. Ref. Zentralbl. f. d. ges. Ophth. 5, 270. 1921. — MUSKHELOW: Becquerelstrahlen bei Trachom. Pirogow-Kongreß Moskau, 26. April 1907. Westn. Ophth. 1907, S. 530. Ref. Klin. Monatsbl. f. Augenhlk. 45, 300. 1907. — MYLIUS: Zur Behandlung der tuberkulösen Augenerkrankungen. 89. Versamml. d. Ges. dtsch. Naturf. u. Ärzte. Sekt. f. Augenhlk.. Düsseldorf, 19. Sept. 1926. Ref. Zentralbl. f. d. ges. Ophth. 17, 433. 1926. — Mit der Strahlentherapie gemachte Erfahrungen. Hamburg. augenärztl. Ges. 30. April 1926. Ref. Zeitschr. f. Augenhlk. 60, 74. 1926. — Erfahrungen mit der Strahlenbehandlung tuberkulöser Erkrankungen des vordern Augenabschnittes. Zeitschr. f. Augenhlk. 61, 230. 1927.

Neapolitanski: Über den Einfluß des Radiums auf Bakterien, spez. auf die Prowazek-Greeffschen Trachomkörperchen. Petersb. ophth. Ges. 3. März 1911. Westn. Ophth. S. 170. 1912. Ref. Jahresber, üb. d. Fortschr. u. Leistung. i. Geb. d. Ophth. 43, 363. 1912. — Neuschüler und Steiner: Heilung von Pannus trachomatosus durch Radium. Ber. üb. d. 18. ital. ophthalm. Kongreß, Rom, Okt. 1906. Ref. Zentralbl. f. prakt. Augenhlk. 31, 414. 1907. — New und Benedikt: Radium in the treatment of diseases of the eye and adnexa. Amer. journ. of ophthalm. 3, 244. 1920. Ref. Zentralbl. f. d. ges. Ophth. 3, 314. 1920. — Nowak: Erfahrungen mit der Westschen Operation. Verhandl. d. außerordentl. Tag. d. ophth. Ges. Wien, 21. Aug. 1922, S. 365.

Ogin und Imai: Über einen Fall von Pemphigus und dessen Behandlung mit Radiumstrahlen. Nippon Gankakai Zashi, Nov. 1913. Ref. Klin. Monatsbl. f. Augenhlk. 52, 569. 1914. — Onfray, Duclos und Gagey: Conjonctivite printannière ancienne traitée par le radium. Soc. d'opht. de Paris, 19. Jän. 1924. Ref. Rev. gen. d'opht. 38, 36. 1924.

Pardo: Dell' azione dei raggi di Roentgen sopra alcune affezioni oculari. Arch. di ottalmol. 12, 288. 1905. Ref. Jahresber. üb. d. Leistung. u. Fortschr. i. Geb. d. Ophth. 36, 354. 1905. — Parker und Stokes: Intraocular sarcoma in children. A clinical and pathologic study of ten cases. 77. ann. sess. Dallas, Texas. 19. April 1926. Transact. of the sect. on ophth. of the amer. med. assoc. S. 331. 1926. Ref. Zentralbl. f. d. ges. Ophth. 17, 774. 1927. — Perinne: Radium in Ophthalmic pratice. Hahnem. Mo. 50, 209. 1914. Ref. Ophthalm. Year-Book S. 29. 1915. — Pfahler: The treatment of epithelioma of the skin. Atlant. med. Journ. 29, 381. 1926. Ref. Zentralbl. f. d. ges. Radiol. 1, 216. 1926. — Roentgenotherapy in sarcoma of the orbit. 75 ann. sess. Chicago, 9. Juni 1924. Transact. of the sect. on ophth. of amer. med. assoc. S. 159. 1924. Ref. Zentralbl. f. d. ges. Ophth. 15, 638. 1926. — Pfeiffer: Über die Röntgentherapie der symmetrischen Tränen- und Speicheldrüsenerkrankung. Beiträge zur klin. Chirurgie 50, 245. 1906. — Pfingst: An unusual case of vernal catarrh. Amer. journ. of ophth. 6, 996. 1924. Ref. Klin. Monatsbl. f. Augenhlk. 72, 561. 1924. — Pflugk: Aussprache zu Axenfeld: Intraokulare Strahlenbehandlung. 40. Versamml. d. ophth. Ges. Heidelberg 1916, S. 177. — Pillat: Über die gittrige und andere Formen degenerativer Hornhauterkrankungen. Zeitschr. f. Augenheilk. 49. 313. 1923. — Über den Wert der bakteriologischen Untersuchung bei einer Trachomepidemie. Verhandl. d. ophth. Ges. Wien, 14. Dez. 1925. Jahrg. 1924/25, S. 185. — Pinch: The therapeutic uses of radium. Bristol med. chirurg. journ. 41, 97. 1924. Ref. Zentralbl. f. d. ges. Ophth. 13, 421. 1925. — Pissarello: L'azione del radium sui prozessi tubercolari della congiuntiva. Ann. di ottalm. 44, 1915. Ref. Klin. Monatsbl. f. Augenhlk. 59, 504. 1917. — Plocher: Strahlentherapie beim epibulbären Karzinom. Klin. Monatsbl. f. Augenhlk. 61, 189. 1918. — Polyak: Die Heilung der Tuberkulose des Tränensackes auf intranasalem Wege. Zeitschr. f. Augenhlk. 40, 181. 1918. — Pomeroy und Strauss: Radium in diseases of the eye, ear, nose and throat. Laryngoscope 36, 437. 1926. Ref. Zentralbl. f. d. ges. Ophth. 17, 440. 1926. — Poulard: Epithélioma de la paupière traité et guéri par le radium. Soc. d'opht. de Paris. 1909. Ref. Arch. d'opht. 30, 115. 1910. — Epithelioma of orbit treated by X ray. Arch. d'opht. 37, 315. 1920. — Poyales und Pajares: Beiderseitiges Gliom der Retina und seine Behandlung mit Radium. Arch. d'opht. 38, 122. 1921. Ref. Klin. Monatsbl. f. Augenhlk. 66, 556. 1921. — Gliome de la rétine bilatérale et son traitement par le radium. La Pediatria espagnola 9, 223. 1920. Ref. Klin. Monatsbl. f. Augenhlk. 97, 140. 1921. Zentralbl. f. d. ges. Ophth. 4,

40. 1921. — Doppelseitiges Gliom der Retina und Radiumbehandlung. Espana oftalmol. 5, 207. 1920. Ref. Zentralbl. f. d. ges. Ophth. 4, 153. 1921. — PRAWOSSUD: Anwendung des Radiums bei Krebs. Moskauer augenärztl. Ges. 20. April 1904. Ref. Klin. Monatsbl. f. Augenhlk. 44/2, 338. 1906. — PRECERUTTI: Sur les verres radioactifs; leur action sur l'oeil et sur la vision. Clin. opht. S. 192. 1913. Ref. Jahresber. üb. d. Leistung. u. Fortschr. i. Geb. d. Ophth. 44, 282. 1913. — Risultati ottenuti in varie forme morbosi oculari medianti le iniezioni sottocongiuntivali di acqua radioattiva. Giorn. d. r. acad. di med. di Torino 77, 3. 1914. Ref. Zentralbl. f. d. ges. Ophth. 1, 505. 1914. — PROKOPENKO: Zur Frage über die Behandlung des Trachoms mit Radiumstrahlen. Westnik oft. Nr. 5. 1910. Ref. Klin. Monatsbl. f. Augenhlk. 48, 706. 1910. — PUSEY: Treatment of vernal conjunctivitis with radium. Journ. of the amer. med. assoc. 71, 806. 1918.

QUICK: New Growths of the eyeball and orbit. Radium Report of the Memorial Hospital New York Sec. Series 1923. Newyork: Hoeber. 1924.

REGAUD, COUTARD, MONOD und RICHARD: Radiothérapie des cancers de la region orbito-palpébrale. Résultats et techniques de l'institut du radium de Paris de 1919 bis 1923. Ann. d'oculist. 163, 1, 1926. Ref. Zentralbl. f. d. ges. Ophth. 16, 648. 1926. — REIS: Über einen neuen Befund bei Frühjahrskatarrh. Niederrhein. Ges. f. Natur- u. Heilk., Bonn, 9. Dez. 1907. Ref. Dtsch. med. Wochenschr. 34, 312. 1908. — Über ein Ringsarkom des Ziliarkörpers. Zeitschr. f. Augenhlk. 28, 426. 1912. — REYMOND: Essai sur l'emploi du radium en ophthalmologie. Clin. opht. 14, 18. 1925. Ref. Zentralbl. f. d. ges. Ophth. 14, 867. 1925. — ROBINSON: Radiumtherapy in diseases of the eye and adnexa. Arch. of ophth. 55, 328. 1926. Ref. Zentralbl. f. d. ges. Ophth. 17, 638. 1927. — ROCHAT: Notes cliniques sur le radium. Nederland. Tijdschrift voor Geneeskunde, Bd. 2. 1912. Ref. Arch. d'opht. 34, 189. 1914/15. — ROHRSCHNEIDER: Eine neue Prothese zum Schutze des Auges gegen Röntgen- und Radiumstrahlen. Klin. Monatsbl. f. Augenhlk. 82, 169. 1929. — ROSELLI: L'azione del radio nei tessuti oculari. XIX. Riunione dell' Assoc. oftalm. ital. Parma, 1. bis 4. Okt. 1907. Ref. Mich. Nagel-Jahresber. 38, 316. 1907. — ROTHMANN: Folgezustände der Röntgenbehandlung bei Lupus vulgaris. Strahlentherapie 13, 325. 1922. — RYERSON: Radium bei Epithelioma orbitae. Sitzungsber. d. Sect. f. Ophth. d. Brit. med. Assoc. Ref. Brit. med. Journ. 30. Juli 1910. Ref. Zentralbl. f. prakt. Augenhlk. 35, 241. 1911. — On the use of radium in ophthalmology. Ophthalmology S. 147. 1912. Ref. Zentralbl. f. prakt. Augenhlk. 36, 219. 1912. — Malignant disease of eyelids treated by radium. Amer. Acad. ophth. oto-laryngol S. 121. 1912. Ref. The ophth. Year-Book 10, 316. 1913.

SALLMANN: Demonstration von vier unter reiner Radiumbestrahlung zur Abheilung gekommenen Fällen von Tränensacktuberkulose. Verhandl. d. ophth. Ges. Wien, 20. Okt. 1924. S. 42. 1924/25. — Zur Radiumbehandlung des Trachoms. Ophth. Ges. in Wien, 20. Nov. 1922. Zeitschr. f. Augenhlk. 49, 357. 1923. — Aussprache zu WASSING: Beiträge zur Trachomtherapie. Verhandl. d. ophth. Ges. in Wien, S. 107. 1923/24. — SATANOVSKY: Primäres Lidsarkom. Semana méd. 32, 169. 1925. Ref. Zentralbl. f. d. ges. Ophth. 16, 251. 1926. — SATTLER, H.: Ein Beitrag zur Kenntnis der epibulbären Karzinome und ihrer Behandlung. Graefes Arch. für Ophth. 105, 1207. 1921. Ref. Zentralbl. f. d. ges. Ophth. 6, 147. 1922. — SATTLER, ROB.: Radium therapy in case of orbital sarcoma. Transact. of amer. ophth. soc. S. 778. 1914. Ref. Klin. Monatsbl. f. Augenhlk. 54, 365. 1915. — SCHEERER: Röntgenbestrahlung der Iristuberkulose. Klin. Monatsbl. f. Augenhlk. 68,

186. 1922. Ref. Zentralbl. f. d. ges. Ophth. 7, 391. 1922. — Röntgenbestrahlung bei Uvealtuberkulose. Klin. Monatsbl. f. Augenhlk. 75, 27. 1925. — Schindler: Radiumbehandlung eines Xanthelasma der Augenlider. Wien. ophth. Ges. 26. Okt. 1910. Ref. Klin. Monatsbl. f. Augenhlk. 48/2, 629. 1910. — Über die Behandlung des Xanthelasma mit Radium. Zeitschr. f. Augenhlk. 25. 62. 1911. — Fall von Xanthelasma mit Radium behandelt. Wien. ophth. Ges. 27. März 1910. Ref. Klin. Monatsbl. f. Augenhlk. 49/2, 110. 1911. — Schnaudigel: Zur Radiumbehandlung der Conjunctivitis vernalis. Klin. Monatsbl. f. Augenhlk. 50, 620. 1912. Ref. Zentralbl. f. prakt. Augenhlk. 37, 184. 1913. — Schönberg: Glioma retinae. Rep. of the proceed. of the sect. on ophth. New York Akad. of Med. 19. Mai 1919. Ref. Arch. of ophth. 48, 522. 1919. — A case of bilateral glioma of the retina apparently arrested in the non-enucleated eye by radium. Arch. of ophth. 48, 485. 1919. Ref. Klin. Monatsbl. f. Augenhlk. 65, 162. 1920. — Diskuss. zu Janeway: The therapeutic use of radium in ophthalmology. Arch. of Ophth. 49, 241. 1920. — Report on a case of bilateral glioma of the retina, cured in the non enucleated eye by radium treatment. Arch. of ophthalm. 56, 221. 1927. — Schweinitz, De: Heilung eines Lidepithelioms durch Röntgenstrahlen. College of Physicians of Philadelphia, sect. of ophthalm. 17. Dez. 1907. Ref. Klin. Monatsbl. f. Augenhlk. 46/1, 330. 1908. — 1. Epibulbar carcinoma nine years after removal of a papilloma of the corneo-scleral margin. 2. Small spindle celled Hemangiosarcome of the eyelid of a child aged five months, excision, followed by radium treatment. Amer. journ. of ophth. 4, 91. 1921. — Seefelder: Beitrag zur Strahlentherapie am menschlichen Auge. Ber. d. dtsch. ophth. Ges. 42, 307. 1920. Ref. Zentralbl. f. d. ges. Ophth. 4, 534, 1921. — Demonstration eines mit Röntgenstrahlen behandelten Glioms. Sitzungsber. d. 88. Versamml. dtsch. Naturf. u. Ärzte. Innsbruck 1924. Ref. Klin. Monatsbl. f. Augenhlk. 73, 507. 1924. — Gliom und Röntgenbestrahlung. Wien. med. Wochenschr. 75, 2498. 1925. Ref. Zentralbl. f. d. ges. Ophth. 16, 207. 1926. — Über Heilung von Retinagliom mit Erhaltung der Sehschärfe. Wiss. Ges. d. Ärzte. Innsbruck, 29. Jan. 1926. Ref. Wien. Klin. Wochenschr. 39, 38. 1926. — Selenkowsky: Heilung des Trachoms durch Radium. Russky Wratsch S. 19. 1905. Ref. Münch. med. Wochenschr. S. 1603. 1905. — Über Behandlung follikulärer Trachome mit Becquerelstrahlen. St. Petersburger Ophth. Ges., 26. Jan. 1906. Ref. Klin. Monatsbl. f. Augenhlk. 44/2, 152. 1906. — Die Behandlung des Trachoms mit Radium. Russky Wratsch, S. 613. 1905. Ref. Zeitschr. f. Augenheilkunde. 18, 240. 1907. — Zur Frage über die Heilung des Trachoms durch Becquerelstrahlen. Arch. f. Augenhlk. 60, 63. 1908. — Zur Behandlung des Trachoms mit Becquerelstrahlen (Radium). Westn. ophth. S. 591. 1908. Ref. Zeitschr. f. Augenhlk. 21, 540. 1909. — Über Radiotherapie des Trachoms auf Grund von 300 Fällen. 11. Kongr. russ. Ärzte, St. Petersburg, 21. April 1910. Ref. Klin. Monatsbl. f. Augenhlk. 48/2, 501. 1910. — Zur Frage über die Heilung der verschiedenen Trachomformen und einiger Augenkrankheiten durch Radium. 12. intern. ophth. Kongr. St. Petersburg, 2, 293. 1914. Ref. Klin. Monatsh. f. Augenhlk. 55, 190. 1914. — Die Radiumbehandlung in der Ophthalmologie. 2. russ. Röntgenkongr., 8. April 1924. Westn. rentgenol. i radiol. 3, 104. 1925. Ref. Zentralbl. f. d. ges. Ophth. 16, 858. 1926. — Derselbe und Malischeff: Über die Trachombehandlung durch Radiumemanation (Radon). Klin. Monatsbl. f. Augenhlk. 82, 162. 1929. — Shine: A case of spring catarrh, treated with radium. Ophth. Sect. New York Acad. of med. 20. Juli 1909. Ref. Klin. Monatsbl. f. Augenhlk. 48/2, 706. 1910. — Shumway: Vernal conjunctivitis greatly improved by Radiumtreatment

Amer. journ. of ophth. 1, 404. 1918. Ref. Klin. Monatsbl. f. Augenhlk. 64, 894. 1920. — SIMONS: Ergebnisse bei Behandlung von Karzinomen der Augenlider mittels Thor X-Stäbchen. (Bericht über 31 behandelte Fälle.) Zeitschr. f. Augenhlk. 61, 211. 1927. — SOILAND und COSTOLOW: Radiation treatment of superficial malignancies. California a. western med. 24, 494. 1926. — STARGARDT: Über die Wirkung der Röntgenstrahlen auf den Trachomfollikel. Zeitschr. f. Augenhlk. 14, 251. 1905. — Die Röntgentherapie in der Augenheilkunde. Strahlentherapie 1, 156. 1912. — Röntgenbehandlung des Trachoms Strahlentherapie 1, 526. 1912. — Die Röntgenbehandlung in der Augenheilkunde. 1. Die Röntgenbehandlung der Lidepitheliome. Strahlentherapie 1, 156. 1912. — Versuche mit Thorium X am Auge. Zeitschr. f. Augenhlk. 34, 195. 1915. — Über Strahlenbehandlung des Auges. Bonner Röntgenver., 2. Mai 1921. Ref. Fortschr. a. d. Geb. d. Röntgenstr. 28, 256. 1922. — STICHERLING: Strahlentherapie beim Glioma retinae. Inauguraldissertation. Freiburg i. Br. 1927. — STIEREN: Melanosarcoma of choroid with extension to orbit. Report of case. 76. ann. sess. Atlantic city 25. Mai 1925. Transact. of the sect. on ophth. of the amer. med. Assoc. S. 193. 1925. Ref. Zentralbl. f. d. ges. Ophth. 16, 190. 1923. — STOCK: Strahlenbehandlung in der Augenheilkunde. Klin. Monatsbl. f. Augenhlk. 76. 542. 1926. — Über Strahlenbehandlung in der Augenheilkunde. Med. Klinik, 22, 1804. 1926. — Über Behandlung der chronischen tuberkulösen Iridozyklitis mit Röntgenstrahlen. Münch. med. Wochenschr. 72, 1499. 1925. Ref. Zentralbl. f. d. ges. Ophth. 16, 128. 1926. — STUMPF: Technik und Erfolge der Strahlenbehandlung in der Ophthalmologie. Arch. f. Augenhlk. 90, 109. 1922. Disk. Bemerk. zu Seefelder. 88. Versamml. dtsch. Naturf. u. Ärzte, Innsbruck, 25. Sept. 1924. Ref. Klin. Monatsbl. f. Augenhlk. 61, 189. 1918.

TAKAHASHI und TAKEHIRA: Klinische und experimentelle Erfahrungen mit der Radiumbehandlung bei malignen Tumoren und Tuberkulose auf ophthalmologischem Gebiete. Tohoku journ. of exp. med. 5, 385. 1924. Ref. Zentralbl. f. d. ges. Ophth. 14, 866. 1925. — TERRIEN: Radio-diagnostic et radiothérapie en ophtalmologie. Arch. d'ophtalm. 36, 513. 1918/19. — Radiothérapie. Arch. d'ophtalm. S. 528. 1919. — Anwendung des Radiums und der Röntgenstrahlen in der Augenheilkunde. 32. Congr. d. l. soc. franc. d'opht. 5. Mai 1919. Ref. Ann. d'ocul. 156, 364. 1919. Ref. Klin. Monatsbl. f. Augenhlk. 64, 430. 1920. — TERSON: Über Radiumbehandlung eines melanotischen Epithelioms. Soc. d'opht. d. Paris, 4. Juli 1905. Ref. Zeitschr. f. Augenhlk. 14, 614. 1905. — THIEBAULT: Notes et observations sur l'emploi du radium (épithéliomes, scleritis, trachome). La Clin. opht. 12, 347. 1906. — THIELEMANN: Zur Wirkungsweise der Radiumbestrahlung auf die trachomatöse Bindehaut. Zeitschr. f. Augenhlk. 14, 559. 1905. — TOUSEY: Vernal catarrh. New York State Journ. Med. 24, 193. 1924. Ref. Ophth. Year-Book 1925. — Progress in X ray and radium therapy. Physic. therap. 44, 423. 1926. Ref. Zentralbl. f. d. ges. Ophth. u. i. Grenzgeb. 17, 589. 1927. — TREACHER-COLLINS: Epibulbar epithelioma completely disappeared after the application of radium bromide. Arch. of ophth. 44, 577. 1915. — TRIBONDEAU et BELLEY: Microphtalmie et modifications concomitantes de la retine par roentgenisation de l'œil d'animaux non veaunés. Compt. rend. d. l. soc. d. biolog. 63, 128. 2. Juli 1907. — Action des rayons X sur l'œil du chat en voie de développement Ann. d'ocul. 139, 55. 1908. Arch. d'Electric. med. experim. et cliniques. 10. Dez. 1907. — TRIBONDEAU et LAFARGUE: Etude experimentale des rayons X sur la rétine et le nerf optique. Compt. rend. d. l. soc. d. biolog. 65, 149. 1908. — Action différante des rayons X sur le cristallin des animaux jeunes et des animaux adultes. Réunion biologique de Bordeaux, 3. Dez. 1907. Compt. rend. d. l. soc. d. biolog. 63, 716. 1907. — TRIBONDEAU et RÉCAMIER: Altération des yeux et du squelette facial d'un chat nouveau — né par roentgenisation. Compt. rend. d. l. soc. d. biolog. 57, 1031. 1905. — Cataracte expérimentale obtenue par roentgenisation. Compt. rend. d. l. soc. d. biol. 63, 126. 1907.

UHTHOFF: Fall von Tuberkulose der Konjunktiva des oberen Lides kombiniert mit Lymphangiombildung. Klin. Monatsbl. f. Augenhlk. 57/2, 8, 1916. — Glioma retinae. Breslauer med. Verein. Juni 1917. Ref. Dtsch. med. Wochenschr. 43/II, 1023. 1917. — Beitrag zur Bestrahlungstherapie bei doppelseitigem Glioma retinae mit anatomischer Untersuchung des bestrahlten Auges. Klin. Monatsbl. f. Augenhlk. 62, 6. 1919. — URBANEK: Radiumschädigung des Auges. Ophth. Ges. in Wien, 21. Jan. 1924. Ref. Klin. Monatsbl. f. Augenhlk. 72, 240. 1924.

VALUDE: A propos du traitement des cancroides par la radiothérapie. Annal. d'oculist. S. 81. 1905. Ref. Zentralbl. f. prakt. Augenhlk. 29, 375. 1905. — VERHOEFF: Glioma retinae treated by X rays with apparent destruction of the tumor and perservation of normal vision. Arch. of ophth. 50, 450. 1921. Ref. Zentralbl. f. d. ges. Ophth. 7, 91. 1922. — Glioma retinae treated by X rays with apparent destruction of the tumor and perservation of normal vision. Transact. of the Amer. ophth. soc. 19, 209. 1921. Ref. Zentralbl. f. d. ges. Ophth. 7, 523. 1922. — VRIES, DE: Strahlenbehandlung von Augenlidkrebs. Klin. Monatsbl. f. Augenhlk. 82, 145. 1929.

WAETZOLD: Bösartige epibulbäre Geschwülste. Zeitschr. f. Augenhlk. 58, 139. 1926. — WAGENMANN: Ein Fall von Tuberkulose des Tränensackes. Bericht über die 33. Versamml. d. ophth. Ges. Heidelberg 1906, S. 300. — WASSING: Beiträge zur Trachomtherapie. Zeitschr. f. Augenheilkunde 52, 129. 1924. — Beitrag zur Strahlenbehandlung tuberkulöser Augenerkrankungen. Klin. Monatsbl. f. Augenhlk. 72, 175. 1924. — WEEKERS et COLMANT: Guérison d'un épithélioma de la cornée par le radium. Ann. d. l. soc. méd. chir. de Liège. 59, 108. 1926. Ref. Zentralbl. f. d. ges. Ophth. 18, 70. 1927. — Guérison d'un épithélioma de la cornée par le radium. Bull. d. l. soc. belge d'opht. S. 13. 1926. Ref. Zentralbl. f. d. ges. Ophth. 18, 219. 1927. — WEEKS: Diskussion zu JANEWAY: The therapeutic use of radium in ophthalmol. Arch. of. Ophth. 49, 241. 1920. — WESSELY: Epitheliale Limbuswucherung durch Mesothorium beseitigt. Würzburg. Ärzteab. 17.Febr. 1914. Ref. Münch. med. Wochenschr. 61, 681. 1914. — Über Wirkung und Schicksal von Uratdepots im Auge. Arch. f. Augenhlk. 81, 149. 1916. — WETTERER: Die Strahlenbehandlung der Tuberkulose. Strahlentherapie 11, 360. 1920. — WICKHAM und DEGRAIS: Die Verwendung des Radiums bei der Behandlung der Hautepitheliome, Angiome und der Keloide. LAZARUS: Handbuch der Radiumbiologie und Therapie. Wiesbaden: Bergmann. 1912. — WILDER: Melanotic epibulbar tumor. Chicago ophth. soc. 15. Mai 1922. Ref. Amer. journ. of. ophth. 5, 728. 1922. — Melanotic epibulbar tumor dispelled by the use of radium Arch. of ophth. 53, 355. 1924. Ref. Zentralbl. f. d. ges. Ophth. 14, 28. 1925. — Melanotic epibulbar tumor dispelled by the use of radium. Arch. of ophth. 53, 4. 1924. Ref. Zentralbl. f. d. ges. Ophth. 14, 355. 1925. — WILKINS: Radium treatment, with observations upon its action in selected cases. Radium, April 1925. Serie 3, Nr. 1, S. 2. — WILLIAMS: A severe case of uveitis treated with radium. Transact. of the amer. ophth. soc. 10, 269. 1904. — Use of radium in some diseases of the eye. Boston. med. a. surg. Journ. 15, 559. 1904. — Early treatment of some superficial cancers, especially epitheliomas, by pure radium bromide rather than operation or X rays.

Journ. amer. med. assoc. 51, 894. 1908. — Radium in some diseases of the eye as illustrated by its use in opacity of the cornea. Transact. of the assoc. of amer. physic. 40, 348, 1925. Ref. Zentralbl. f. d. ges. Ophth. 17, 304. 1926. — WIRTZ: Beitrag zur klinischen und pathologisch-anatomischen Kasuistik der primären Tränensacktuberkulose. Klin. Monatsbl. f. Augenhlk. 45/1, 523. 1907. — WITHERS: Case of leucosarcoma of the iris, treated with radium. Arch. of Ophth. 47, 241. 1918. — Carcinoma of the eyelids treated with radium. Amer. journ. of ophth. 4, 8. 1921. Ref. Zentralbl. f. d. ges. Ophth. 6, 83. 1922. — Value of radiation therapy in ophthalmology. Amer. journ. of ophth. 7, 514. 1924. Ref. Zentralbl. f. d. ges. Ophth. 14, 309. 1925. — Disk. Bemerk. zu LANE: Radium in ophthalmology. Transact. of the sect. on ophth. of the amer. med. assoc. S. 176. 1924. Ref. Zentralbl. f. d. ges. Ophth. 14, 439. 1925. — WÖLFFLIN: Röntgenschutzschale für Augenbestrahlungen. Schweiz. med. Wochenschr. 50, 186. 1920.

ZWAARDEMAKER: Über die restaurierende Wirkung der Radiumstrahlung auf das durch Kaliumentziehung in seiner Funktion beeinträchtigte isolierte Herz. Pflügers Archiv 169, 122. 1917. — Strahlenwirkung auf den Kreislauf in LAZARUS: Handbuch der ges. Strahlenheilkunde, 1, 522. 1928.

Namenverzeichnis

ABBE 86
ABELSDORFF 40, 41
AGRICOLA 109
AIKINS 86, 114, 173
ALBERS-SCHÖNBERG 167
ALBERTI 57
ALLPORT 101
ALTSTAEDT 144
ARCELIN 89
ARONSTAMM 38, 39
AUBINEAU 117, 118
AXENFELD 105, 119, 120, 122, 123, 147, 148, 150, 153, 157, 159

BARMETTLER 90
BARTELS 155
BARTLETT 117, 118
BECK 89
BELL 173
BENEDETTI 98
BENEDICT 70, 74, 101, 109, 171, 173
BERGONIE 50
BESSON 145
BIRCH-HIRSCHFELD 35, 38, 39, 42, 43, 45, 47, 73, 87, 89, 91, 97, 102, 104, 135, 152, 159, 170
BLUMENTHAL 32
BORAK 172
BOSSUET 46
BRAUNSTEIN 89, 90
BRAWLEY 153
BRETAGNE 170
BRIBAK 122
BROEMANN 101, 103
BROOKS 163
BRUNETTI 166

BUSACCA 46
BUTLER 100, 101

CAMERON 101
CAMP DE LA 144
CASALI 104
CASEY 100
CATH 73, 104, 141
CHALUPECKY 38, 39
CHANCE 160, 163
CHASE 157, 161
CHNITON 117, 118
CLAPP 86, 171
CLARK 45, 173
COHEN 163
COHN 89, 97
COLLINS 109
COLMANT 41
CONLON 34
CORBETT 134, 163, 164
CORDES 29, 163
CORDS 104
COSTOLOW 74
COUTARD 41, 47, 76, 109, 168
CRUSIUS 140
CUPERUS 126, 128, 132, 141
CZERMAK 107, 155

DA GAMA PINTO 36, 89
DANNALD MAC 41, 42, 43, 103
DARIER 36, 74, 89, 100, 104, 128, 130, 138, 140, 145, 167, 171
DAVIDSON 46, 100, 106, 125, 129, 130, 134
DEBIERNE 26
DEGRAIS 74, 104, 164
DEUTSCH 166

DEUTSCHMANN 152
DIMMER 109, 148
DINGER 89, 97
DOR 103
DUCLOS 101
DUNCAN 109, 159
DUPUY-DUTEMPS 42
DUYSE VAN 172

ELSCHNIG 87, 128

FALTA 89, 90, 97
FENTON 124
FERNAU 13
FIELD 101, 103, 163
FINSI 173
FLASCHENTRÄGER 42, 45, 47, 114
FLEMMING 8, 64, 73, 88, 90, 97, 114, 115, 126, 127, 128, 129, 134, 135, 140, 142, 150, 153, 159
FORESTIER 50
FORTUNATI 95, 97, 98
FRANKLIN 29, 163
FREUND 119
FRÖHLICH 32
FUCHS 133, 134
FUSITA 39

GAGEY 101
GARCIA DEL MAZO 45
GIFFORD 150
GONZALES 146
GOULDING 101, 103
GREEF 35
GREEN 169
GREEVES 98
GREIZ 89
GRIFFITH 100·

GRUMMACH 46
GUGLIANETTI 100
GUILLEUMA 103
GUIST 133

HAIDENHAIN 119
HALBERSTÄDTER 23
HARMAN 89
HARTSHORNE 171
HECKEL 172
HEINECKE 90, 91
HENSEN 166, 170
HERNANDEZ 100
HERTEL 109
HERZAU 45
HESS 13
HESSBERG 155, 166
HEYDERDAHL 109, 169
HIMSTEDT 34
HIPPEL 87, 155
HOFFMANN 34, 40
HÖGLER 89, 98
HOLTHUSEN 135
HOLZKNECHT 31, 35, 119
HORNER 101 103
HORNICKER 12
HOSAKAWA 19
HÖTTE 123

IGERSHEIMER 131
IMAI 106

JACOBY 97
JACQUEAU 89
JANEWAY 74, 101, 103, 109, 152, 157
JAVAL 34
JENDRALSKI 40, 43, 105, 141, 142, 148, 159, 160
JESS 155
JOHNSON 45, 47, 109, 111
JUSTUS 74

KARDO-SISSOJEW 89, 97
KAYSER 47
KEE MAC 104, 163
KEITH 109, 111
KIRCHNER 74
KLOCK 114, 115, 150

KNAPP 47, 107, 157
KNEF 34
KOBY 114
KÖHNE 104
KÖLLNER 109
KOFLER 123
KOPP 104, 114
KOSTER 72, 73, 88, 104, 119, 120, 123, 130, 132, 134, 138, 141, 145, 151, 155, 156, 163, 167
KOSTITCH 170
KRÖNLEIN 173
KRONFELD 172
KRÜCKMANN 145
KRULL 138
KÜMMEL 44
KUHNT 123
KUMER 33, 35, 36, 93, 96, 105, 120, 127
KUPFERBERG 23
KUSAMA 157, 160
KUZNITZKY 40

LACAPÈRE 19, 126
LACASSAGNE 18, 57
LANE 38, 39, 45, 100, 104, 107, 119, 127, 130, 138, 142, 151
LANGE 153
LAUBER 127, 128, 129
LAUE 3
LAWRENTJEW 74
LAWSON 22, 46, 98, 100, 106, 125, 129, 130, 134
LAZARUS 173
LEDERER 165
LEMOIN 89
LEVIN 101, 163
LINDNER 92
LÖHLEIN 35, 41, 135, 136
LÖWENSTEIN 171
LONDON 34, 35, 47
LÜSCHER 7

MACKAY 101
MALCOLM ANDREWS 163
MARCOTTY 117, 118
MARIN AMAT 101, 103
MARTLAND 34

MATAGNE 114, 115
MATTICE 109, 141
MAUKSCH 43
MAY 89, 97
MEESMANN 46
MEISNER 40
MELLER 156
MENACHO 43
METZGER 160
MIESCHER 18, 32
MONOD 57, 76, 109, 168
MÜLLER 89, 90, 98, 153
MÜLLER CHRISTOPH 48
MUSKHELOW 89
MYLIUS 104, 132

NABIAS 50
NAEGELI 117
NAGEL 34
NEAPOLITANSKI 88, 91
NEUSCHÜLER 90
NEW 70, 74, 101, 109, 171, 173
NOBELE DE 172
NOWAK 123

OGIN 106
OUFRAY 101

PAJARES 42, 157, 161
PARDO 90
PARKER 152
PASSOW 144
PERRINE 153
PFAHLER 80
PFEIFFER 118
PFINGST 100
PFLUGK 63
PILLAT 91, 133
PINCH 109
PISARELLO 106
PLEIKART-STUMPF 48
PLOCHER 43, 45, 109, 111
POLITZER 57
POLYAK 123
POMEROY 103, 163
POULARD 169
POYALES 42, 157, 161
PRAWOSSUD 74, 124
PRECERUTTI 37, 164
PROKOPENKO 91, 92

PROWASZEK 92
PUSEY 100, 159

QUICK 79, 114, 150, 160, 173

REGAUD 26, 41, 47, 57, 76, 77, 79, 81, 82, 109, 111, 168, 169
REIS 102, 150
REYMOND 101, 104, 107
RICHARD 76, 109, 168
ROBINSON 47, 101, 153, 172
ROCHAT 134, 141
ROHRSCHNEIDER 27
ROMANIN 12
ROSELLI 38
ROTHMANN 61
ROY 170
RUSS 22, 98
RYERSON 86, 89, 127, 169

SALLMANN 53, 36, 41, 93, 96, 105, 120, 127
SAMKOWSKI 89, 90
SATANOVSKY 86
SATTLER 109, 110, 111, 114, 115, 149, 152, 153, 159, 173
SCHÄFER 166, 170
SCHEERER 164
SCHINDLER 73
SCHNAUDIGEL 100

SCHÖNBERG 41, 42, 43, 45, 46, 157, 158, 161
SCHWARZ 57
SCHWARZ GOTTWALD 35
SCHWEINITZ DE 86, 169
SCOTT 104
SEEFELDER 48, 158
SEITZ 58
SELENKOWSKY 89, 90, 91, 92, 93, 97, 127
SHINE 100
SHUMWAY 101
SIGHINOLFI 46
SIMONS 74, 80, 85
SIMPSON 25
SOILAND 74
STARGARDT 40, 41, 155
STEINER 90
STIEREN 153
STOCK 108, 155
STOKES 152
STRAUSS 103, 163
SWETT 163
SZILY 147, 148

TACK GEORGE T. 168
TAKAHASHI-TAKEHIRA 41, 104, 109, 111, 140, 141, 142, 153, 169, 170
TERRIEN 90, 101, 135
TERSON 74, 114
THIEBAULT 89, 138
THIELEMANN 89, 90, 91, 97

TILLMANN 166
TOUSEY 43, 114, 115, 163, 173
TRIBONDEAU 46, 50

UHTHOFF 43, 44, 104, 157
URBANEK 41, 45, 46, 47, 123

VALUDE 74
VERHOEFF 158, 161
VRIES DE 74

WAETZOLD 108
WAGENMANN 119
WASSING 138, 142
WATSON 163
WEEKERS 41, 42
WEEKS 157
WESSELY 109, 145
WETTERER 13, 104
WICKHAM 74, 104, 164
WILDER 115
WILKINS 173
WILLIAMS 140
WINTZ 58
WIRTZ 122
WITHERS 72, 73, 101, 104, 106, 109, 112, 119
WÖLFFLIN 28
WOOD 100

ZWAARDEMAKER 32

Sachverzeichnis

Aderhaut, Erkrankungen der 151
Angiomatosis retinae 155
Angiome der Konjunktiva 107
— der Lider 64
Augenhöhle, gutartige Geschwülste der 167
— Karzinome der 168
— Sarkome der 170
Augenschutzprothesen 28

Bestrahlungsmethoden 11
    Distanz-, Fernbestrahlung 13
    Emanationskapillaren 21
    Intratumorale Bestrahlung 16
    Kontaktbestrahlung 11
    Kreuzfeuermethode 15
    Latenzzeit 18
    Mesothoriumpräparate 22
    Radioaktiver Niederschlag 22
    Radioaktive Salben 19
    Radiumemanation 19
    Radiuminjektionen 18
    Radiumsäckchen 19
    Wisch-, Rollmethode 13
Bestrahlungstechnik 4
Bindehaut, Erkrankungen der 88
Biologische Wirkungen der Radiumstrahlen 30
    Allgemeine 30
    Analgetische 36
    Auf das Auge 34
Bleiglasprothesen 27
Blepharitis 63

Chorioidea, Karzinome der 152
— Sarkome der 152
Chorioiditis 151

Dakryozystitis acuta 119
— chronica 119
Dosierung 23

Ekzeme der Lider 59
Epibulbäre Karzinome 108
— naevogene Tumoren 113

Epibulbäre Sarkome 113
Episkleritis 138
Epitheliale Iriszysten 147

Faßzangen für Radiumnadeln 17
Fibrome der Lider 72
Filter 9
Follikularkatarrh 99
Frühjahrskatarrh 99

Glaskörperblutung, juvenile 154
Glaskörpertrübungen 167
Glaucom, primäres 164
— sekundäres 165
Gliom 157

Hämangiome der Lider 64
Halbwertszeit 2
Herpes corneae 128
Hornhaut, dystrophische Erkrankungen 133
Hornhauterkrankungen, oberflächliche Entzündungen 125
— tiefe Entzündungen 130
Hornhautfisteln 127
Hornhautgeschwüre, atypische 126
— marantische 127
— infizierte Wunden 129
Hornhautnarben 134
— Tuberkulose der 132

Instrumentarium 4
Iridozyklitis, akute 145
— chronische 145
— nichttuberkulöse 145
— postoperative 146
— traumatische 146
— tuberkulöse 140
Iriskarzinome 149
Irissarkome 149
Iriszysten, epitheliale 147

Karzinome der Augenhöhle 168
— der Chorioidea 152

Karzinome der Iris 149
— der Lider 74
— epibulbäre 108
Katarakt 41, 163
Keratitis disciformis 133
Keratitis e acne rosacea 128
— eccematosa 128
— nummularis 127
— parenchymatosa 130
— profunda 133
— sklerosierende 133
— vesiculosa 129
— von der hinteren Hornhautfläche
    ausgehend 133
Konjunktiva, Angiome 107
— Naevus 108
— Tuberkulose der 104
Konjunktivitis, chronische 88
Kurzsichtigkeit 167

Lederhaut, Erkrankungsn der 138
Leprom 146
Liderkrankungen 59
Linse, Erkrankungen der 163
Lupus vulgaris der Lider 60
Lymphangiome der Lider 64
Lymphomatose der Konjunktiva 99

Mollusca contagiosa der Lider 73
Morbus Mikulicz 116

Naevi, Pigment-, der Lider 72
Naevus der Konjunktiva 108
Narben, hypertophische der Lider 63
Netzhautblutungen 155
Netzhauterkrankungen 154
Netzhaut, Gefäßerkrankungen der 154

Ophthalmie, sympathische 146

Papillome der Lider 72
Pemphigus der Konjunktiva 106
Psoriasis der Lider 60
Pterygium 106

Radioaktive Elemente 1
Radioaktiver Niederschlag 3, 22
Radioaktives Gleichgewicht 3
Radium, Strahlung 2
— und Röntgen 29
Radiumträger 4
    Augenträger 8
    Desinfektion 9
    Glimmerträger 5
    Lackträger 5

Platten 7
Radiumnadeln 7
Radiumzellen 8
Tuben 6
Regenbogenhaut, Erkrankungen der
    140

Sarkome der Augenhöhle 170
— der Chorioidea 152
— der Iris 89
— epibulbäre 113
Schädigungen des Auges beim Men-
    schen 41
    Augendruck 47
    Bindehaut 42
    Hornhaut 43
    Lid 41
    Linse 45
    Netzhaut 46
    Sehnerv 47
    Uvea 45
— des Auges beim Tier 37
Schädigungsdosis, Größe der 48
Schutzmaßnahmen am Auge 26
Sehnerv, Erkrankungen des 167
Sekundärstrahlung 4
Skleritis 138
Sklero-Iritis 138
— keratitis 133
Strahlenkörper, Erkrankungen des 140
Sympathische Ophthalmie 146

Trachom 89
Tränenorgane, Erkrankungen der 115
Tränensackentzündungen 119
Tränensackfisteln 119
Tränensacktumoren 124
Tränenträufeln 115
Trichiasis 64
Tuberkulose der Hornhaut 132
— der Konjunktiva 104
— des Tränensackes 119
Tuberkulöse Iridozyklitis 140
Tumoren des Tränensackes 124
— epibulbäre nævogene 113
— maligne, allgemeines über Radium-
    behandlung 49

Ulcus serpens 125

Verrucae der Lider 72

Xanthelasma 73

Zerfallsreihe der Radiumfamilie 1

Manzsche Buchdruckerei, Wien IX.

Pathologische Anatomie und Histologie des Auges. Bearbeitet von G. Abelsdorff, A. Elschnig, S. Ginsberg, R. Greeff, E. Hertel, E. v. Hippel, R. Kümmell, W. Löhlein, A. Peters, F. Schieck, E. Seidel, A. v. Szily, K. Wessely. (Bildet Band XI vom „Handbuch der speziellen pathologischen Anatomie und Histologie".) Erster Teil: Fachherausgeber: K. Wessely. Mit 628 zum Teil farbigen Abbildungen. XIII, 1042 Seiten. 1928. RM 264,—; gebunden RM 268,—

Syphilis und Auge. Von Professor Dr. J. Igersheimer, Frankfurt a. M. (Bildet Band XVII, Teil II vom „Handbuch der Haut- und Geschlechtskrankheiten".) Mit 185 ,eist farbigen Abbildungen. VIII, 514 Seiten. 1928. RM 92,—; gebunden RM 98,—

Inhaltsübersicht: Allgemeiner Teil: Die syphilitische Infektion. Die modernen Methoden der Syphilisdiagnostik. Experimentelle Syphilis. Angeborene Syphilis. Therapie. — Spezieller Teil: Lider und Bindehaut. Tränenapparat. Cornea und Sklera. Iris und Ciliarkörper. Chorioidea und Retina. Glaukom. Augennerven. Orbita. Syphilis und Blindheit. Literatur. Namensverzeichnis. Sachverzeichnis.

Die Krankheiten der Augenlider. Von L. Schreiber, Professor in Heidelberg. Dritte Auflage unter Zugrundelegung der J. von Michelschen Darstellung. (Graefe-Saemisch, „Handbuch der gesamten Augenheilkunde". 3. neubearbeitete Auflage.) Mit 139 Abbildungen. XII, 612 Seiten. 1924. RM 48,—; gebunden RM 49,50

Die Krankheiten des Auges im Zusammenhang mit der inneren Medizin und Kinderheilkunde. Von Professor Dr. L. Heine, Geh. Medizinalrat. Direktor der Universitäts-Augenklinik Kiel. (Aus „Enzyklopädie der klinischen Medizin", Spezieller Teil.) Mit 219 zum größten Teil farbigen Textabbildungen. XII, 540 Seiten. 1921. RM 21,—

Der Augenhintergrund bei Allgemeinerkrankungen. Ein Leitfaden für Ärzte und Studierende. Von Dr. med. H. Köllner, a. o. Professor an der Universität Würzburg. Mit 47 großenteils farbigen Textabbildungen. VI, 185 Seiten. 1920. RM 11,50

Beziehungen der Allgemeinleiden und Organerkrankungen zu Veränderungen und Krankheiten des Sehorganes. Abteilung I A: Erkrankungen der Atmungs-, Kreislaufs-, Verdauungs-, Harn- und Geschlechtsorgane, der Haut und der Bewegungsorgane. Abschnitt I—VII. Abteilung I B: Konstitutionsanomalien, erbliche Augenkrankheiten und Infektionskrankheiten. Abschnitt VIII—X. Von A. Groenouw, Professor in Breslau. (Aus Graefe-Saemisch, „Handbuch der gesamten Augenheilkunde".) Dritte Auflage. Mit 93 Figuren im Text und 12 Tafeln. XVII, 1361 Seiten. 1920. RM 44,—; gebunden RM 47,—

Augenärztliche Operationslehre. (Aus Graefe-Saemisch, „Handbuch der gesamten Augenheilkunde".) Bearbeitet von Th. Axenfeld, A. Birch-Hirschfeld, R. Cords, A. Elschnig, B. Fleischer, E. Franke, K. Grunert, O. Haab, L. Heine, J. van der Hoeve, J. Igersheimer, H. Köllner, H. Kuhnt, R. Kümmell, G. Lenz, A. Linck, W. Löhlein, A. Löwenstein, A. Peters, C. H. Sattler, H. Schloffer, K. Wessely, herausgegeben von A. Elschnig. Zweite und dritte neubearbeitete Auflage. Zwei Bände. Mit 1142 Textfiguren. XIV, 2241 Seiten. 1922. RM 80,—; gebunden RM 84,—

Die augenärztliche Therapie. Ein Leitfaden für Studierende und Ärzte. Von Dr. Ernst Franke, fr. a. o. Professor der Augenheilkunde und Leiter der 2. Augenklinik an der Universität Hamburg, Augenarzt in Kolberg. VI, 139 Seiten. 1924. RM 4,80

Licht- und Strahlentherapie
Elektrotherapeutische Methoden

Bearbeitet von

H. Guhrauer, L. Halberstaedter, H. Jacoby, Ph. Keller, E. Kuznitzky, A. Liechti, G. A. Rost, H. Th. Schreus, P. Wichmann

Bildet Band V, zweiter Teil vom „Handbuch der Haut- und Geschlechtskrankheiten", herausgegeben von Geheimem Medizinalrat Professor Dr. J. Jadassohn, Direktor der Universitäts-Hautklinik in Breslau
Schriftleitung: O. Sprinz, Berlin

Mit etwa 250 zum großen Teil farbigen Abbildungen. Etwa 800 Seiten. Erscheint im Frühjahr 1929. Etwa RM 150,—; gebunden etwa RM 158,—

Inhaltsübersicht: Die Wirkungen des Lichtes auf die gesunde und kranke Haut. Von Professor Dr. G. A. Rost-Freiburg i. Br. und Professor Dr. Ph. Keller-Freiburg i. Br. — Röntgenstrahlen: Physik. Von Dr. A. Liechti-Bern. — Allgemeine Therapie. Dosimetrie. Von Professor Dr. H. Th. Schreus-Düsseldorf. — Allgemeine biologische und schädigende Wirkungen. Von Professor Dr. L. Halberstaedter-Berlin. — Radium, Mesothorium, Thorium X und andere strahlende Materien. Von Professor Dr. E. Kuznitzky-Breslau, unter Mitarbeit von Dr. H. Guhrauer-Breslau und Dr. H. Jacoby-Breslau. — Elektrotherapeutische Methoden. Von Professor Dr. P. Wichmann-Hamburg.

Die Radium- und Mesothorium-Therapie der Hautkrankheiten.
Ein Leitfaden. Von Professor Dr. G. Riehl, Vorstand der Universitätsklinik für Dermatologie und Syphilidologie in Wien und Dr. L. Kumer, Assistent der Universitätsklinik für Dermatologie und Syphilidologie in Wien. Mit 63 Abbildungen im Text. VI, 84 Seiten. 1924.   RM 4,80

Praktischer Leitfaden der Quarzlichtbehandlung bei Hautkrankheiten
nebst diagnostischen und allgemein-therapeutischen Anmerkungen. Von Dr. med. **Theodor Pakheiser**, Facharzt für Hautleiden in Heidelberg. Mit 7 Abbildungen. IV, 82 Seiten. 1927.   RM 3,90

Die Röntgentechnik in Diagnostik und Therapie.
Ein Lehrbuch für Studierende und Ärzte. Von Dr. **S. Glasscheib**, Spezialarzt für Röntgenologie, Berlin-Warschau. Mit einem Geleitwort von Dr. Max Cohn, Dirigierendem Arzt der Röntgenabteilung des Städtischen Krankenhauses im Friedrichshain, Berlin. Mit 145 Abbildungen. IX, 294 Seiten. 1929.
RM 13,60; gebunden RM 14,80

Röntgen-Hauttherapie.
Ein Leitfaden für Ärzte und Studierende. Von Professor Dr. **L. Arzt** und Dr. **H. Fuhs**, Assistenten der Klinik für Dermatologie und Syphilidologie in Wien (Vorstand: Professor Dr. G. Riehl). Mit 57 zum Teil farbigen Abbildungen. VI, 156 Seiten. 1925.   RM 9,60

Die Diathermie.
Von Dr. **Josef Kowarschik**, Primararzt und Vorstand des Instituts für Physikalische Therapie im Krankenhaus der Stadt Wien in Lainz. Sechste, verbesserte Auflage. Mit 125 Abbildungen. VII, 246 Seiten. 1928.   Gebunden RM 16,—

Lehrbuch der Diathermie
für Ärzte und Studierende. Von Dr. **Franz Nagelschmidt**, Berlin. Dritte, neubearbeitete Auflage. Mit 190 Textabbildungen. X, 374 Seiten. 1926.   RM 21,—; gebunden RM 22,50